Cure
La Caries
Dental

Cure La Caries Dental

REMINERALICE SUS DIENTES DE MANERA NATURAL CON BUENA COMIDA

RAMIEL NAGEL

Traducido por Pedro E. Arrioja M.

Recomendado por Dr. Timothy Gallagher
Presidente de la Asociación Dental Holística

Golden Child Publishing

Exención de responsabilidad del autor

Este material ha sido creado exclusivamente con fines educativos. Tanto el autor como el editor no se dedican a la prestación de servicios o consejos médicos. El autor y el editor proporcionan esta información, que el lector acepta, con el entendiendo de que cualquier acto llevado a cabo como resultado de la lectura de este libro se efectuará bajo su propia responsabilidad. El autor y el editor no asumirán responsabilidad ni obligaciones de ningún tipo con ninguna persona o entidad en lo que respecta a las perdidas, daños o perjuicio causado, o presuntamente causado, directa o indirectamente por la información contenida en este libro.

Sobre las fotografías DDS Weston A. Price

Estas fotografías se encuentran actualmente en imprenta como parte de la edición actualizada del libro Nutrición y Degeneración Física publicado por la Fundación Nutricional Price-Pottenger. La utilización de las fotografías DDS Weston A. Price no se encuentra respaldada por la Fundación Nutricional Price-Pottenger, titulares de los derechos de autor, así como la exactitud de la información presentada por el autor de este libro.

Para obtener más información, contactar con la Fundación Nutricional Price-Pottenger, propietaria y protectora de la investigación documentada del Dr. Price desde 1952. Las fotografías y citas han sido utilizadas con el permiso de la Fundación Nutricional Price-Pottenger, www. ppnf.org. Contacto: info@ppnf.org ; 800-366-3748.

Golden Child Publishing, Inc.
2305C Ashland St. #443
Ashland, OR 97520
goldenchildpublishing.com

ISBN–13: 978-0-9820213-3-0
ISBN–10: 0-9820213-3-X
LCCN: 2008933990

Para solicitar copias del libro dirigirse a: www.lacariesdental.com
Para sugerencias o correcciones contate a: comments@curetoothdecay.com
Traducido por Pedro E. Arrioja M.
Diseño de Portada: Georgia Morrissey georgi11@optonline.net
Ilustraciones: Russell Dauterman russelldauterman.com
Diseño Interno: Janet Robbins, North Wind Design & Production www.northwindpublishing.com

Contents

Capítulo 4   47
Remineraliza tus dientes mediante una buena elección de alimentos

Capítulo 5   99
Protocolos de nutrición que remineralizan y curan la caries

Capítulo 9   187
La mordida:

Capítulo 10
¡Tus dientes pueden sanar naturalmente!

Prefacio

Por el Dr. Timothy Gallagher

Vivimos tiempos llenos de estrés, los cuales, desafortunadamente incluyen costos médicos y dentales en incremento. Atiendo personas en mi consultorio quienes han perdido su trabajo o sus casas, estas personas recurren a los alimentos modernos como una manera de escaparse del estrés y terminan con caries dentales. Realmente entiendo la dificultad de sus situaciones y siempre me he preocupado por hacer mi mejor esfuerzo por ayudar a mis pacientes al enseñarles muchos de los principios dietéticos expuestos por Ramiel Nagel en su libro Cure la Caries Dental. Aquellos quienes siguen estos principios tienen un alto porcentaje de éxito en detener el avance de sus caries y aquellos quienes no lo hacen vuelven cada vez con más caries.

He ejercido mi profesión de dentista por más de veinticinco años. Soy miembro de la Academia Internacional de Medicina Oral y Toxicología, miembro de la Asociación Dental Americana, miembro de la Asociación Dental de California, y miembro de la Sociedad Dental del Condado Santa Clara. Durante muchos años, fui miembro de la Asociación Dental Biológica y durante los últimos cuatro años he sido presidente de la Asociación Dental Holística. La Salud dental está determinada por lo que estamos dispuestos a hacer por nosotros mismos; es nuestra responsabilidad como individuos. Las elecciones que hacemos sobre lo que comemos a diario tiene un efecto directo sobre la salud de nuestros dientes. Pero muy a menudo tomamos malas decisiones, nuestros dientes sufren las consecuencias y entonces culpamos a la genética, a los gérmenes o al proceso de envejecimiento en vez de a la manera en la que vivimos nuestra vida. Contar con información acertada nos permite entender las verdaderas causas de la degradación dental y tomar mejores decisiones en nuestra búsqueda por consumir alimentos que coadyuven la salud y longevidad de nuestros dientes. Cure la Caries Dental es un cofre con un tesoro de sabiduría porque desvela el misterio de la salud dental. Todo lo que resta es su deseo de usar la comida correctamente!

No mucho tiempo después de graduarme de la Facultad Dental San Francisco de la Universidad de California me encontraba muy ocupado y creciente en demanda en el consultorio dental. Un día los pies se me entumecieron, fui a ver a varios doctores y me diagnosticaron equivocadamente en varias ocasiones. Finalmente, un doctor descubrió que yo estaba sufriendo de intoxicación aguda por mercurio. Me tuvieron que retirar todos mis rellenos de mercurio cuidadosamente, y me fueron administrados más de veinticinco tratamientos químicos intravenosos para eliminar el mercurio residual en mi cuerpo. Desde ese momento sabía que debía practicar la odontología de una manera diferente. La mayoría de los dentistas con consultorios libres de mercurio decidieron eliminar el mercurio de sus consultas al experimentar de primera mano los efectos del envenenamiento por mercurio. Al taladrar los dientes y colocar todos esos rellenos de mercurio, los dentistas nos encontramos expuestos diariamente a vapores de mercurio. Pero la creencia convencional, mantenida por muchos de los dentistas, es que el mercurio no es dañino y continúan diciendo y enseñando a otros que es seguro usarlo. Yo solía ser uno de esos dentistas, hasta que enfermé.

El mercurio tiene muchos efectos en el cuerpo, afecta la glándula tiroidea y es una neurotoxina conocida. Luego de mi experiencia con la toxicidad del mercurio me involucré con varias organizaciones dentales holísticas donde continué mis estudios relacionados con el vínculo entre los dientes y el resto del cuerpo.

Los dentistas convencionales miran a los dientes y a la salud dental como temas no relacionados con el resto del cuerpo, de manera que no pueden enseñar a sus pacientes ninguna práctica holística para ayudarles a salvar su dentadura. No obstante, su cuerpo entero se encuentra conectado con su boca. Existen meridianos, canales energéticos, y vías biológicas tales como los nervios, venas y arterias que viajan por todo nuestro cuerpo conectándolo todo. Espero poder ver en el futuro más odontología preventiva o por lo menos ver minimizada la odontología invasiva. Desde el punto de vista holístico, examinamos los efectos de los materiales en todo el cuerpo, tanto química como electro magnéticamente. El punto final de un meridiano, (rutas bioeléctricas) es un diente, y lo que le suceda a ese diente y las estructuras relacionadas puede afectar la estabilidad bioeléctrica del meridiano y todas las glándulas y órganos asociados con dicho meridiano. Un diente infectado puede por lo tanto afectar a una glándula que se encuentre en un sitio distante. Una infección o inflamación en la boca puede causar una infección o inflamación sistémica (en todo el cuerpo). Esta infección sistémica no puede ser tratada hasta que no se solucione apropiadamente la situación en la boca en primer lugar. El sistema inmune, minerales y hormonas también interactúan con los dientes y las estructuras relacionadas.

Cure la Caries Dental es una isla de claridad en un mar de confusión porque le provee una idea clara acerca de cómo las hormonas controlan el proceso de degradación y lo que usted puede hacer para dominar el proceso con tomar decisiones sobre su estilo de vida. He observado que cuando mis pacientes siguieron las recomendaciones en este libro crearon vías anabólicas para reconstruir tejidos mediante la reposición y balanceo de los niveles irregulares de hormonas. Como resultado, fueron realmente capaces de prevenir, detener e incluso revertir el deterioro.

Quizás la mayor fortaleza de Cure la Caries Dental es que éste combina muchas disciplinas en un único y completo empaque. Los trabajos de vanguardia de los doctores Francis Pottenger, Weston Price, y Melvin Page se presentan de manera que se resaltan sus mensajes convergentes. Hasta la llegada de este libro, los dentistas habían tenido dificultad en integrar conceptos holísticos de una manera que sea tanto práctica como fácil de comprender por el público. Cure la Caries Dental le brinda al lector una presentación comparativa de diferentes conceptos de degradación dental. Agrupa la adopción de nuevos conceptos y tendencias modernas en un texto elegante.

Su dieta es la clave para tener una boca saludable. No existe otra manera. Este es el asunto clave y tema principal de Cure la Caries Dental. Cuando las personas comen muchos alimentos procesados, especialmente alimentos con harina y azúcar, éstas causan estragos en el cuerpo. Los niveles de insulina se disparan, el cortisol sube y el flujo de hormonas de la glándula parótida cambia, lo que resulta en caries. Cuando usted consume mucho azúcar, las hormonas que controlan la mineralización de los dientes cambian para mal. Cuando usted tiene hormonas adecuadas, sus dientes están saludables y además dan continuidad al proceso de construir y mantener una saludable estructura dental a través de la mineralización. Cuando usted no mantiene una buena dieta, la habilidad de su cuerpo para mantener dientes y encías saludables es mermada severamente. Y el resultado es la destrucción de los dientes o desmineralización. Si usted aprende algo de este libro es que consumir en exceso productos procesados con azúcar y harinas descontrola el sistema hormonal. Este no es solo el principio del deterioro de los dientes y de las enfermedades de las encías, sino que torna su cuerpo entero demasiado ácido y en este estado, bacterias y hongos dañinos podrían hacer de las suyas.

Cuando las personas se encuentran estresadas, es común que consuman alimentos para reconfortarse, que contienen altas concentraciones de azúcar y almidón (productos de harina). El metabolismo de una persona que quiere azúcar se encuentra "quemando azúcar" en vez de "quemar grasa" para producir energía. Si las personas dejasen de consumir azúcar por varios días y consumieran cantidades adecuadas y saludables de grasas saturadas, perderían su adicción por el azúcar y los problemas con sus dientes mejoraría significativamente. Luego de que hayan estabilizado y perdido sus antojos de azúcar, podrán entonces comer sólo frutas bajas en azúcar: manzanas verdes, peras, kiwis y bayas (que no estén cubiertas de caramelo!). Si usted es susceptible a la caries, debe mantenerse alejado de todas las frutas dulces, en una ocasión yo mismo me alejé de toda fruta durante un período de tiempo, luego mordí una manzana Fuji y me supo a Caramelo!

Cure la Caries Dental no es nada menos que un salvavidas para las personas. El protocolo en este libro es efectivo para prevenir las caries y para remineralizar los dientes. Además de eso, es de esperarse que las personas experimenten un incremento en su vitalidad debido al consumo de nutritivas vitaminas y minerales.

Cure la Caries Dental es un regalo de Dios para las personas, no me canso de decirlo. Ayuda a los lectores a entender completamente cómo la moderna y desvitalizada comida causa enfermedades. Como dentista, sé que usted no quiere gastar mucho dinero en el cuidado de su dentadura. Estoy por lo tanto proponiéndoles que cambien su estilo de vida para mejor y así no tengan que gastar ese dinero. El método nutricional para el tratamiento de las caries funciona. Esto significa que las personas necesitarán menos rellenos en sus dientes y se marcharán más felices luego de sus consultas con el dentista. No hay nada mejor que mantener la dentadura original.

Les deseo una sonrisa feliz y una satisfactoria visita al dentista, y sin caries!

Timothy Gallagher D.D.S.
Presidente, Asociación Dental Holistica, Sunnyvale, California

Introducción

Prepárese para ser parte de la transformación de la odontología. Al aprender a utilizar el conocimiento nutricional para mantener la salud de sus dientes y encías usted será parte del creciente número de personas quienes remineraliza sus dientes de manera natural y reparan sus caries, así como también previenen la formación de nuevas cavidades. Y ese cambio, ese primer paso adelante en salud dental comienza con su próximo bocado de alimentos.

El propósito de este libro es empoderarlo para que usted tome el control total de su salud dental y ayudarlo a crear seguridad en referencia a la degradación dental.

Cure la Caries Dental es el resultado de cinco años de investigación, ensayo y error. Muchas personas han reportado resultados positivos luego de la aplicación de las guías de mineralización altamente efectivas contenidas en este libro. Usted puede esperar lograr lo siguiente:

- evitar tratamientos de conducto al curar sus dientes.

- detener las caries, algunas instantáneamente.

- regenerar la dentina secundaria.

- formar nuevo esmalte dental.

- evitar y minimizar la pérdida de las encías.

- curar y reparar infecciones dentales.

- usar tratamientos dentales sólo cuando sea médicamente necesario.

- ahorrarse miles de dólares en procedimientos dentales innecesarios.

- incrementar su salud general y vitalidad.

Testimonios de curación dental 100% reales

Leroy desde Utah , USA.

> *Estaba listo para que me extrajesen el diente y el dentista me dijo que necesitaba un tratamiento de conducto. No tenía dinero para ninguno de los dos procedimientos. Me dolía mucho y mi mejilla*

había comenzado a hincharse. Pero a un mes de seguir los protoco-
los dietéticos, me resultaba difícil distinguir cual era el diente que
me molestaba. Un millón de gracias, Ramiel. Increíble..

Sra. Steuernol desde Alberta, Canadá

Yo tenía varias caries posparto muy dolorosas (luego de tener geme-
los) que me mantenían despierta toda la noche, incluso, apenas
podía comer. Podía ver cómo el deterioro avanzaba hacia mis otros
dientes. Luego de seguir los consejos en este libro, el dolor en mis
dientes cedió en 24 horas y ya no duelen en lo absoluto, mis dientes
lucen mejor y mis encías no sangran y tienen un agradable color
rosa. Fui al dentista y una segunda dentina se estaba formando
donde se encontraban mis dientes deteriorados (y se podía apreciar
en mis rayos X). El dentista estaba impresionado.

Mike desde Ashland, Oregon , USA

Los consejos prácticos en este libro parecen realmente estar revir-
tiendo la degradación de mis dientes!!! Aleluya hermano!!! El
dentista quería que me hiciera dos tratamientos de conducto inme-
diatamente y además rellenar otros dos dientes. Cuando le pregunté
si había algo que yo pudiese hacer con nutrición o suplementos para
sanar mis dientes, el me dijo "quizás pueda ralentizar el proceso de
degradación un poco" pero en esencia, su respuesta fue NO

Esa visita al dentista fue hace tres meses y ahora ninguno de mis
dientes me duelen, son menos sensibles a los cambios de tempera-
tura y se sienten más fuertes.

Muchos de nosotros hemos sido totalmente relegados en lo que se
refiere al cuidado de nuestros propios dientes. Esta información
cambió eso para mi. Compré el libro por 28$. Que regalo! El tra-
bajo dental me iba a costar $4.000,oo. Cree que estoy emocionado?
Usted también lo estaría si utilizara esta información para tomar
la salud de sus dientes en sus propias manos.

Estos aparentemente asombrosos resultados no son un milagro, aunque para
un individuo pudiese parecerlo. Estos resultados surgen como consecuencia de
entender y cumplir las leyes bioquímicas y fisiológicas de nuestro cuerpo para

construir huesos y dientes saludables. Estas reglas no son mías, le pertenecen a la naturaleza. Yo simplemente he sintetizado estas leyes desde mi propia experiencia mediante ensayo y error así como de una vida de investigaciones de algunos de los dentistas e investigadores de la salud más influyentes del mundo, muchos de los cuales han sido olvidados por la historia. Dentistas como Weston Price y Melvin Page, y los Profesores Edward y May Mellanby . Lo que más admiro de estos investigadores es que ellos no solo proponen teorías sino que cada uno han invertido decenas de años tratando y previniendo de manera exitosa las caries de las personas con dietas. Adicionalmente Cure la Caries Dental sintetiza investigaciones publicadas pero olvidadas de decenas de dentistas e investigadores para ayudarlo a superar el problema de la degradación dental.

Pioneros en la remineralización de las caries

En mi juventud nunca dediqué tiempo a pensar acerca de los dientes. Recientemente asumí que una buena dieta me mantendría libre de caries de por vida. Aunque el cristal de esas creencias limitadas se hizo añicos el día que mi esposa y yo observamos que nuestra hija de un año tenía una pequeña, mancha marrón clara en la parte de arriba de sus dientes delanteros. No estaba seguro si esta mancha era una carie o no.

Así pasaron días, semanas y meses. Para nuestro horror, la mancha continuaba, crecía y otros dientes también comenzaron a decolorarse. Como padre orientado al cuidado natural de los dientes, que protege a su hija de la exposición química en forma de comida chatarra procesada y drogas occidentales. Estuve extremadamente preocupado de pensar en llevar a mi preciosa pequeña niña al dentista para que le taladrasen y rellenasen el diente. ¿Puedes imaginar lo que sería un tratamiento dental para un bebe que gatea?. Un niño de año y medio no puede sentarse inmóvil en la silla de un dentista y no sería capaz de entender la penosa prueba por la cual su existencia pasa. El tratamiento dental típico prescrito para niños pequeños, con muchas caries implica cirugía bajo anestesia general.

Desde que opté por evitar la cirugía y la traumática anestesia para mi hija así como la opción de tener que extraer sus dientes, tuve un grave dilema. Tenía que decidir si la sometía a un tratamiento dental- lo cual era inapropiadamente forzado para una pequeña niña que no tiene experiencia de algún dolor o sufrimiento – o tenía que encontrar la causa real de sus caries y detenerlas. En ese tiempo, el diente de mi hija se deterioro muy rápidamente, el primer diente cariado se desmoronó en pedazos en pocas semanas. Esto nos causo a mi esposa y a mi mucho estrés, así como sentimientos de impotencia.

Conozco lo que se siente tener caries en los dientes. Mientras los dientes de mi hija se degradaban, yo fui diagnosticado con cuatro nuevas caries. No estaba preparado para tener más material sintético en mi ya sobrecargado cuerpo. En el mismo momento que las caries nuevas fueron descubiertas, también sentí una gran sensibilidad en los lados de muchos de mis molares, cerca de la línea de encía que incluso no podía bordearse para taladrar y llenar las cuatro caries.

Cinco años después de la caries original, mis dientes, que antes estaban sensibles y flojos, ahora se sienten firmes y fuertes como diamantes sin sensibilidad. Cinco años más tarde, mi hija tenía cuatro nuevos dientes de adulto, saludables y libres de caries y sus diente de niña había dejado de ser un problema. Sus dientes cariados se habían protegidos a sí mismos.

Este éxito no es sólo mío, sino también de las personas quienes siguieron los principios que aprenderás en este libro. Me da alegría cada momento que un padre escribe para informarme que sus pequeños hijos, quienes habían estado sufriendo de caries, justamente han prescindido de la costosa y dolorosa cirugía dental o cuando se de algún adulto quien ha salvado un diente del taladro del dentista.

Estos resultados no fueron alcanzados por suerte, o por algún producto especial, químico o tratamiento dental, pero si por una adecuada alimentación. Y usted aprenderá aquí las cosas que necesita para disfrutar de los mismos resultados.

Consideraciones importantes antes de comenzar

Cualquiera puede remineralizar sus propias caries dentales. Sin embargo para algunos de nosotros con severos desafíos de salud, estimo entre el 1-3% número de lectores, habrá que adicionar algunos pasos necesarios que escapan de la extensión de este libro o de mi conocimiento.

Las comidas saludables individuales por sí mismas no pueden crear una salud óptima. Si tienes un problema de salud serio o debilitamiento, quizás algunos de los consejos en este libro podrían no ser beneficiosos para ti. Aclaro también que no defiendo la idea de evitar a los dentistas, sino mas bien abogo por que tengas opciones que sean mejores para ti.

Capítulo 1

Incapacidad de la odontología para curar la caries

¡Tus dientes no están diseñados para cariarse! Han sido diseñados para permanecer fuertes, vivos y sin caries de por vida. ¿Por qué querría la naturaleza fallar y destruir de manera dolorosa unos dientes? Sin una dentadura y encías sanas no podríamos digerir la comida como es debido, y al cabo de un tiempo nos enfermaríamos. En este libro aprenderás que la caries dental no es el resultado de un fallo de la naturaleza o un hecho relacionado con el envejecimiento, sino que es una consecuencia humana de la elección de comida basura.

La caries dental puede ser un proceso estremecedor y doloroso. Cuando atravesamos una fase de miedo y pánico, tendemos a ignorar las decisiones prácticas que somos capaces de tomar, averiguar la verdadera causa y nos rendimos a una solución fácil y pasiva, como es permitirle a nuestro dentista que solucione el problema por nosotros. Incluso al buscar la causa real de la caries dental, muchas personas se pierden en una maraña de información equivocada. Esa búsqueda se acabó; aquí encontrarás las soluciones verdaderas y naturales para la caries dental. A la mayoría de nosotros se nos ha inculcado que la caries dental es tan inevitable como la muerte o los impuestos y que no tenemos elección en el asunto. En este capítulo aprenderás que la capacidad para curar las caries está en tus manos. Examinaremos la historia de la odontología para que te des cuenta de que tus falsas creencias sobre la caries dental pueden convertirte en una víctima de la odontología.

RATIFICA LA OPCIÓN DE SANAR TUS PROPIAS CARIES

Todos los cambios comienzan con una decisión. Al adquirir este libro ya has tomado o estás considerando tomar una decisión muy importante para tu vida: ser responsable de tus dientes. Para aquellos que ya han decidido que quieren curar sus propias caries, quiero asegurarles que han tomado una decisión vital. Para los que aún tienen dudas, les animo a meditar profundamente durante un momento y decidir si están dispuestos a comprometerse a dar los pasos necesarios para cambiar el destino de sus dientes.

Las claves esenciales para remineralizar tus dientes no se encuentran solamente en este libro. Las respuestas están en la biología, pero se han perdido o traspapelado. Este es un libro guía diseñado para ayudarte a elaborar y poner en práctica tu propia dieta curativa para dientes y encías, y retomar la relación con tu cuerpo a través de la alimentación.

No eres una víctima pasiva de la caries, aunque por error, probablemente estés contribuyendo a la destrucción de tus propios dientes. Este principio de responsabilidad personal nos confiere dignidad, integridad y esperanza, al darnos cuenta de que aquello que parecía estar fuera de nuestro alcance se encuentra, en realidad, bajo nuestro control. He descubierto que la curación de las caries no es solamente un proceso físico donde se sustituyen los alimentos faltos en nutrientes por otros más ricos. Es una apertura a la vida misma. Es buscarla y crecer. Es una manera de abandonar las malas costumbres. Aquellos que han acabado satisfactoriamente con sus caries, han adoptado los principios de este libro y han asumido la responsabilidad de su propia cura. Se observaron íntimamente, confiaron en sí mismos y hasta cierto punto exteriorizaron la conciencia involuntaria que nos instruye y nos guía. Muchas personas se enfrentan con difíciles alterntivas en cuanto a sus dientes u otros problemas. La respuesta a estos dilemas, ya sea para tus dientes o no, se encuentra en tu interior.

Te animo a considerar lo que escribo en este libro como sugerencias para tu yo interior, no como un sustituto. Tú tienes la última palabra en lo referente a tu salud dental.

· ·

La causa real de la caries
La verdadera causa de la caries dental es conocida por el mundo moderno desde hace aproximadamente ochenta años. El profesor de Harvard, Earnest Hooton resumió el problema de una forma clara y concisa: "es la comida almacenada en los dientes la que nos causa el dolor".

· ·

Recordando tu conexión

Curar las caries se trata de conectar al ser con la vida. Nuestra sociedad moderna suele existir en un estado fragmentado de desconexión. Cuando perdemos el contacto con la vida o con nosotros mismos, la conexión entre la causa de la enfermedad y su efecto se pierde, y nos sentimos víctimas indefensas de la enfermedad, sin ningún tipo de recurso. Como la sociedad moderna se fundamenta en la desconexión con nosotros mismos y con los demás, no nos ha sido posible sustentar una cura real para la caries.

La salud de los dientes consiste en la reconexión contigo mismo y con la naturaleza, a través de la elección de alimentos apropiados.

Miedo al dentista

Muchas personas le tienen miedo al dentista y con razón. Sus cuerpos les envían un mensaje sólido en forma de miedo y deseos de huída. ¡No me hagas otro agujero en los dientes!

Cómo funciona la odontología convencional

Cuando vas al dentista para una revisión, él (o ella) utiliza rayos X, un examinador dental y realiza una inspección visual para ver si hay caries presentes; si es así, te da las malas noticias. Los dentistas, tal como aprendieron en la facultad de odontología y porque legalmente así se requiere, ofrecen a sus pacientes un tratamiento quirúrgico para sus caries que consiste en la extirpación de la parte dañada del diente mediante un torno, y en su relleno con un material sintético.

Taladrar el Diente

En el procedimiento convencional, los dentistas utilizan un torno dental de alta velocidad que les permite ahorrar tiempo, ya que taladra a una velocidad de 350.000 revoluciones por minuto; esto genera una gran fricción que provoca el aumento de temperatura del nervio, causando un daño irreversible en el 60% de los casos. Además, se crea un vacío negativo, por la alta velocidad, que hace pedazos una porción de los frágiles túbulos nutrientes microscópicos que hay en cada diente. [1]

En el siglo XIX los dentistas utilizaban oro para rellenar cuidadosamente los doloridos dientes cariados; pero el oro era demasiado caro para estar al alcance de cualquiera; imagínate, por ejemplo, pagar hoy en día el equivalente a 10.000 dólares por un empaste. Como la odontología se hizo inalcanzable para muchas personas, en 1830 los hermanos Crawcour llegaron a los Estados Unidos procedentes de Francia para popularizar una alternativa al oro de bajo coste: la amalgama. Con ella, que consistía en una moneda de plata fundida mezclada con mercurio, se podían rellenar dientes en cuestión de dos minutos y sin necesidad de ningún taladro[2]. Aunque el proceso resultó ser altamente efectivo a corto plazo, el mercurio era muy tóxico y muchos dientes se decoloraban o sucumbían, sin mencionar los efectos secundarios causados por la exposición a este metal.

Los dentistas que colocaban el mercurio como relleno eran llamados quaks (o quacks) por la antigua palabra holandesa que se daba a un vendedor ambulante de pociones "sanadoras" y ungüentos que contenían mercurio: Quacksalber.

· ·

Hecho Dental
En 1845 la Sociedad Americana de Cirujanos Dentales prohibió
el uso de los rellenos de mercurio debido a sus efectos negativos
para la salud [4].

· ·

La política económica de los empastes de mercurio para sustituir al oro triunfó
y la Sociedad Americana de Cirujanos Dentales se colapsó en 1856. En 1899 la
Asociación Americana Dental surgió para la promoción del uso de empastes con
mercurio [5]. En 1896 el destino de nuestros dientes cambió para siempre gracias a
la labor del dentista G.V Black, quien reformuló los empastes de mercurio hacié-
ndolos menos tóxicos y más duraderos. También desarrolló nuevos protocolos
de tornos que se resumen con el principio de "extensión para la prevención". En
otras palabras, taladrar un agujero más grande (extensión) para darle más tiempo
de vida al diente antes de ser tratado de nuevo. Esta técnica, aunque un poco
modificada en tiempos modernos, es la base y fundamento de la odontología
moderna.

Las innovaciones de G.V Blacks incluyeron la perforación de toda la estructura
descolorida del diente, dejando una forma de cuña para colocar un empaste de
mercurio que permaneciera fijo. Hablando claro, a los dentistas se les enseña
a taladrar agujeros grandes en los dientes, porque es lo que les va mejor a los
empastes de mercurio. Este procedimiento llegó a consagrarse en el programa
de estudios de las escuelas de odontología, y los dentistas han estado taladrando
felizmente, durante los últimos cien años, partes no deterioradas de nuestros
dientes y que se pueden remineralizar. El problema con el procedimiento de
"extensión para la prevención" es que se pierde la estructura sana del diente. Un
estudiante de odontología de la India me explicaba este dilema:

> *"Como estudiante de odontología, taladro dientes todas las semanas;*
> *o mejor dicho, tengo que hacerlo para aprobar mis exámenes. Cuando*
> *miro a mis pacientes en la silla con los ojos cerrados, realmente lo*
> *siento por ellos, porque están perdiendo la estructura de sus dientes*
> *para siempre."*

Empastes

Una vez que se ha hecho un agujero en tu diente, se necesita rellenarlo con algo. El
Alzheimer, la enfermedad de Lou Gering (ELA), la esclerosis múltiple, el Parkin-
son, el Lupus y algunas formas de artritis, todas tienen algo en común: el mercurio.[7] El mercurio se considera un desecho peligroso en bombillas fluorescentes en
una cantidad de 22 miligramos; un empaste normal contiene aproximadamente

1.000 miligramos de mercurio. En un video de formación para la colocación del empaste de mercurio, comprobé por mi mismo el desastroso proceso, al observar cómo cientos de trozos de nocivo mercurio se diseminaban por el interior de la boca. Cuando una sustancia extraña, especialmente un metal, se implanta en nuestro cuerpo, ésta genera una reacción del sistema inmunológico. La substancia tóxica puede causar o contribuir a la aparición de varias enfermedades como las mencionadas anteriormente.

En el libro Whole Body Dentistry (odontología de cuerpo entero), el dentista Mark Breiner describe las reacciones inmunológicas dentales en los niños. Por ejemplo, un niño se enfermó y no podía caminar debido a sus empastes de mercurio y coronas de acero inoxidable (níquel); y otro desarrolló leucemia como consecuencia del uso de estos mismos materiales dentales[8].

No sólo las amalgamas de mercurio son tóxicas; aunque en menor medida, los empastes compuestos blancos, hechos de vidrio esmerilado y plástico, pueden causar reacciones inmunológicas en un promedio del 50 %. Uno de los empastes compuestos más populares causó una reacción inmunológica negativa en el 90% de aquellos a quienes se les colocaron[9]. Los dentistas convencionales no comprueban la compatibilidad del empaste con tu cuerpo. Los compuestos de plástico y cola pueden contener toxinas químicas como el Bisphenol A. Los empastes modernos pueden durar, como media, entre 5 y 12 años, dependiendo del material. En el caso de los rellenos de amalgama, incluso con todo el taladrado extra, sólo el 25% tendrán una duración de 8 años o más[10.] Aunque existen algunos compuestos buenos en el mercado, con un período de vida tan corto el empaste tradicional no es una solución duradera para la caries.

Después de taladrar o perforar y rellenar el diente viene nuestra parte menos favorita: pagar. **Taladrar, empastar y cobrar** es el modelo tradicional de la odontología. Los dentistas con deudas universitarias, una familia a la que alimentar, un personal al que pagar, etc. necesitan hacer mucho dinero para mantener su negocio y disfrutar de un estilo de vida cómodo y desahogado. Cuantos más dientes taladren y empasten, más dinero harán. No hay mucha motivación para curar y prevenir la caries, porque sin el negocio del taladro y el empaste sería más difícil que la odontología fuera una profesión lucrativa. Muchos dentistas alternativos no quieren practicar la odontología fuera del protocolo aceptado de taladrar y empastar, por miedo a ser denunciados o a perder su licencia. El increíble y enorme motivo del lucro tiene a muchos dentistas cegados por los signos del dólar. La gente sabe que la mayoría de los dentistas están en el negocio por el dinero, porque se ve y se nota. Es fácil para un dentista tradicional volverse codicioso y recomendar un enfoque menos conservador (así como el más rentable) en el tratamiento y prevención de la caries. Como resultado, muchas personas han perdido la fe en la odontología; con cada dentista nuevo, la motivación monetaria sigue defraudando, al no poner las necesidades de sus pacientes por encima de las suyas. Incluso los propios dentistas han perdido la fe en su profesión. El dentista Marvin Schissel escribió un escalofriante relato sobre las chapuzas que realizan los dentistas para maximizar sus ganancias, titulado *La Odontología y sus víctimas,* y otro dentista, Robert Nara, escribió *Dinero por Bocado,* exponiendo lo fácil y habitual que es para los dentistas hacer dinero promoviendo tratamientos dentales innecesarios.

Entre los materiales tóxicos que se colocan en las bocas de los pacientes y que causan reacciones inmunológicas, la poca durabilidad de los empastes, el daño causado por la alta velocidad del taladro y los innecesarios tratamientos prescritos, el dentista tradicional no ofrece realmente una cura saludable ni una solución permanente para la caries dental.

Micro-organismos

En la antigüedad, cuando las personas estaban afligidas por distintos tipos de dolencias y enfermedades, solían culpar a los espíritus malvados. Se creía que el espíritu malvado invadía tu cuerpo y causaba la enfermedad. Si uno podía aplacar a estos espíritus o inducirlos a salir del cuerpo, la dolencia habría sido curada.

Muchas personas alrededor del mundo aún mantienen estas mismas creencias, con la excepción de que los espíritus malvados han sido identificados. Los dentistas, los científicos, los doctores y los funcionarios del gobierno han decidido que los causantes de las enfermedades, los "espíritus malvados", existen en forma de microorganismos (virus, bacterias, etc.) La teoría aceptada y prevalente es que esos virus y bacterias son la causa de las enfermedades, incluyendo la caries. Esta teoría de la enfermedad, etiquetada como la teoría del germen, se consolidó en nuestras mentes gracias a la labor de Luis Pasteur (1822–1895) que es famoso por la invención de la pasteurización. El señor Pasteur propuso una teoría de la enfermedad que actualmente es la base de la mayoría de las ramas de la medicina moderna. Dicha teoría proyecta la idea de que la bacteria patogénica existe fuera del cuerpo, y que cuando nuestras defensas están bajas la bacteria puede invadir el cuerpo y causar la enfermedad. La "ciencia de Pasteur" se ha mantenido en status quo a pesar del gran cúmulo de evidencias que establecen que la bacteria no invade a las personas, sino que evoluciona y cambia, de acuerdo con su entorno. El efecto de la contribución del señor Pasteur para con el pensamiento médico nos ha llevado hasta nuestro sistema de cuidado dental moderno, donde se intenta curar la caries mediante la eliminación de la malvada fuerza invasora bacteriana.

La odontología tradicional pierde terreno contra las bacterias

Cuando una enfermedad como la caries es nuestro enemigo, debemos luchar contra ella. Declaramos la guerra, y con ella conflictos internos y externos. La odontología convencional está comprometida a participar en esta guerra. Las bacterias son el enemigo y tu boca el campo de batalla. No importa cuánto dinero gastes en tratamientos odontológicos, la guerra contra la bacteria parece no tener fin. El sistema moderno de odontología ha evolucionado desde una combinación de creencias donde se establece que la caries es causada por una bacteria (identificada como *Streptococcus mutans*) y que esta bacteria se alimenta de la comida que hay en la boca y produce un ácido que causa el deterioro dental. Entonces, la odontología busca controlar el crecimiento bacteriano en la boca para tratar y prevenir la caries. La guerra entre la odontología y la bacteria se puede resumir en los siguientes puntos:

1. Debes cepillar tus dientes todo el tiempo para eliminar esas bacterias causantes de la enfermedad.

2. Debes enjuagar tu boca con productos químicos para eliminar más bacteria peligrosa.

3. Debes utilizar hilo dental para eliminar las partículas sobrantes de bacteria y comida.

4. Cuando esas tres tácticas no funcionan, debes pagar a un dentista para que te quite la infección bacteriana con el torno.

5. Cuando el torno dental no puede acabar con la bacteria y el crecimiento bacteriano continúa, la raíz del diente se infecta, lo que requiere de una endodoncia para intentar eliminar la bacteria desde el interior del diente.

6. Por último, cuando todos estos procedimientos fracasan, para mantener tus dientes con vida ante el supuesto ataque furioso de los invasores bacterianos, el diente debe ser extraído y sustiuido por uno postizo, o por nada.

Para cando se llega al paso seis, incluso después de gastar miles de dólares en tratamientos dentales, la guerra ya está perdida. No importa cuánto dinero gastes o cuánto te taladren los dientes, la cura de la caries se nos escapa. Los tratamientos modernos minimizan algunos dolores y padecimientos, pero si la causa base de la caries (la dieta) no se cuida, tus dientes continuarán deteriorándose.

Alerta dental: Las bacterias no son la principal causa de la caries

La teoría base de la odontología moderna fue sintetizada en 1883 por el dentista W.D Miller, quien averiguó que un diente extraído sumergido en un preparado en descomposición de pan y saliva, desarrollaba lo que parecía ser caries. Miller pensó que los ácidos de la boca producidos por microorganismos disolvían los dientes. Sin embargo, nunca creyó que la caries era causada por una bacteria, sino que la bacteria y sus ácidos formaban parte del proceso de putrefacción. Pero sobre todo, creía que un diente fuerte no se deterioraba. El Dr. Miller escribió:

> *"Las consecuencias sufridas por un diente debido a la acción de un ácido dependen de su densidad y estructura, pero especialmente de la perfección del esmalte y la protección del cuello del diente por encías sanas. Lo que podríamos llamar el diente perfecto resistiría indefinidamente al mismo ácido ante el cual un diente de características totalmente opuestas sucumbiría en pocas semanas"* [11].

En términos sencillos el Dr. Miller creía que un diente fuerte y compacto resistiría indefinidamente ante un ataque del ácido, sin importar si proviene de una bacteria o de comida, mientras que un diente no muy compacto sucumbiría rápidamente ante cualquier clase de ácido proveniente de una bacteria o de cualquier otra fuente. El Dr. Miller también escribió que *"la invasión de microorganismos está siempre precedida por la erradicación de sales minerales."* [12]. En términos más simples, el diente pierde primero su densidad mineral (sales minerales) y entonces los microorganismos pueden causar problemas.

Más de ciento veinte años después, la odontología y la Asociación Americana Dental (ADA) siguen ciñéndose a la teoría del doctor Miller, mientras que a la vez omiten información vital. Ellos escriben:

> *(La caries) ocurre cuando los alimentos que contienen hidratos de carbono (azúcar y almidones) tales como leche, sodas, pastas, tartas o caramelos permanecen con asiduidad en los dientes. La bacteria que vive en la boca crece a partir de estos alimentos, produciendo ácidos como resultado. Con el tiempo, estos ácidos destruyen el esmalte del diente y se produce la caries.* [13].

La diferencia entre la teoría de 1883 del Dr. Miller y la de la odontología del año 2009 es que el Dr. Miller sabía que la estructura y densidad del diente son lo que protege contra la caries, mientras que en la actualidad, a los dentistas se les enseña que es la bacteria en sí misma la que la causa. **A excepción de la manera en que la comida se queda entre los dientes, los dentistas creen que la dieta tiene muy poco que ver con la caries dental.**

La teoría moderna de las caries se derrumba aún más porque el azúcar blanco, de hecho, tiene la habilidad de incapacitar a los microorganismos debido a que atrae al agua[14]. En una solución con un 20 % de azúcar, la bacteria moriría[15]. Si, las bacterias están presentes como resultado del proceso de caries, pero una gran cantidad de azúcar a la vez las destruiría. Si la odontología está en lo correcto en cuanto a las bacterias, una dieta alta en azúcar debería eliminarlas.

Las bacterias existen en todas partes y es casi imposible deshacernos de ellas por completo. Más de 400 tipos distintos de bacterias se asocian actualmente con enfermedades dentales, y muchas más que aún están por descubrir[16]. Debido a que las bacterias son parte de la vida, algunas buenas y otras malas, y existen trillones de ellas en todas partes, el enfoque de la odontología para eliminarlas parece no tener esperanzas.

En el año 1992 el dentista Percy Howe leyó ante la ADA que su equipo de investigación intentó y fracasó en la producción de caries mediante la alimentación e inoculación en conejillos de indias de diversas bacterias asociadas con enfermedades de encías y caries. Dijo: "En ningún caso tuvimos éxito en establecer que la enfermedad dental se producía por estos medios"[17]. Sin embargo, el Dr. Howe no tuvo problemas para provocar caries a los conejillos de indias mediante la eliminación de la vitamina C de sus dietas.

Se estableció que las bacterias son la causa de la caries, por medio de la investigación del Dr. Miller, aunque este hecho nunca fue probado. En los años 40, en una reunión internacional de la Asociación de Investigación Dental, el debate sobre la causa de la caries llegó a su fin. Mediante el voto, la teoría del ácido/ bacteria del Dr. Miller fue adoptada como un hecho, a pesar de las evidencias y teorías en su contra[18].

La teoría que le hacía competencia en ese momento era la llamada teoría de la proteólisis de quelación (proteolysis-chelation) que fue propuesta por el Dr. Albert Schatz. Esta teoría sugería que las enzimas (no las bacterias) y los agentes de quelación, muy comunes en plantas y animales (no el ácido), eran la causa de la caries. En la teoría de la proteólisis de quelación del Dr. Schatz, la dieta, los oligoelementos y el balance hormonal son los factores clave en la activación de las enzimas y la quelación mineral del diente lo que origina la caries.

Desde 1954 hasta hoy, el trabajo de toda una vida del dentista Ralph Steinman y su colega el Dr. John Leonora es prueba de que la caries es activada por la fisiología de nuestros cuerpos como resultado de nuestra dieta. El hipotálamo en nuestro cerebro regula la interrelación entre nuestro sistema nervioso y nuestro sistema glandular, mediante la glándula pituitaria. Los doctores Loenora y Steinman descubrieron que el hipotálamo se comunica con las glándulas de nuestra mandíbula, llamadas glándulas parótidas, a través de los factores de producción de la hormona parótida. Cuando la glándula parótida es estimulada por el hipotálamo se liberan las hormonas parótidas, las cuales activan los movimientos de minerales en el sistema linfático dental por medio de los canales microscópicos de nuestros dientes[20]. Este fluido de minerales limpia los dientes y los remineraliza. Cuando se ingiere una dieta causante de caries, el hipotálamo deja de decirle a la glándula parótida que libere la hormona que mueve el fluido remineralizante. Con el tiempo, esta interrupción del fluido rico en minerales tiene como resultado la destrucción del diente, y es lo que conocemos como caries. El hecho de que la glándula parótida esté a cargo de la remineralización del diente explica por qué una pequeña porción de la población es inmune a la caries, incluso con una dieta relativamente pobre. Nacieron con una glándula parótida fuerte. Los estudios del Dr. Steinman en ratas demostraron que a pesar de que la bacteria produce ácido, no hay una correlación entre el ácido producido por la bacteria y la presencia de caries.[21]

Incluso en la frecuentemente citada teoría del ácido bacteriano de 1883 del Dr. Miller sobre la caries, se establece que la fortaleza del diente es lo que lo hace inmune a la caries. En el año 1922, el Dr. Howe demostró que las bacterias no causan la caries. En los años 40 la teoría de la caries se sometió a voto, pero no pudo ser probada por los dentistas. Este voto descartó la teoría de la proteólisis-quelación del Dr. Schatz, la cual describía un método biológico alternativo de caries con origen en las enzimas y los agentes de quelación. Más recientemente, el Dr. Steinman ha demostrado que la caries está regulada por nuestro sistema glandular a través de las hormonas, las cuales son controladas por la dieta. Desde 1883 hasta hoy, existe un cúmulo de evidencias que apoyan la premisa de que es la dieta, y no la bacteria, la causante de la caries. En un sentido esencial de responsabilidad, si los gérmenes causan caries, entonces la humanidad continuará siendo víctima de tan temida plaga. En cambio, cuando entendamos que la dieta es la causante de la caries, tendremos un control total para curarla y prevenirla.

El fracaso de la odontología convencional

A medida que envejecemos, la caries llega a ser más y más predominante, como se ve en el gráfico "Caries durante la vida". A medida que envejecemos perdemos más dientes. Sin incluir las muelas del juicio, a las personas con edades entre 20 y 39 años les falta, de promedio, por lo menos un diente; entre los 40 y los 59 años 3,5 dientes, y a las de 60 años o más, 8 dientes.

Las estadísticas posteriores relacionadas con la caries en personas de 40 años de edad son terribles. Como media, un 45,89 por ciento de los dientes de este grupo de edad han sido afectados por la caries. Este promedio representa casi la mitad de los dientes. La situación empeora. Para cuando alcancen los 60 años de edad, el 62,36 por ciento de todos sus dientes habrán sido afectados por la caries.[22]

Mientras que se puede alegar que el incremento de la caries con la edad se debe al inherente deterioro del cuerpo, ello no explica por qué la caries está ahora en aumento entre niños y jóvenes. La caries en los dientes de leche (bebés) de niños de entre 2 y 5 años, aumentó de un 24 por ciento a un 28 por ciento entre 1988-1994 y 1999-2004[24]. Unido a este incremento en caries, aumentaron los tratamientos dentales. Si la caries es causada por el proceso de envejecimiento, ¿por qué hay cada vez más niños y jóvenes sufriéndola? Y ¿por qué el incremento de los tratamientos dentales en esos niños no ha detenido la caries?

Caries durante la vida

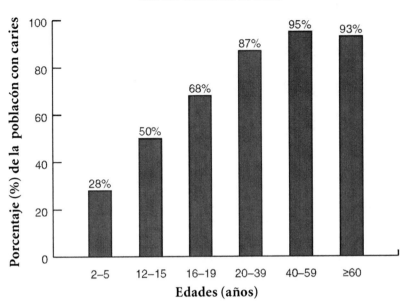

Estadísticas del Centro Nacional de Salud.[23]

· ·

Si el torno dental, los tratamientos de conducto, la limpieza de dientes, la fluorización del agua, los cepillos de dientes y las pastas dentales fueron propuestos como tratamientos para la caries, no deberíamos ver este incremento de la enfermedad con el tiempo.

· ·

¿Acaso debemos asumir que el 90 por ciento de la población no está siguiendo el protocolo prescrito? No lo creo. En vez de eso, hay algo básicamente equivocado con este enfoque "moderno" de guerra contra las bacterias para la prevención y tratamiento de la caries.

Capítulo 2

El dentista Weston Price descubre la cura

En el año 1915 el prominente dentista Weston Price fue nombrado primer Director de Investigación de la Asociación Dental Nacional. Unos años más tarde, la asociación cambió su nombre por el de Asociación Americana Dental (ADA). En el año 1936, escribiendo en el Diario de la Asociación Americana Dental (que aún se publica), el Dr. Price nos presentó un panorama de la caries muy diferente al que tenemos en la actualidad. Hablaba de gente que jamás usaba cepillos de dientes, y aun así era inmunes a la caries.

> *Todos los grupos, teniendo un suplemento de minerales generoso, particularmente fósforo, y un generoso suplemento de activadores solubles en grasa, presentaron un 100 por cien de inmunidad a la caries.*[25]

Vamos a examinar algunos de los fascinantes estudios de campo del Dr. Price relacionados con personas inmunes a la caries.

La falta de nutrición causa degeneración física

El Dr. Weston Price se dio cuenta de que algo no funcionaba en la forma en la que vivimos y partió a explorar el mundo para averiguar qué era. Durante la década de los 30, el Dr. Price fue capaz de documentar la fuerte bajada de salud experimentada por personas que habían estado sanas con anterioridad, al entrar en contacto con la civilización moderna. Los reveladores hallazgos del Dr. Price, publicados en su libro *Nutrición y Degeneración Física* junto con sus reveladoras fotografías, expusieron el importante hecho de que nuestra comida moderna y estilo de vida son las causas primarias de la caries.

Gentes saludables del Valle de Loetschental, Suiza

En los años 1931 y 1932, el Dr. Price viajó al remoto valle de Loetschental, en los Alpes Suizos. Las gentes de este valle vivían en armonía con la naturaleza, lo que suponía una existencia pacífica en apariencia. El Dr. Price escribió acerca del carácter superior y la salud de aquellas personas, y sobre las tierras sublimes de solitarios valles en los remotos Alpes Suizos:

No tienen médicos ni dentistas porque tienen poca necesidad de ellos, tampoco tienen policías ni cárceles por qué no los necesitan.[26]

Esta armonía está también patente en la producción de alimentos:

Mientras las vacas pasan el cálido verano en las lomas verdes y laderas boscosas cerca de los glaciares y campos de nieve perpetua, tienen un periodo de elevada productividad y leche muy rica…. Este queso contiene la grasa natural de la mantequilla y los minerales de la magnífica leche, y es un almacén virtual de vida para cuando llegue el invierno.[27]

El reverendo John Siegen, el pastor de la única iglesia del valle, le habló al Dr. Price sobre las divinas características de la mantequilla y el queso hechos a partir de la leche de vacas de pastoreo:

Me dijo que reconocen la presencia de la Divinidad en las cualidades vitales de la mantequilla, elaborada en junio cuando las vacas llegan para su pastoreo por los glaciares. Reúne a las gentes para dar las gracias al buen Padre por su presencia en las cualidades vitales de la mantequilla y del queso, cuando las vacas se alimentan de la hierba cercana al límite con las nieves perpetuas…. Los nativos del valle son capaces de reconocer la calidad superior de su mantequilla de junio, y sin saber exactamente el por qué, le rinden homenaje.[28]

No fueron ni los buenos genes ni la buena suerte lo que procuró a estos solitarios suizos una salud magnífica.

El Dr. Price continúa:

Uno inmediatamente se pregunta si no hay algo en las vitaminas y minerales vitales de las comidas que forman no solamente fuertes estructuras físicas, donde residen sus almas, sino también mentes y corazones capaces de un gran tipo de madurez, con la cual los valores materiales de la vida son secundarios al carácter individual.[31]

Quiero ofrecerte una oportunidad para conectar con este grupo de personas. Ellos son nuestro modelo a seguir para vivir en salud y en relativa paz. Esta manera de existir ha llegado a perderse en el mundo moderno de conveniencia y comida rápida. Es un resultado de nuestra caída desde la gracia divina. Al reconocer y reverenciar la naturaleza sagrada de los alimentos, las culturas antiguas disfrutaban de gran salud. A cambio de sus reverencias, concretamente la de la leche de verano, los solitarios suizos reciben salud, vida, vitalidad y paz. Lamentablemente

**En los aislados Alpes Suizos los niños tenían
una salud extraordinaria**

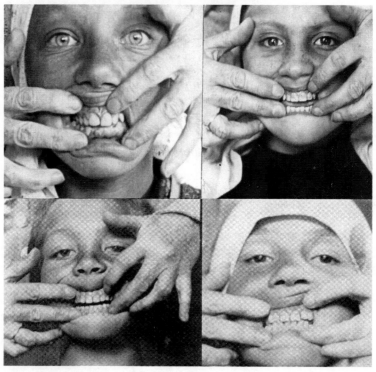

© *Fundación de nutrición Price-Pottenger. www.ppnf.org.*
*Forma normal de la cara y de los arcos dentales cuando se proporciona
una nutrición adecuada por parte de ambos padres y niños. Nótese lo bien
desarrollado de las fosas nasales.*[29] *(nota original).*

en el mundo de hoy, la antiguamente honrada leche sin pasteurizar y proveniente de vacas que se alimentaban de pasto y que produjo gente sana en todo el mundo durante miles de años, está siendo atacada por nuestros propios gobiernos y estados federales. Este alimento curativo y saludable es atacado porque, en general, nuestra cultura está desconectada de la fuerza vital de la vida, y por eso los alimentos verdaderos han perdido su significado y valor. Se han llegado a convertir, incluso, en un enemigo al que hay que destruir. Cuando tú y tus amigos o familia os reconectéis con los alimentos verdaderos, os reconectaréis con lo bueno de la vida.

Nutrición de los habitantes del Valle de Loetschental

La dieta nativa suiza consistía primordialmente en pan de centeno agrio, queso de verano (consumido en una porción aproximadamente del largo de la rebanada

Los niños modernos suizos han perdido su salud

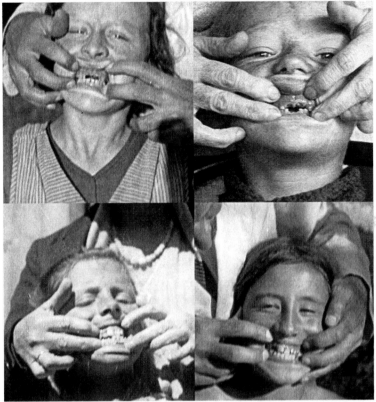

© *Fundación de nutrición Price-Pottenger. www.ppnf.org*
En los distritos modernos de Suiza la caries es descomedida. La chica,
arriba izquierda, tiene dieciséis años, y el de la derecha es más joven.
Suelen comer pan blanco y dulces abundantemente. Los dos niños
de abajo tienen muy mal formados los arcos dentales, con una superposición
de dientes. Esta deformidad no es hereditaria. (Nota original).

de pan, pero no tan grueso), que se tomaba con leche fresca de cabra o vaca. La carne se comía una vez por semana, y pequeñas porciones de mantequilla, verduras y cebada eran consumidas con regularidad, así como sopa a base de huesos de animales.

Inmunidad a la Caries

En un estudio de 4.280 dientes de niños de estos valles, solamente se encontró caries en el 3,4%. En el valle de Loetschental sólo un 0,3% de todos los dientes fueron afectados por la caries.[34]

Dieta de las personas indígenas saludables en los Alpes suizos [32, 33]

Calorías	Alimento	Vitaminas solubles en grasa	Calcio	Fósforo
800	Pan de centeno	Baja	0.07	0.46
400	Leche	Alta	0.68	0.53
400	Queso	Muy alta	0.84	0.62
100	Mantequilla	Muy alta	0.00	0.00
100	Cebada	Baja	0.00	0.03
100	Vegetales	Baja	0.06	0.08
100	Carne	Media	0.00	0.12
2000			**1.76**	**1.84**

Los suizos modernos estaban perdiendo su salud

En la década de 1930 la caries era un gran problema para los niños de las escuelas de las zonas modernas de Suiza, con un 85-100 por ciento de la población afectada. El director de salud local aconsejó a los niños tomar el sol, ya que se creía que las vitaminas producidas por los rayos solares prevenían la caries. Sin embargo, esta táctica no funcionó. Los suizos modernizados ya no tomaban sus dietas nativas de pan de centeno, queso y mantequilla de verano y leche fresca de vaca o cabra.

La nutrición de los suizos modernos

Los alimentos que consumían los suizos modernos y que provocaban caries eran los productos de harina blanca, mermeladas, pasteles, verduras enlatadas, confituras y frutas. Todos estos alimentos debilitantes eran traídos de otros lugares. Solamente se cultivaban localmente verduras en cantidades limitadas.

Aunque hay varias diferencias entre la dieta moderna y la dieta aislada, existen dos puntos de interés significante. Como se ve al comparar estas dos tablas, la diferencia entre los nutrientes claves de ambas dietas no está en el pan de centeno versus el pan blanco, sino que 500 calorías de la dieta moderna provienen de dulces y chocolates, que son bajos en vitaminas solubles en grasa y minerales. Estos productos reemplazaron al queso y la leche, que eran grandes fuentes de vitaminas solubles en grasa y de minerales.

Observación interesante del Dr. Price acerca de algunos de los suizos modernos:

> *Estudiamos a algunos niños de aquí cuyos padres mantuvieron los métodos de selección de comida primitivos, y sin excepción, los inmunes a la caries dental se alimentaron con una comida muy diferente a aquellos con alta susceptibilidad a la caries.*[36]

**Desplazamientos de Nutrientes causantes
de caries en la Dieta Moderna Suiza**

Calorías	Alimentos	Vitaminas solubles en grasa	Calcio	Fósforo
1000	Pan blanco	Baja	0.11	0.35
400	mermelada, miel azúcar, almíbar	Baja	0.05	0.08
100	Chocolate y café	Baja	0.02	0.07
100	Leche	Alta	0.17	0.13
100	Verduras enlatadas	Baja	0.08	0.08
100	Carne	Media	0.01	0.11
100	Grasa Vegetal	Baja	0.00	0.00
100	Mantequilla (lácteo)	Alta	0.00	0.00
2000		**Baja**	**0.44**	**0.82**

Inmunidad a la caries

De 2.065 dientes que el Dr. Price analizó en un estudio de suizos modernos, el 25,5 por ciento habían sido atacados por la caries y muchos de ellos habían desarrollado abscesos (infección).[37] La diferencia entre el suizo moderno y el suizo aislado, altamente inmune a la caries, no era ningún enigma. El Dr. Price repitió sus observaciones por todo el mundo. Veamos con detenimiento dos ejemplos más.

Durante mucho tiempo se han relatado historias sobre la magnífica salud de la que gozan los habitantes de las islas Hébridas Exteriores. [39]

Las Hébridas Exteriores son unas islas frente a la costa escocesa.

Los alimentos básicos de estos isleños son el pescado y productos de avena con un poco de cebada. El grano de la avena es un cereal que se produce con bastante facilidad y provee de gachas y tortas de avena, que en muchos hogares se comen regularmente con cada comida. La pesca en las Hébridas Exteriores es especialmente favorable y los mariscos pequeños incluyendo langostas, cangrejos, ostras y almejas, son muy abundantes. Un elemento de la dieta, importante y altamente valorado, es la cabeza de bacalao horneado, rellena de hígado de bacalao picado y harina de avena.[40]

La gente sana de las Hébridas Exteriores

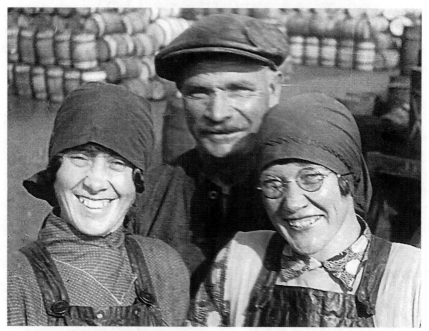

© *Fundación de nutrición Price-Pottenger. www.ppnf.org*
El espléndido desarrollo físico de los pescadores gaélicos nativos se caracteriza por sus excelentes dientes y caras bien formadas.[38]
(Nota original)

Inmunidad a la caries

En la Isla de Lewis, solamente un 1,3 de cien dientes extraídos que se examinaron habían sido atacados por la caries dental (1,3%); en la Isla de Harris, el 1,0 % y en la Isla de Skye, entre los que se alimentaban de comidas primitivas, tuvieron solamente 0,7 dientes con caries de cada cien (0.7%).

Los gaélicos modernos están perdiendo su salud

> *Una de las tristes historias de la Isla de Lewis tiene que ver con el reciente y rápido progreso de la plaga blanca. La generación más joven de la parte modernizada de la Isla de Lewis, no muestra la misma resistencia a la tuberculosis que sus antepasados.[41] (énfasis añadido)*

Las siguientes fotografías de dos hermanos, demuestran que no es la genética la causa del deterioro físico. Más bien es un factor relacionado con la cantidad de comidas modernas procesadas y pobres en nutrientes que una persona consume.

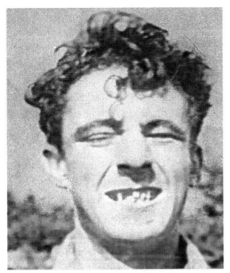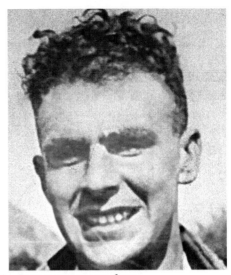

© *Fundación de nutrición Price-Pottenger. www.ppnf.org*

El joven muchacho, a la izquierda, padecía una caries muy extendida. Había perdido muchos dientes, incluyendo los dos frontales. Insistía en comer pan blanco, mermelada, café altamente azucarado y caramelos de chocolate. Su padre me dijo, con profunda preocupación, lo difícil que le resultaba a su hijo levantarse por la mañana e ir a trabajar.[42]

(El hermano de la derecha) tenía unos dientes excelentes y (el de la izquierda) caries excesivas. El muchacho más mayor {aquí mostrado} con dientes excelentes, estaba aún disfrutando de alimentos primitivos a base de harina de avena y torta de avena y mariscos, con alguna limitación en los productos lácteos.[43] *Nótese la cara estrecha y el arco (dental) del hermano más joven (a la izquierda)*[44].

La nutrición de los gaélicos modernizados

> *En Stornoway se podía adquirir una torta de ángel, pan blanco como la nieve, como en cualquier otra parte del mundo, y muchos otros productos de harina blanca; además, conservas de mermeladas, verduras en lata, jugos de frutas azucarados y confituras de todo tipo llenaban los escaparates y los estantes de la tienda.*[45]

Inmunidad a la caries

En la Isla de Lewis, de entre cien individuos con edades aproximadas de entre veinte y cuarenta años, veinticinco ya estaban usando dientes postizos. En la Isla de Harris, 32,4% de los dientes habían sido atacados por la caries, y en la Isla de Skye, 16,3%, o veintitrés veces más que los gaélicos aislados, habían sido atacados con caries.

La genética y la caries

Una niña y su abuelo de la Isla de Skye ponían de manifiesto las diferencias entre las dos generaciones. Él fue un producto del antiguo régimen, y contaba con aproximadamente ochenta años de edad. Iba cargando la cosecha a su espalda, cuando le interrumpí para tomar esta fotografía. Era el prototipo incondicional alimentado con productos nativos. Ella tenía la expresión típica del resultado de la modernización, una vez que sus padres adoptaron alimentos comerciales modernos y abandonaron la torta de avena, la gacha y el marisco.[46]

{La nieta} tiene baja inmunidad a la caries dental, las fosas nasales contraídas y respira por la boca. Su abuelo, con 82 años, tiene unos dientes excelentes.[47]

He mostrado dos ejemplos convincentes del efecto de la nutrición en la salud dental. Primero, tenemos el caso de los dos hermanos, uno que es inmune a la caries y otro que no lo es. El segundo ejemplo es el de un hombre mayor. Uno esperaría que por su edad debiera tener la mayoría de sus dientes perdidos o empastados (tratamiento odontológico), y sin embargo, aún goza de salud sin caries en sus dientes. Su nieta no está tan sana y tiene caries en los dientes, porque no come de acuerdo a la manera tradicional.

Tanto en el caso de los hermanos, como en el del abuelo y su nieta, la diferencia en su salud no se encuentra en los genes, sino en los alimentos que consumen. Estas observaciones muestran claramente la causa y el efecto, y son un desafío a las creencias médicas establecidas. En nuestra cultura moderna, nos hacen creer que la caries y otras enfermedades son fundamentalmente un factor hereditario. Yo he demostrado que esto no siempre es el caso. Diez millones de personas van al dentista y nunca les dicen que la caries se debe a la falta de vitaminas y minerales en sus dietas.

Los aborígenes de Australia

El Dr. Price visitó Australia en el año 1936 y descubrió que la tasa media de caries en los aborígenes indígenas era de un cero por ciento, lo que significa que gozaban de una inmunidad total. En contraste, encontró que la tasa media de caries de todos los aborígenes que vivían en reservas y se alimentaban de comidas modernas, era del 70,9 por ciento.[48]

Sus palabras poéticas dibujaron un cuadro importante:

> *Dudo que en muchos lugares del mundo se pueda demostrar el gran contraste en desarrollo físico y perfección del cuerpo humano como entre los aborígenes primitivos de Australia, árbitros de su destino y de aquellos aborígenes que han estado bajo la influencia del hombre blanco. El hombre blanco los ha despojado de sus costumbres originales y ahora están alimentándolos dentro de las*

reservas mientras los utilizan como obreros en la prosecución de industrias modernas.

*Casi nunca, si alguna vez si quiera, he encontrado a hombres blancos sufriendo tan trágicamente de degeneración física, como el expresado en caries y en los cambios de la forma facial, como son los blancos del oriente de Australia. Esto ha ocurrido en las mejores tierras que estos primitivos ocuparon anteriormente y han llegado a ser a la vez un monumento a la sabiduría de los aborígenes primitivos y **una señal de advertencia a la civilización moderna que la ha suplantado.*** [49] (énfasis añadido)*

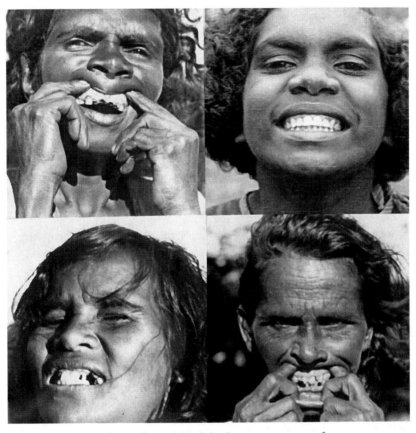

© *Fundación de nutrición Price-Pottenger. www.ppnf.org*

Siempre que los aborígenes primitivos han sido colocados en reservas y alimentados con la comida del hombre blanco, la caries dental ha llegado a ser muy extensa. Esto destruye su belleza, impide la masticación y les provocan infecciones que dañan gravemente sus cuerpos. Nótese el contraste entre la mujer primitiva de la parte superior derecha y las tres mujeres modernas. [50] *(comentario original)*

El Dr. Price explicó la importancia de la comida nutritiva para nuestra salud general. Observó que los aborígenes australianos, quienes durante miles de años mantuvieron una forma física casi perfecta, han perdido su belleza ideal y salud debido a las comidas de la sociedad moderna.

> *Aquellos individuos, sin embargo, que habían adoptado la alimentación del hombre blanco, sufrieron extremadamente de caries, al igual que los blancos. Donde ellos no tuvieron la oportunidad de obtener comida nativa para combinarla con la comida del hombre blanco, su condición fue desesperada y extrema.*
>
> *{En referencia a la figura de la otra página} Nótese el contraste con la foto superior derecha. Es completamente imposible imaginar el sufrimiento que estas personas fueron obligadas a soportar debido a los abscesos de sus dientes, resultado de una caries extensa. Al igual que lo visto en algunas islas del Pacífico modernas, descubrimos que aquí, también, **el desaliento y un anhelo por la muerte había tomado el lugar del disfrute por la vida.** Pocas almas en el mundo han experimentado este desaliento y estas ansias a tan alto nivel.*[51] *(énfasis añadido).*

Dieta de los aborígenes indígenas

La dieta aborigen era una dieta de caza/recolección.

> *Los alimentos vegetarianos eran raíces, tallos, hojas, bayas, semillas de hierbas y un guisante nativo consumido con tejidos de animales grandes y pequeños. Los animales grandes eran el canguro y el ualabi (canguro pequeño).*
>
> *Entre los animales pequeños hay una gran variedad de roedores, insectos, escarabajos y larvas, y en algunos sitios varias formas de vida animal en ríos y océanos. También se consumen pájaros y huevos de pájaros siempre que se puede.* [52]

Dieta aborigen modernizada

La dieta moderna de los aborígenes australianos era muy parecida a otras dietas modernas ya mencionadas en este libro. Comidas importadas que incluyen azúcar, harina, leche envasada, hojas de té y carne en latas.[53]

Una seria advertencia del Dr. Price*

*Debería ser una cuestión no sólo de preocupación, sino de **alarma profunda**, que el ser humano pueda degenerarse [físicamente tan rápido debido al uso de un determinado tipo de nutrición, concretamente los productos alimenticios utilizados en general por la civilización moderna.*[54]

Comparación de los valores nutritivos de ambas dietas

Weston Price llevo a cabo un análisis de los nutrientes de los alimentos consumidos por muchos de estos grupos aislados y modernos que estudió. En el caso de los suizos, descubrió que la dieta de los suizos aislados contenía 10 veces más vitaminas solubles en grasa y activadores, 4 veces más calcio, y 3,7 veces más fósforo que la dieta moderna. Los gaélicos aislados consumían 10 veces más vitaminas solubles en grasa, 2,1 veces más calcio, y 2,3 veces más fósforo que su contraparte moderna, quienes algunas veces vivían apenas a unos pocos kilómetros de ellos. Los aborígenes de Australia vivían a lo largo de la costa oriental donde tuvieron un acceso amplio a la comida marina. Comparada con la comida moderna, la dieta nativa contenía 4,6 veces más de calcio, 6,2 de fósforo y diez veces la cantidad de vitaminas solubles en grasa. [55]

La dramática diferencia entre nutrientes dietéticos descubierta por el Dr. Price.

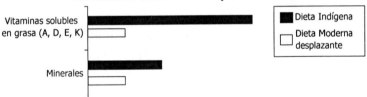

El Dr. Price determinó que la caries de la civilización moderna es debida a la carencia de nutrientes en nuestra dieta. Por lo tanto, el Dr. Price concluyó que la caries no es producto de la genética, pero que:

La caries no es solo innecesaria, sino que es un indicativo de nuestra divergencia de las leyes naturales fundamentales para la vida y la salud.[56]

Vitaminas solubles en grasa y activadores

Los componentes que más faltan en nuestra dieta moderna son las vitaminas solubles en grasa, concretamente aquellas que se encuentran en la grasa animal. Al restaurar estas vitaminas en nuestra dieta, recuperaremos la salud y la inmunidad a la caries. Las vitaminas solubles en grasa son las vitaminas A, D, E y K y se encuentran en la grasa; son esenciales para nuestra salud física, no solo porque proveen los nutrientes necesarios para el cuerpo, sino que además son sustancias activadoras que ayudan a nuestros cuerpos a utilizar los minerales presentes en nuestras dietas.

El Dr. Price descubrió que los grupos indígenas con más alta inmunidad a la caries se alimentaban diariamente de al menos dos de las tres siguientes fuentes principales de vitamina soluble*

- Productos lácteos de animales de pasto

- Carne de cabezas y órganos de pescado y mariscos

- Órganos de animales terrestres

En un artículo pocas veces aludido de 1936, del diario de la Asociación Americana Dental, el Dr. Price reveló un secreto poco conocido para conseguir una inmunidad a la caries del 100%.

> En cuanto a los activadores o vitaminas solubles en grasas contenidos en los alimentos consumidos, encontré que los grupos que consumen al menos dos de los tres principales orígenes de vitaminas tuvieron la más alta inmunidad a la caries dental; aquellos que consumen la cantidad más baja de activadores solubles en grasas, sufrian de altas cantidades de caries. Partiendo de esta base, el activador soluble en grasa contenido en la dieta de aquellos grupos que los consumen en cantidades generosas, tuvieron solo el 0,5 por ciento de dientes atacados por caries, mientras que aquellos que los consumen en menos abundancia tuvieron un incremento del 12 por ciento en sus caries. Todos los grupos que tienen un abundante suplemento de minerales, concretamente fósforo y un abundante suplemento de activadores solubles en grasa, tuvieron el 100 por cien de inmunidad a la caries dental.[57]

Cito concretamente a la Asociación Americana Dental (ADA) porque creo que el público necesita saber que lo que la ADA promueve, como la teoría del ácido/bacteria como motivo de la caries y lo que se enseña en las facultades de odontología, se opone al material publicado en su propio diario. Quiero censurar a la ADA por ignorar la más reciente investigación publicada en su propio diario, por su propio exjefe de investigaciones, el Dr. Price. Porque la ADA enmascara esta importante información en cuanto a cómo asegurar la inmunidad a la caries por medio de la dieta, y cientos de millones de personas han desarrollado caries que podían haber sido evitadas.

Los huevos también cuentan como una fuente especial de vitaminas solubles en grasas. La mayoría de los huevos adquiridos en tiendas, sin embargo, proceden de gallinas que son alimentadas a base de grano, incluso los orgánicos. Los huevos provenientes de estas gallinas no poseen suficientes vitaminas y nutrientes para ser considerados un alimento capaz de prevenir la caries. Es precisamente esta falta de vitaminas y activadores solubles en grasa de la dieta vegetariana estricta (vegana), la que dificulta, con el tiempo, permanecer inmune a la caries y a los efectos de la degeneración física.

Los insectos se podían añadir como cuarta categoría, pero esta fuente de nutrición no se utiliza mucho en nuestra cultura. El factor "puaj" parece ser el obstáculo más grande para que no nos aprovechemos de dicha categoría de alimentos. Por otro lado, a mis hijos les encanta comer saltamontes, por lo que en cuanto a sabor los insectos pueden ser excelentes.

¿Por qué la caries viene con la civilización moderna?

Nuestra dieta moderna raramente se basa en los alimentos especiales que consumían los indígenas aislados y que los hacía inmune a la caries. ¿Con qué frecuencia comes pescado con cabeza? o ¿Con qué frecuencia comes hígado, médula, corazón y sangre coagulada? Aunque consumimos productos lácteos en nuestros países, la mayoría son de una calidad inferior e incluso pueden afectar a la salud debido a las prácticas llevadas a cabo en las granjas agrícolas.

El adulto en general, para estar sano, necesita consumir a diario los siguientes nutrientes, aproximadamente:

Calcio	Fósforo	Vitamina A	Vitamina D	Porcentaje de calorías de la grasa
1.5 gramos	2 gramos	4,000–20,000 UI	1,000–4,000 UI	30-70%

Nótese: nunca utilices vitaminas sintéticas para conseguir estos nutrientes, no son efectivas

Las cifras para el calcio y el fósforo provienen del propio Dr. Price; las cifras para las vitaminas A y D y las calorías de la grasa están basadas en mi propio análisis sobre los distintos tipos de interpretaciones de dietas saludables, así como las recomendaciones de la Fundación Weston A. Price. Estas cifras son simplemente pautas y pueden no ser adecuadas para todos los lectores. Necesitarás modificar estas pautas dependiendo de tu nivel de salud, peso y necesidades dietéticas.

El consumo de nuestra dieta refinada moderna hace muy difícil que encontremos los estándares mínimos para la ingesta de nutrientes. Por ejemplo, el Departamento de Informes Agrícolas de Estados Unidos averiguó que el 65,1%

de todas las mujeres adultas y un 55,4% de hombres están por debajo de la media de consumo de un gramo de calcio diario.[58] Sin este mineral básico, lo que no es de extrañar es que la caries abunde, afectando a cerca del 90% de nuestra población.

Protocolo de cura de la caries de Weston Price

Al final, la elección de la mejor dieta está en tus manos. Discutiremos diversos protocolos para la remineralización de la caries. Pero primero examinaremos el protocolo de nutrición altamente efectivo del Dr. Price.

En un periodo de experimentos a largo plazo con diecisiete individuos que padecían caries severas, el número de dientes cariados se redujo 250 veces utilizando el programa de nutrición del Dr. Price. En este grupo, aproximadamente la media de todos los dientes habían sido afectados por la caries antes del programa nutricional. Después del programa nutricional, solamente dos nuevas caries se formaron en el grupo entero en un periodo de tres años, lo cual es una tasa recurrente de 0,4 %[59]. El Dr. Price escribió:

> Esta forma de control nutricional de la caries es tan satisfactoria que puedo recomendarla con confianza como solución adecuada para controlar más de un [95] por ciento de las caries dentales. [60]

En veintisiete casos de caries severa en niños, la dieta que siguieron fue suficiente para detenerla en todos los casos y endurecer las blandas. Una nota interesante sobre este suceso es que las comidas caseras de los niños no fueron alteradas; continuaron comiendo pan blanco, grasa vegetal, panqueques de harina blanca con almíbar y rosquillas fritas en grasa vegetal;[61] una sóla comida sana al día, como se aconseja para niños en edad escolar, fue suficiente para prevenir la formación de caries.

> Antes de comer se les daba unos 120 gramos de jugo de tomate o jugo de naranja y una cucharadita de una combinación a partes iguales de aceite de hígado de bacalao y una mantequilla alta en vitaminas. Después un tazón de, aproximadamente, un cuarto de litro de un generoso cocido de verduras y carne, elaborado en su mayor parte con médula y finos cortes de carne tierna, que se hervía separadamente para retener todos los jugos y luego se troceaba y añadía a la sopa de médula, con verduras en trocitos y zanahorias amarillas; para segundo plato, fruta cocinada, con muy poca azúcar y bollos elaborados con trigo recién molido, untados con la mantequilla de altas vitaminas. El trigo para el pan se molía diariamente en un molinillo de café con motor. A cada niño también se le daban dos vasos de leche fresca entera. El

menú cambiaba todos los días y en lugar del cocido tomaban sopa de pescado o vísceras de animales.[62]

Otra nota del protocolo del Dr. Price:

> *La cantidad de la mezcla del aceite de mantequilla y aceite de hígado de bacalao requerida es muy pequeña, con media cucharadita tres veces al día con las comidas es suficiente para controlar la extensión de caries cuando se sigue una dieta baja en azúcar y almidones y alta en minerales, concretamente en fósforo. Una cucharadita al día dividida entre dos y tres comidas es suficiente para prevenir la caries y mantener una alta inmunidad, además lo mantendrá alejado de resfriados y con buena salud en general. Las vitaminas solubles en grasa son un refuerzo en una dieta que es baja en almidón y azúcar, además de la consumición de pan y grano recién molido, para mantener el contenido completo del embrión o germen, y leche para niños en edad de crecimiento y también para adultos y la consumición generosa de productos del mar y vísceras de animales, producen el resultado descrito.*[63]

Pautas para sanar a un niño con caries severa, fiebre reumática y artritis:

> *El cambio más importante que realicé en la dieta de este niño fue la eliminación de productos de harina blanca, y en su lugar se utilizó el trigo recién molido y la avena mezclada con leche entera, a la cual se le añadía, en pequeñas cantidades, una mantequilla especial alta en vitaminas producida por las vacas que pastaban en trigo verde. También se añadieron pequeñas dosis de aceite de hígado de bacalao natural, alto en vitaminas.*[64]
>
> *Los azúcares, dulces y productos de harina blanca se eliminaron en la medida de lo posible. Los cereales recién molidos se usaron para la elaboración de panes y gachas. Se incluyeron médulas en los estofados. También hígado y un generoso suplemento de leche entera, verduras y frutas. Además, se le proporcionó una mantequilla con alto contenido vitamínico, producida por vacas alimentadas en pasto de rápido crecimiento. Lo ideal es un pasto de hierba de trigo y centeno.*[65]

Resumen del protocolo del Dr. Price

Adaptaremos la investigación original del Dr. Price con décadas de estudio e investigaciones de apoyo, y con el conjunto crearemos programas activos para la sanación de la caries. Te dejo con las palabras del Dr. Price.

La degeneración física, mental y moral moderna es debida a la nutrición. [66]

> 2-3 veces al día de un total de 1 a 1½ cucharaditas de la siguiente mezcla:
> ¼ cucharadita de aceite de hígado de bacalao fermentado
> *-mezclado con-*
> ¼ cucharadita de aceite de mantequilla de alto contenido vitamínico

Dos+ tazas diarias de leche entera de ganado alimentado con hierba natural.

Médula

Estofados de carne de ternera y pescado

Consumo abundante de productos marinos incluyendo vísceras

Consumo abundante de vísceras de animales terrestres, especialmente hígado

Grandes cantidades de verduras y algo de fruta cocida

120 gramos de jugo de tomate o naranja (alto contenido en vitamina C) diariamente.

Finos cortes de carne roja

Trigo y/o avena recién molidos a diario (ver nota sobre granos. Yo ya no recomiendo esta parte del programa)

Comidas a evitar

Productos de harina blanca

Leche descremada

Azúcar y otros endulzantes

Nota sobre granos: más adelante en este libro proporcionaré una sección especial acerca de cómo utilizar apropiadamente los granos. Típicamente los granos recién molidos, como describen las notas del Dr. Price, contribuyen a la formación de caries debido a los anti nutrientes contenidos en los granos o a la inflamación intestinal como en el caso de la enfermedad celíaca. No es que los granos por sí mismos sean una mala elección, pero debemos tener un cuidado especial en cómo los preparamos y utilizamos. La simple trituración de los granos no asegura la eliminación de cantidades significativas de toxinas de la planta, como el ácido fítico. Si el Dr. Price hubiera sabido esto, su protocolo habría sido mucho más efectivo.

Capítulo 3

Fortalece tus dientes con vitaminas solubles en grasa

El dentista Melvin Page siguió los pasos de los hallazgos de Weston Price y añadió el análisis científico de la sangre a su investigación. El Dr. Page creía que se requiere un 25% en el desequilibrio de la química del cuerpo para causar caries. [67] Después de 30 años y 40.000 exámenes de sangre, el Dr. Page descubrió la bioquímica que causa la caries y la gingivitis: una perturbación en la relación de calcio y fósforo en la sangre. Una relación de 8,75 mg de calcio por 100 cc de sangre, y 3,5 mg de fósforo por 100 cc de sangre, con niveles normales de azúcar en la sangre, crea inmunidad a la caries.[68] El nivel saludable de azúcar es de 85 miligramos por cada 100 cc de sangre.[69] Cuando existen subidas de azúcar en la sangre, los minerales como el calcio son extraídos de nuestros huesos. Cuando las cantidades de calcio y fósforo en la sangre se alejan de estos valores, o si no están en la proporción exacta de 2,5 partes de calcio por una parte de fósforo, los minerales son retirados de los dientes y otros tejidos, produciendo la caries, la gingivitis o ambas.[70] El Dr. Page escribió:

· ·

> Un continuo bajo nivel de fósforo, sobre un periodo de varios meses, merma a la dentina de su estructura mineral.

· ·

Aunque parezca mentira, el Dr. Price también creía que el fósforo era el mineral vital y esencial para el diente perfecto. Los exámenes del Dr. Page revelaron la naturaleza bioquímica de lo que mostraba en sus fotografías y observaciones. El rápido declive en la salud de los nativos subsistiendo a base de una dieta moderna es principalmente el resultado de la falta de calcio y fósforo en la sangre. En lo que resta de este libro, aprenderás a utilizar una dieta que restaure tu equilibrio de calcio y fósforo y así poner freno a la caries.

Cómo se remineralizan los dientes 101

Veamos cómo están diseñados los dientes para que puedas entender completamente el proceso de sanación (remineralización) de la caries y la formación de ésta (desmineralización). La dentina es dura, es como el hueso de la capa media del diente. El esmalte es la superficie blanca y dura que recubre tus dientes. La raíz del diente está insertada en la mandíbula. La pulpa del diente se encuentra en el medio del diente. La pulpa contiene vasos sanguíneos, nervios y elementos celulares que incluyen las células que forman el diente. Cada diente tiene un suministro de sangre y un nervio que viaja a través y hasta el centro de la raíz del diente, dentro del hueso de la mandíbula vía el nervio mandibular. El nervio mandibular es una rama del largo nervio craneal de nuestro cuerpo, el trigésimo nervio. Esta conexión nerviosa es lo que hace que los dolores de dientes sean tan agudos y debilitantes. El ligamento periodontal cubre la raíz del diente y conecta el diente a la mandíbula por medio de millones de fibras rígidas que van en diferentes direcciones. Estas fibras absorben el golpe de masticamiento y sujetan al diente firmemente en su lugar. Las células del ligamento periodontal pueden degenerarse y regenerase. Un ligamento periodontal muy desgastado es la causa principal de la pérdida de un diente.

Cada diente contiene aproximadamente tres millones de tubos llamados túbulos dentinales. Los túbulos dentinales tienen un tamaño de 1,3-4,5 micrones.[72] Casi la milésima parte del tamaño de una cabeza de alfiler. Los túbulos dentinales están llenos de un fluido que se cree similar al fluido de la espina cerebral en la medula espinal y el cerebro.[73] El esmalte del diente contiene

Anatomía de un diente

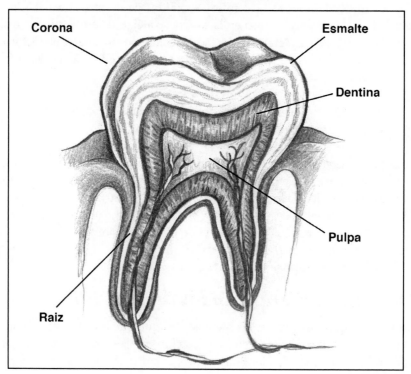

Corona

Esmalte

Dentina

Pulpa

Raiz

aproximadamente un dos por ciento de este fluido. Además del fluido dental, los túbulos pueden contener partes de las células de crecimiento del diente, nervios y tejidos conectivos. [74]

La dentina y el esmalte se alimentan de las células de crecimiento de los dientes, llamadas odontoblastos, que transportan o difunden ciertos nutrientes a través de los linfáticos dentales. Los odontoblastos contienen estructuras microscópicas que actúan como una bomba. En efecto, un diente saludable se limpia por sí mismo. Las gotitas microscópicas de una solución rica en nutrientes de nuestra sangre son bombeadas a través de túbulos diminutos. En un diente sano, el fluido mana desde dentro de la pulpa hacia afuera con una sistema de presión que protege nuestros dientes de las sustancias corrosivas de nuestras bocas.[75]

El dentista Ralph Steinman descubrió que la habilidad remineralizadora de nuestros dientes está basada en la acción reguladora de las glándulas salivales más grandes, las glándulas parótidas. Localizadas cerca de la parte interna del hueso de la mandíbula, las glándulas parótidas regulan la actividad de los fluidos de la dentina ricos en nutrientes. La señal de las glándulas parótidas viene desde el centro de regulación del cerebro, el hipotálamo. Cuando el fluido dental es invertido, como consecuencia de una señal de la glándula parótida (como resultado de una dieta pobre u otra razón), los despojos de las comidas, la saliva y otros materiales, son empujados dentro del diente a través de los túbulos dentinales. Cuando esto ocurre durante un periodo de tiempo prolongado, la pulpa llega a inflamarse y la caries se extiende por el esmalte. El Dr. Steinmn identificó la perdida de ciertos minerales claves en el proceso de la caries. Estos son el magnesio, cobre, hierro y manganeso, todos los cuales están activos en el metabolismo celular y son necesarios para la producción de energía que permite que el flujo limpiador viaje a través de los túbulos de la dentina.[76] Una nota interesante es que el ácido fítico, un antinutriente presente en granos, frutos secos, semillas y judías, tiene el potencial de bloquear la absorción de cada uno de estos minerales que son vitales para la formación del diente.

La odontoporosis es una disminución en la densidad del diente causando debilitamiento, y **la odontoclasia** es la absorción y destrucción del esmalte dental, dentina y tejidos.

Hormonas y caries

Otro distintivo del trabajo del dentista Melvin Page fue la relación entre nuestras hormonas y glándulas y la caries. El Dr. Page descubrió que cuando nuestras glándulas endocrinas (glándulas que segregan hormonas) están desequilibradas, se desarrolla la caries y enfermedades de las encías. La investigación del Dr. Steinman nos mostró que la caries es activada por un mecanismo glandular. Por lo que tiene sentido afirmar que al hacer más saludables nuestras glándulas podemos detener la caries.

La glándula pituitaria

El Dr. Page reconoció la importancia de las funciones de la pituitaria, conocida como la glándula maestra, y sus dos secciones, basadas en las hormonas que produce cada sección. Estas secciones son la pituitaria anterior y la pituitaria posterior. Uno de los papeles de la glándula pituitaria posterior es trabajar en conjunto con el páncreas para controlar los niveles de azúcar en la sangre, cuyo desequilibrio crónico puede causar caries y enfermedades de las encías. Si la pituitaria posterior no puede regular apropiadamente el azúcar en la sangre, se puede crear un desequilibrio bioquímico que causaría que el fósforo sea expulsado de los huesos. La causa primaria de la deficiencia de la pituitaria posterior es la azúcar blanca.

La gingivitis es causada por una sobreactividad de la glándula pituitaria anterior. Una de las funciones de la glándula pituitaria anterior es producir hormonas de crecimiento; esta glándula se equilibra con la testosterona o el estrógeno. La falta de la producción de la hormona del crecimiento está relacionada íntimamente con la gingivitis.

La pituitaria posterior puede sanarse poco a poco mediante una dieta baja en azúcar, lo cual implica evitar también los azúcares naturales.

La Glándula Tiroides

La tiroides está regulada por la glándula pituitaria anterior. Con frecuencia se ignora la interrelación de la tiroides y la pituitaria, con lo cual los tratamientos de tiroides no son efectivos. Un mal funcionamiento de la tiroides también juega un papel importante en la producción de caries y enfermedades de las encías porque la tiroides se encarga del mantenimiento de los niveles de calcio en la sangre. Para reparar las funciones de la tiroides, normalmente hay que prestarle atención a la glándula pituitaria anterior. Las personas que toman medicamentos que afectan a su tiroides pueden desarrollar problemas importantes de caries.

Glándulas sexuales

El exceso de testosterona puede estar vinculado a las encías inflamadas y a altos niveles de fósforo en el torrente sanguíneo.[77] El exceso de estrógeno también puede causar encías inflamadas.

Equilibrando tus glándulas

El motivo por el que destacamos la importancia de las glándulas es porque los fármacos de prescripción, las píldoras anticonceptivas, y otras toxinas o factores de estrés pueden influir significativamente en una o varias glándulas haciéndonos propensos a la caries. En cambio, protegiendo la salud de nuestras glándulas podemos conseguir una recuperación más rápida de la caries. La regulación y el equilibrio de estas importantes glándulas mejoran la salud de las funciones de la glándula parótida y además promueven la remineralización del diente. Si sientes que tus glándulas están desequilibradas o estás tomando medicamentos con prescripción que influyen en tus glándulas, necesitarás encontrar un tratamiento que vaya más allá de la dieta. En particular, las terapias herbales de suplementos glandulares y las medicinas tradicionales como la Ayurveda, medicina tibetana o china, incluyendo la acupuntura, pueden ayudarnos a fortalecer y equilibrar las glándulas, siempre que encuentres un buen profesional.

Colesterol

El colesterol es un importante bloque de construcción para la producción de hormonas. Para tener una adecuada función hormonal necesitamos del colesterol. El colesterol no es un veneno mortal, es una sustancia vital de las células de todos los mamíferos.[78] No hay evidencia de que demasiada grasa animal y colesterol en la dieta promuevan la arterosclerosis o los infartos.[79] Muchos de nosotros, erradamente, tememos al consumo de deliciosas comidas que contienen esta sustancia necesaria. No haga caso a la televisión, periódico o doctor que te dice que el colesterol es malo. Si el colesterol de las grasas animales no fuera sano, ¿por qué nos apetece tanto? Parte de esta historia de miedo es la que dice que comiendo mucha grasa animal se incrementa el suero del colesterol y los riesgos de enfermedades del corazón. Tu cuerpo produce tres o cuatro veces más colesterol de lo que consumes. Si lo examinas más de cerca, verás que el colesterol de una grasa saludable no es peligroso y que los niveles de colesterol no tienen relación alguna con la prevalencia de enfermedades cardíacas. Para mayor información y una amplia evidencia, recomiendo visitar el mito del colesterol, por Uffe Ravnskov, MD, PHD, en: **www.ravnskov.nu/cholesterol.htm**

El milagro de la vitamina D

El fósforo, el calcio y nuestras hormonas tienen algo en común. Necesitan vitamina D soluble en grasas. La vitamina D es considerada más una hormona que una vitamina. Aunque suene extraño, nuestros cuerpos han desarrollado una necesidad biológica de hormonas.[80] La vitamina D es esencial para equilibrar la proporción de calcio y fósforo en nuestra sangre y detener la caries.

El profesor y médico Edward Mellanby de Inglaterra, es el famoso investigador que descubrió la vitamina D. Él y su esposa May Mellanby realizaron extensivas investigaciones sobre la caries, incluyendo décadas de experimentos alimenticios en animales y humanos. Escribió:

> *Con gran diferencia, el factor más importante para la formación de huesos y dientes bien calcificados es la vitamina D.[81]*

Necesitamos las vitaminas solubles en grasas A y D en nuestras células para producir osteocalcina, la proteína responsable del depósito de calcio y fósforo en nuestros huesos.[82] El Dr. Price descubrió que las personas modernas sufren de caries debido a sus dietas modernizadas que carecen de vitaminas solubles en grasa. Para curar la caries muchas personas simplemente necesitan volver a incluir estas vitaminas en sus dietas.

Niveles de Vitamina D en alimentos

Alimento [83, 84]	Vitamina D cantidades en U.I. (unidad internacional
Aceite fermentado de hígado de bacalao Blue Ice™ (Hielo azul) espectro total de vitamina D- 1 cucharadita [85]	3500-10000
Aceite de mantequilla Factor X de oro TM (X-Factor Gold ™) Alto en vitamina- D3- solo 1 cucharadita[86]	1,000-3000
Sangre de cerdo o vaca-1 taza	4,000
Pez espada-100 gramos	1,400
Salmón Chum (perro, keta o calico) -100 gramos	1,300
Arenque- 100 gramos	1,000
Salmón rojo-100 gramos	763
Huevo de pato-1$\frac{1}{3}$ huevo	720
Ostras- 100 gramos de carne de ostra	642
Mero -100 gramos	600
Trucha gris y arco iris- 100 gramo	600
Sardina-100 gramos	480
Caballa-100 gramos	345–440
Manteca de cerdo-1 cucharada sopera	140–400
Salmón-100 gramos	360
Sardinas enlatadas -100 gramos	270
Caviar (huevos de pescado) 100 gramos	232
Camarón-100 gramos	172
Huevo de Gallina- 2 huevos	120
Mantequilla- 100 gramos	56
Hígado de Cerdo-100 gramos	50
Leche- 4 tazas	40
Hígado de Ternera	30

Si revisamos el cuadro sobre la vitamina D veremos algunos puntos importantes. Los productos del mar son una excelente fuente de vitamina D. Para aquellos que no tienen acceso a ellos, la manteca parece ser la mayor fuente de vitamina D. Sin embargo, en pruebas de alimentación, la grasa de tocino no producía el mismo efecto anti caries que el sebo (grasa de res de los depósitos adiposos del bovino)[87]. El aceite de hígado de bacalao fermentado es la mayor fuente del espectro total de vitamina D soluble en grasas. Para los vegetarianos, al consumir cantidades moderadas de mantequilla o huevos de gallina, será poco probable que obtengan la cantidad recomendable de vitamina D. Sin embargo, si se añade aceite de mantequilla Green Pasture TM y huevos de pato, es más que probable que tengan asegurada una dosis adecuada de vitamina D.

. . . .

Suplementos versus alimentos
Hay muchos estudios que advierten de los efectos nocivos del exceso de vitaminas A y D en la dieta. La mayoría de estos estudios son el resultado del análisis independiente de las vitaminas A y D y de suplementos sintéticos, no de alimentos sin procesar. Recomiendo ingerir sólo vitaminas procedentes de alimentos sin procesar, para asegurarse de que el cuerpo puede metabolizarlas apropiadamente.

. . . .

Vitamina A soluble en grasa, fundamental

Los nutrientes solubles en agua, llamados carotenos, no son verdadera vitamina A. Los carotenos se encuentran en comidas como zanahorias, calabazas y verduras. La vitamina A soluble en grasas es el retinol y se encuentra solamente en la grasa animal. Cuando estamos sanos nuestros cuerpos pueden convertir fácilmente los carotenos en retinol. Dependiendo de la situación de la vitamina A en tu cuerpo, puede ser necesario consumir de 10 a 20 veces más carotenos para conseguir el equivalente de la misma cantidad de vitamina A.[88]

La vitamina A es un componente de la familia de las grasas solubles que juega un papel importante en la visión, el crecimiento de los huesos, la reproducción, la división celular, el apropiado desarrollo prenatal y la diferenciación celular. La vitamina A es importante para la salud de los huesos y junto con la vitamina D estimula y regula el crecimiento de estos. La vitamina A rebaja el suero de calcio en la sangre.[89] Este es un indicativo de que la vitamina A ayuda a tu cuerpo a utilizar el calcio. La vitamina A aumenta los factores de crecimiento, lo cual estimula a los huesos y dientes a crecer y repararse.

Grandes dosis de vitamina A pueden resultar tóxicas. Sin embargo, cualquier efecto negativo producido por la vitamina A parece ser bloqueado cuando hay suficiente vitamina D en la dieta.[90] Por lo tanto, si comes grandes cantidades de hígado de animales terrestres, debes asegurarte de tener una buena exposición a los rayos solares o tomar vitamina D para prevenir la toxicidad de la vitamina A.

Examinando esta lista verás que el hígado es la fuente más concentrada de vitamina A soluble en grasa. El secreto del hígado en relación a la curación de la caries se debe en parte a su alto contenido en vitamina A.

Vitamina A soluble en grasas

Alimento [91]	Cantidad de Vitamina A (I.U.)
Aceite de hígado de bacalao fermentado Blue Ice TM- una cucharadita [92]	7,500–25,000
Hígado de pavo. 100 gramos	75,000
Hígado de pato 100 gramos	40,000
Hígado de ternera 100 gramos	35,000
Hígado de pollo 100 gramos	13,328
Cabeza de pescado/ojo de pescado/ojo de animales	muy alto
Anguila 100 gramos	3477
Queso duro de cabra	1745
Queso suave de cabra	1464
Huevo de pato 1 huevo	472
Salmón rey 100 gramos	453
Mantequilla clarificada- 1 cucharada	391
Mantequilla- 1 cucharada	350
Aceite de mantequilla alto en vitaminas Factor X de oro (X-factor Gold TM) 1 cucharadita [93]	200–450
Yema de huevo-1½ yemas	333
Leche entera 1 taza	249

Vitaminas A y D en alimentos

Si tienes caries probablemente tengas deficiencia de vitaminas A y D. Para compensar una deficiencia de estas vitaminas, vas a necesitar cambiar tu alimentación. Es difícil saber, sin un examen médico o entendimiento científico profundo, la cantidad exacta de vitaminas A y D que tu cuerpo necesita. Por ello debes regular tus dosis de alimentos ricos solubles en grasa basándote en cómo te sientes. Utilizando el programa del Dr. Price como guía, necesitaremos al menos 2.500 UI de vitamina D diarias, y al menos 6.000 UI de vitamina A. Estas vitaminas solubles en grasas se pueden obtener de las comidas, del aceite de hígado de bacalao o de ambos. Primero tenemos que optar por la opción de las comidas.

Mi experiencia es que la mayoría de las personas, pero no todo el mundo, subestimamos la necesidad de estas vitaminas; se pueden tomar dosis más altas de las recomendadas aquí, si se siente bien con ellas.[94]

Tres ejemplos distintos de grupos de alimentos diarios con vitaminas A y D

2 Cucharadas de sebo (sebo) aprox. 500 UI de vitamina D	500 gr. de salmón rojo, rey o keta 2616 UI vitamina D	4 huevos de pato 2100 UI Vitamina D 1888 UI Vitamina A
100 gramos de salmón rojo 763 UI de vitamina D	30 gr. de queso de cabra 3600 de vitamina A	30 gramos de hígado de pollo 3808 UI vitamina A
6 huevos de pollo 800 UI vitamina D	2 cucharadas de mantequilla 750 UI vitamina A	
30 gramos de hígado de ternera 10000 UI de Vitamina A		

Por favor, nótese que todas estas sugerencias diarias no se refieren al activador crucial X, que se discutirá en las p'aginas siguientes.

El aceite de hígado de bacalao cura la caries

Cuando las vitaminas A y D son ingeridas a la vez no son tóxicas.[95]. Lo mejor y más fácil es consumir las vitaminas A y D juntas, contenidas en el aceite de hígado de bacalao. Una cucharadita de un buen aceite de hígado de bacalao tiene el equivalente de vitamina A de 2,5 litros de leche, 500 gramos de mantequilla o 9 huevos.

El Dr. Price describió un experimento donde se muestra la potencia del aceite de hígado de bacalao en la remineralización de los dientes, el cual se publicó en el *Diario Dental de Nueva Zelanda*. De un grupo de sesenta y seis chicas nativas, las treinta y tres con mejor dentadura se utilizaron como grupo de control. A las treinta y tres restantes se les administraban las vitaminas de la siguiente manera: dos cucharaditas de aceite de hígado de bacalao por día. Las dietas, tanto del grupo de control como del grupo de examen eran muy similares. En seis meses, el grupo que tomaba aceite de hígado de bacalao era un 41,75 por ciento más resistente a la caries que el grupo de control previamente más inmune que no estaba tomando aceite de hígado de bacalao.[96]

El mejor aceite de hígado de bacalao

Recientemente alguien me escribió contándome una recuperación milagrosa de la caries. Esta persona había estado sufriendo de dolor de dientes durante seis meses, hizo dos visitas al dentista, recibió dos empastes nuevos en el mismo diente, y aún así el dolor continuaba. El dentista recomendó un tratamiento de conducto y una corona para acabar con el dolor. Después de una dosis de aceite de hígado de bacalao, el dolor desapareció por completo y no volvió.

No todos los aceites de hígado de bacalao son iguales. Algunos aceites de hígado de bacalao que venden en las tiendas nutricionistas no tienen las vitaminas D naturales intactas. La producción comercial del aceite de hígado de bacalao incluye el refinamiento de álcali, blanqueo y acondicionamiento para el invierno, lo que elimina las grasas saturadas, y la desodoración, que elimina los pesticidas y también las vitaminas A y D[97]. En este proceso, la vitamina D es completamente destruida, y la vitamina A es destruida en parte.

El mejor aceite de hígado de bacalao disponible en las tiendas naturistas parece ser el aceite de hígado de bacalao Ártico Nórdico Natural (NORDIC NATURALS ARCTIC TM) sin vitamina D añadida. Este producto contiene vitamina D no natural. Si una marca de aceite de hígado de bacalao de tienda, dice contener vitamina D en la etiqueta, es muy probable que ésta sea la vitamina D3 artificial. No se informa en la etiqueta de que esta vitamina D no proviene del propio aceite de hígado de bacalao. La mayoría de los aceites de hígado de bacalao también tienen una forma fraccionada de vitamina E añadida como preservativo. Se han dado reacciones alérgicas al preservativo d-alfa tocoferol añadido al aceite de hígado de bacalao, en forma de verrugas y dolores de cabeza, al tomar grandes dosis. Debido al proceso de destilación, no queda mucho sabor a pescado y estos aceites de hígado de bacalao son muy fáciles de obtener. Pero la clave del beneficio del aceite del hígado de bacalao para combatir las caries es la vitamina D, y las variedades comerciales simplemente no la aportan en su forma natural.

GREEN PASTURE™ (pasto verde) produce los aceites de hígado de bacalao de más alta calidad y con más nutrientes del mercado, llamado BLUE ICE™ aceite de hígado de bacalao fermentado. Contiene todos los componentes de la vitamina D del hígado de bacalao intactos, porque usan el proceso de fermentación más que el proceso de destilación. Dicho aceite de hígado de bacalao no es calentado y se filtra cuidadosamente para mantener en él todas sus vitaminas naturales. Como resultado de la fermentación puede llegar a tener un gusto moderadamente amargo, lo cual no es un problema para la mayoría de las personas. GREEN PASTURE™ (pasto verde) no calienta sus productos, y la fermentación del ácido láctico junto con nutrientes en el hígado de bacalao preserva naturalmente el aceite, que no contiene nada sintético. Personalmente utilizo aceite de hígado de bacalao fermentado de GREEN PASTURE™ al igual que mi familia y mi hija de 2 años y medio de edad. La alta calidad de las vitaminas solubles en grasa del aceite fermentado aporta a nuestro cuerpo las vitaminas en las formas que las necesita. Si vas a consumir aceite de hígado de bacalao con regularidad, GREEN PASTURE™ es el más seguro. Para adquirir tu aceite de hígado de bacalao fermentado visita **www.aceitebacalao.com.**

· 100 ·

Dosis de aceite de hígado de bacalao
¼ – ½ cucharaditas 2/3 veces al día para adolescentes y adultos, con un total de ½ –1½ cucharaditas al día.

· ·

La cantidad de aceite de hígado de bacalao que debes tomar dependerá de tus deficiencias en vitaminas A y D solubles en grasas, tu peso, nivel de exposición al sol y salud general. Te sugiero comenzar con esta dosis por niveles y más adelante incrementar o disminuirla dependiendo de cómo te sientas. No tengas miedo de dejar de tomar aceite de hígado de bacalao por unos días, o de tomar más otros. 2 cápsulas y media de aceite de hígado de bacalao GREEN PASTURE™ equivalen a un cuarto de una cucharada.

El activador X de Weston Price

En junio, el Dr. Price fue testigo de cómo los nativos del valle de Loetschental "agradecían al buen Padre por la evidencia de su existencia en las cualidades divinas de la mantequilla y el queso de vacas que pastan en el límite de las nieves perpetuas".[99] La evidencia de su existencia, pensó Weston Price, es una hormona similar a la vitamina D, a la cual él llamó el activador X. El Dr. Price teorizó: "debe haber alguna substancia en la comida que no está siendo proporcionada adecuadamente en la nutrición moderna"[100] porque los esqueletos de las personas indígenas mostraban un crecimiento perfecto en sus huesos y una inmunidad a la caries. El activador X es el nutriente que falta. El activador X se encuentra en altas concentraciones en los lácteos del ganado que se alimenta de pastos verdes, y está también presente en los huevos de pescado y en los órganos y grasas de algunos animales terrestres cuando se alimentan de plantas de crecimiento rápido.[101]

El activador X probablemente viene de los esteroides de las plantas en cada nuevo periodo de crecimiento, los cuales son entonces transformados por el cuerpo del animal en la fuerza remineralizante del diente llamada activador X.[102] En mi experiencia, el tener mantequilla proveniente de ganado alimentado con hierba como parte de tu dieta diaria es esencial para remineralizar la caries. Puede saberse si una mantequilla tiene el activador X por su pigmentación. El periodo de rápido crecimiento del pasto ocurre entre mayo y septiembre, dependiendo de cada clima.

La mantequilla de verano, más amarilla y naranja, es probablemente la más rica en vitaminas. La mantequilla rica en activador X depende del tipo de terreno, la época del año, la raza del animal y los tipos de pastos, hierbas y legumbres consumidas. La mantequilla proveniente de ganado alimentado de forma industrial no siempre es rica en activador X; únicamente puede ser rica cuando los pastos de los que se alimentan crecen con rapidez.

El Dr. Price comprobó que la mantequilla rica en activador X podía curar el raquitismo y que la relación entre el suero sanguíneo del calcio y el fósforo retornaban a niveles normales.[103] Mediante experimentos prácticos, así como de laboratorio, el Dr. Price averiguó que la combinación de aceite de hígado de bacalao con la mantequilla de verano amarilla, crea un efecto sinérgico.

Activador X soluble en grasas

Alimentos

Factor X en el aceite de mantequilla con alto contenido en vitamina

Mantequilla bruta o clarificada de pasto de forraje, cuando el animal se alimenta de pasto verde de rápido crecimiento.

Nata bruta de animales que diariamente se alimentan de pasto verde de rápido crecimiento

Huevos de pescado

Comidas con alta probabilidad de contener el activador X

Tripas de cangrejo y langosta (es el hepatopáncreas del cangrejo y la langosta, quizás por su color amarillo semejante a la mostaza se le dice mustard (mostaza) y el tomalley proviene de la lengua de los caribes la palabra témale significa salsa de hígado de langosta)

Aceite de hígado de raya, es un producto de aceite de cartílago de pescado de Green Pasture

Hígado de ganso o Pato

Médula ósea

Glándulas de animales, tales como tiroides, que se alimentan de pasto de crecimiento rápido

Intestinos de animales que se alimentan de pasto de crecimiento rápido

Pequeñas cantidades de queso (Grass-fed) de animales de pasto de crecimiento Rápido

Pequeñas cantidades de huevos (de Grass-fed)

Sangre de animales que se alimentan de pasto de crecimiento rápido

Sin un examen claro ni estudios científicos sobre el activador X, no podría proporcionar cifras específicas en estas tablas de datos. Además de los huevos de pescado y de la mantequilla proveniente de los animales alimentados con pastos de crecimiento rápido en primavera o verano, no hay datos claros de la efectividad o potencia de cada fuente de comida en términos de contenido de activador X. Donde la potencia no está clara, coloco los alimentos dentro de la categoría con alta probabilidad de contener el activador X. De los animales terrestres, el contenido del activador X depende de la estación. Para animales marinos, probablemente tienen cantidades moderadas del activador X durante todo el año; esto depende del animal.

Descubrí que la mantequilla de animales que pastan en verano es altamente efectiva en el refuerzo de dientes, y para asegurar que los dientes permanezcan en sus cavidades por el fortalecimiento del ligamento periodontal.

Green Pasture™ es la única empresa que en la actualidad produce la mantequilla de altos contenidos vitamínicos factor X de oro /X FACTOR GOLD™. Es extremadamente potente en sus niveles de activador X y este producto no es lo mismo que la mantequilla clarificada. Como en todas las cosas que recomiendo en este libro, es decisión tuya consumir o no este producto. Es una forma muy potente y conveniente de asegurarte una abundante cantidad de activador X en tu dieta.

- -

Dosis del Activador X
¼ cucharadita 2-3 veces al día de X-factor Gold™
(½–¾ cucharaditas diarias) - O -
1 cucharada 2-3 veces al día de la mantequilla de primavera/verano
de animales alimentados de pasto (1–1½ cucharadas diarias)
- O -
1 cucharada de huevos de pescado silvestre diaria

- -

La mejor mantequilla para usar es la mantequilla bruta del ganado que se alimenta de pasto de rápido crecimiento. El búfalo domestico asiático (se le suele llamar búfalo de agua), consumido en África e India, parece producir una grasa de mantequilla con altos contenidos de activador X y vitamina D, pero el contenido de nutrientes altos de esta grasa podría ser el resultado del color de la piel del animal o de los alimentos que consume. La mantequilla bruta es mejor que la pasteurizada porque tiene efectos más saludables para el cuerpo. Si estás tomando cápsulas de factor X de oro (X factor Gold), 2 de ellas son aproximadamente ¼ de cucharada. La efectividad de la mantequilla de primavera\verano en la salud de la caries varía ampliamente dependiendo del tipo de pastos del que se alimentan las vacas. Los huevos de pescado también dependen de la especie, en sus contenidos de Activador X basados en con qué se alimenta el pescado.

Fuentes de mantequilla con altos nutrientes

Mantequilla bruta local—las fuentes de mantequilla local de animales que se alimentan de pasto se pueden encontrar en **www.realmilk.com** (Estados Unidos). Puedes conseguir leche en una granja local. La mantequilla amarilla está disponible en sitios locales durante la primavera y el verano, después de que las vacas se alimenten del pasto verde de rápido crecimiento. Puedes guardar la mantequilla con altos niveles de vitaminas para el invierno, congelándola.

Mantequilla comercial pasteurizada—la pasteurización daña las cualidades de la mantequilla, pero no destruye el activador X. Las marcas comerciales que parecen contener altos niveles del activador X son el Kerrygold de Irlanda y la mantequilla Anchor de Nueva Zelanda. El clima de Nueva Zelanda es el nirvana para las vacas, y la marca Anchor es mi mantequilla favorita si no puedo conseguir una mantequilla bruta de animales alimentados con hierba. Muchas tiendas nutricionistas pueden hacer un pedido especial de una caja de mantequilla Anchor (4,5 kilos) a su distribuidor. Recomiendo las variedades sin sal de estas mantequillas. Además de la mantequilla Anchor, puedes encontrar algunas marcas más pequeñas de mantequilla de ganado alimentado con pasto que tienen un bello color amarillo disponible en tu localidad. Estas también son unas opciones deliciosas. Para quienes están preocupados por el hecho de la mantequilla pasteurizada, ésta se puede clarificar. Si no estás contento con tu remineralización dental, por ejemplo tus dientes no detienen su deterioro con estas mantequillas pasteurizadas, entonces necesitarás probar una forma más potente del activador X.

Factor X de Oro *X factor Gold™, el aceite de mantequilla con alto contenido en vitaminas puede ser obtenido a través de **www.aceitebacalao.com.**

Los huevos de pescado pueden ser obtenidos del caviar sin preservativos, mercados japoneses y buenos comerciantes de pescado, según la estación. Donde solía vivir en Santa Cruz, el almacén de pescado local tiraba las espinas enteras de los pescados una vez retirada la carne. Muchos de los pescados descartados estaban llenos de huevos.

Más fuentes de vitaminas solubles en grasa, médulas óseas, sesos, riñones y glándulas

La siguiente sección trata de los alimentos sanos que te ayudarán a combatir la caries avanzada, y es también muy útil para lectores internacionales. Añadiendo uno de los siguientes alimentos a tu dieta, incluso una sola vez, se fortalecerá tu resistencia contra la caries. Puedes detener la caries sin los productos de esta sección o de la sección de productos de mar si ya estás tomando aceite de hígado de bacalao o aceite de hígado de bacalao con aceite de mantequilla. No tienes que tomar estas comidas si no lo deseas; tampoco quiero quitarle importancia a estas comidas. Aprender a amar y a comer estos alimentos han cambiado la vida a muchas personas.

El Dr. Price escribió sobre los indios canadienses que lograron alcanzar una salud excelente en dientes y huesos>

> *El indio sabe dónde encontrar estas sustancias especiales que dan la vida y al igual que el animal carnívoro salvaje, selecciona su alimento. Elige el hígado, el cerebro, los riñones y las glándulas. Parte de la dieta diaria de los indios consiste en alguno de estos tejidos especiales. Los padres les proveen estos a sus hijos y les enseñan cuan importantes son.*[104]

Los indios canadienses, con su activo estilo de vida y dieta de 3.000 calorías diarias, ingerían un estimado de 400 calorías de carne de órganos y glándulas diariamente.[105] Por ejemplo, hace falta aproximadamente 150 gramos de hígados, 150 de riñones y 150 de intestinos, para obtener un total de 400 calorías. El hígado es la glándula de más valor por sus nutrientes y también el más fácil de obtener. El hígado puede acumular toxinas, por eso es sumamente importante adquirir el hígado de la más alta calidad o atrapar al animal salvaje. Si todavía te preocupan las toxinas del hígado, puedes remojarlo en agua caliente o en leche desde unos pocos minutos a varias horas y entonces tirar el líquido.

Comer muchos tipos distintos de glándulas con regularidad es un camino seguro para desarrollar tu salud. Los restaurantes caros conocen el valor de los órganos, y tienen mollejas (la glándula timo), y fuagrás (hígado de ganso o pato) a menudo en su menú. Incluyendo glándulas de animales en tu dieta también contribuirás al equilibrio del sistema glandular, porque tu cuerpo puede utilizar las hormonas de esas glándulas para reaprovisionar las tuyas propias. Si todo esto te suena bien, también puedes encontrar hormonas naturales en el calostro. El calostro es mejor si se usa o congela inmediatamente después del ordeño.

La médula ósea es un secreto importante para revertir la caries, ya que añade un factor de valor que ayuda a remineralizar la dentina del diente y una medida de seguridad a la dieta saludable. Dentro de la médula se hallan muchas células de reconstrucción de huesos que te ayudarán a rejuvenecer tu cuerpo y promover el crecimiento de los huesos. La médula ósea se puede comer cruda o cocinada. Se puede servir sola, en tostadas o en sopas.

Los órganos y las glándulas proveen las vitaminas solubles en grasas perdidas y los cofactores a nuestra dieta moderna. En muchos países del mundo, la gente aún consume grandes cantidades de órganos y glándulas. En nuestra cultura occidental este hábito se ha perdido y como resultado nuestros jóvenes frecuentemente desarrollan pobres estructuras faciales, debido a un incompleto crecimiento óseo.

. . . .

Consejos sobre vísceras (órganos)
No te olvides de comerte el cerebro. En algunas partes de China los niños se pelean por obtener un regalo especial: absorber el cerebro de la cabeza de un pollo.

. . . .

Fuentes de órganos y glándulas

Mercados de agricultores, me encanta ayudar a los pequeños agricultores. Pídele a tu agricultor local que te guarde los órganos y las glándulas cuando mate a sus animales.

Tiendas de alimentos nutritivos generalmente en la sección de congelados encontrarás hígado de ternera y huesos de ternera o cerdo. Muchas tiendas tienen hígado de pollo a la venta, por su buen sabor.

Compra directa de un agricultor local o carnicero.

Órganos provenientes del agua

La inmunidad ideal para la caries se obtiene cuando ingerimos alimentos de al menos dos de las tres categorías especiales de comidas. Ya hemos visto la mantequilla y la carne de órganos de animales terrestres, ahora veamos los ríos, lagos y océanos.

Las ostras y las almejas son comidas excepcionales. Son generalmente consumidos en su totalidad, crudos y vivos, y todos cuentan con órganos primitivos (vitaminas solubles en grasas), y tienen valores muy altos de minerales. Si puedes, no descuides los órganos del pescado silvestre, como los hígados. La carne, ojos y cerebros de las cabezas de pescado contienen grandes cantidades de vitaminas, lo que promueve la salud general.

En muchas partes del mundo se valora el marisco entero. En los Estados Unidos, rompemos y limpiamos nuestros cangrejos y langostas desechando la parte más valiosa: las vísceras y la grasa. Sin embargo, en todas las partes del planeta, una simple gota de sustancia de langosta o cangrejo se guarda y se come. Hasta las conchas son hervidas y convertidas en delicioso caldo. Los intestinos de cangrejo y langosta, conocidos como mustard y tomalley respectivamente, son muy ricos en cuanto a vitaminas solubles en grasa y elementos reconstructores de huesos. El cangrejo de río, parecido a una langosta en miniatura, también contiene estas valiosas vitaminas y se encuentra en lagos y riachuelos. En los países occidentales el peligro de la contaminación por comer mariscos o sus órganos es muy bajo debido a las estrictas regulaciones. Los mariscos son muy sensibles a la contaminación química y desafortunadamente perdemos grandes áreas de cosechas de nuestros alimentos de mar debido a la contaminación. Por ejemplo, la destrucción del hábitat de la langosta en la Isla Long Island Sound (Ubicada en Estados Unidos) debido al escape de grandes masas de malathión (un insecticida no tóxico) esparcido para la agricultura. Menciono esto porque cuando se empieza a ver el valor de nuestros alimentos de origen animal para nuestra salud, también puedes experimentar la necesidad de tomar acción para parar a nuestros propios gobernantes y a las compañías que están destruyendo nuestras fuentes de alimentación marina. También podemos actuar inteligentemente y restaurar los daños y los ecosistemas contaminados, para que las futuras generaciones puedan disfrutar de los beneficios saludables de los pescados y mariscos.

Muchas culturas del mundo también conocen el valor de otros alimentos de mar como el erizo de mar, el caracol de mar, los mejillones y otras formas marinas. La gente que se alimenta de ellos tiende a gozar de un desarrollo óseo excelente y una magnífica dentadura.

El aceite de hígado de raya fermentado es extremadamente efectivo

La raya es un primo del tiburón y del pez cola de rata (ratfish) (es un tiburón inofensivo), y se parece a una pequeña raya aguijón. Tradicionalmente, en los mares del sur los nativos arriesgaban sus vidas para cazar tiburones a pesar de que no los necesitaban para alimento. Arriesgaron sus vidas por el aceite del hígado de tiburón. Para extraer el aceite almacenaban el hígado de tiburón en el estómago del mismo y lo colgaban dejándolo fermentar en el aire cálido durante meses.[106] Los tiburones hoy día son especies de peces abusadas y me preocupa mucho el uso de sus productos. Afortunadamente, muchos de los nutrientes únicos encontrados en el aceite del hígado de tiburón, tales como la condroitina, el escualeno y el alquiglicerol, se encuentran también en el pez raya. El hígado de la raya también tiene altos contenidos de vitaminas A y D soluble en grasas.

. . . .

Dosis del aceite de hígado de raya
⅛–¼ de cucharadita 2-3 veces por día (¼-¾ cucharaditas diarias)
. . . .

El aceite de hígado de raya puede ser usado para reemplazar al aceite de hígado de bacalao, o utilizarlos juntos, para lo que tendrás que ajustar tus dosis. El aceite de hígado de raya es un secreto escondido por poseer una muy alta concentración de vitaminas solubles en grasas, el tipo de vitaminas que hace fuertes a los dientes y los huesos. Recomiendo su uso junto con aceite de hígado de bacalao. Para obtener aceite de hígado de raya ir a: **www.aceitebacalao.com**.

Resumen de vitaminas solubles en grasas

El milagro de las vitaminas solubles en grasa es que simplemente añadiéndolas a tu dieta pueden curar tus dientes y ayudar en la salud de tus encías. La ausencia de estas vitaminas es la principal causa de caries en la civilización moderna. En tu dieta diaria necesitas activador X y vitaminas A y D. Las principales fuentes de estas vitaminas son: lácteos procedentes de animales que se alimentan de pasto, órganos de animales terrestres alimentados de pasto y los órganos y la grasa de alimentos marinos silvestres.

Mediante la revisión de las recomendaciones para la ingesta de la vitamina soluble en grasa de este capítulo, deberías ser capaz de planear tu propia dieta saludable, basándote en cualquiera que sean las restricciones dietéticas, logísticas o financieras de tu vida. Resumiré las orientaciones aquí:

La forma más simple y efectiva de incluir las vitaminas solubles en grasas en tu dieta es consumir aceite de mantequilla Green Pasture™ y aceite de hígado de bacalao diariamente antes o con las comidas. Green Pasture™ incluso prepara una conveniente mezcla de $1/3$ de aceite de mantequilla y $2/3$ de aceite de hígado de bacalao, llamada mezcla real Blue Ice™. La dosis para adolescentes y adultos de la mezcla real sería: ½ cucharadita o un poquito más, dos o tres veces al día con comidas (o de 7 a 10 cápsulas diarias, repartidas durante el día). La mezcla de la combinación real tiene un regusto más suave que el del aceite de hígado de bacalao fermentando, por eso algunas personas prefieren este producto. Los productos Green Pasture™ pueden ser adquiridos en. **www.aceitebacalao.com**.

> **Resumen del suplemento ideal de vitaminas solubles en grasas**
>
> ½ cucharadita de Blue ice ™ mezcla real 2-3 veces al día
> (1-1½ cucharaditas diarias)
>
> - Junto con -
>
> ⅛ cucharadita de aceite de hígado de raya fermentado de Blue ice ™
> 2-3 veces al día.

Si estás pasando apuros económicos te sugiero utilizar la mezcla real Blue Ice™ en pequeñas dosis. **Los entusiastas de alimentos avanzados consumen** productos de Green Pasture™ como respaldo o suplemento de su dieta, y obtienen sus vitaminas solubles en grasas y activadores a partir del consumo regular de una amplia gama de órganos, alimentos del mar y mantequilla cruda de alimento de pasto.

Capítulo 4

Remineraliza tus dientes mediante una buena elección de alimentos

Comer bien se trata de conectar con lo que realmente te nutre. En este capítulo aprenderás a comer para maximizar la absorción de nutrientes y remineralizar tus dientes. En el capítulo anterior aprendiste que las vitaminas solubles en grasas son esenciales para remineralizar las caries. Ahora aprenderás cómo incrementar los minerales y los contenidos de nutrientes solubles en grasas en tu dieta. Aprenderás a reemplazar alimentos procesados con alimentos completos y formas de preparar comidas que te ayuden a asegurar la absorción de nutrientes óptimos.

La caries aparece por una razón. Las personas con caries tienen hábitos alimenticios que las producen. El problema es que la mayoría de las personas no saben qué alimentos causan la caries, por lo que parece que salga de la nada para atacarlos.

Incluso dentro del marco de la intrincada teoría bacteriológica de la caries, el gremio dental reconoce que la raíz de ésta reside en los alimentos consumidos. La diferencia entre lo que dicen los dentistas convencionales y lo que tratamos aquí es que la odontología señala a los alimentos de los que tus bacterias podrían estar alimentándose, en lugar de con qué alimentos estás alimentando a tus bacterias. La caries viene de consumir alimentos que son perjudiciales para tu cuerpo. Por eso la caries es una reacción biológica específica a un conjunto de factores del medio ambiente. No es una ocurrencia aleatoria o errónea. Este capítulo ilustrará cuáles son esos alimentos perjudiciales. Muchos de nosotros consumimos ciertos alimentos de primera necesidad que perjudican nuestros dientes, sin saberlo. Presta particular atención a tus hábitos alimenticios, ya que podrían ser la causa de tu infelicidad. Algunas veces, basta con retirar de tu dieta los alimentos que promueven la caries para que tus dientes vuelvan a estar fuertes como una piedra.

La ciudad sin dolor de dientes

Hereford, Texas, se llegó a conocer como la "ciudad sin un dolor de diente" en 1942, debido al trabajo del dentista pionero George Heard y autor de *Hombres versus dolores de dientes*. Dr. Heard explica el secreto de la ciudad.

47

Cuando un recién llegado ya ha vivido en Hereford unos pocos años, siempre que haya consumido mucha leche entera, desarrollará una resistencia a la caries. Incluso las que trajo consigo a su llegada a Hereford serán cristalizadas, si ha tomado leche entera.

Durante muchos años entrevisté a mis pacientes sobre sus hábitos de tomar leche. Casi siempre encontré con que el dueño de una boca llena de dientes sanos había sido un constante bebedor de leche desde temprana infancia. A un sorprendente elevado número de gente le gustaba el suero de leche, hacer leche cortada o ambas. El hecho significante es que la leche que estos pacientes bebían provenía de vacas que habian pastado en el pasto nativo de Deaf Smith. En invierno, por lo general, las vacas pastaban en trigo verde.[107]

Compañeros dentistas, óiganme con atención respetuosa. Un dentista excepcional, el Dr. Young comentó: "si todos nuestros pacientes fueran adeptos a las ideas del Dr. Heard, tendríamos menos pacientes." [108]

No existen palabras para explicar el valor supremo de la leche cruda de pasto en cualquiera de sus formas. La alta calidad de la leche cruda contribuye sustancialmente a la salud y al bienestar tuyos y de tus hijos. La leche es muy rica en calcio y fósforo, los cuales sabemos son necesarios para endurecer dientes y huesos. Cuatro tazas (un cuarto) de leche proveen cerca de un gramo de calcio y un gramo de fósforo por día. Esta es una porción importante de tus requerimientos diarios de minerales que necesitas para la salud de dientes y huesos. La porción de grasa de la leche, la nata, contiene pequeñas cantidades de vitaminas valiosas, vitaminas A y D, así como vitamina C. Cuando las vacas se alimentan de pasto de rápido crecimiento tras la temporada de lluvias, se encontrará en su leche, en cantidades moderadas, el activador X para el endurecimiento de los huesos. Vale la pena destacar que el terreno de Deaf Smith, Texas, posee un alto contenido en fósforo.

Las observaciones que llevó a cabo durante años el Dr. Heard demuestran que las personas que toman un cuarto (cuatro tazas) de leche de pasto al día serán inmunes a la caries. También aconseja tomar algo de leche en diferentes formas, tales como: suero de leche, leche cortada, leche casera, queso, kéfir (bebida fermentada, preparada a base de leche de vaca, cabra u oveja) y yogurt. Muchos textos antiguos ayurvédicos, de hace más de 2.000 años, describen el uso de la leche, si, la leche cruda de pasto de alimento, literalmente como cura para cientos de enfermedades. La leche más sana para el cuerpo fue identificada como el suero de leche. Como toda la leche era de cultivo en aquellos tiempos (el refrigerador aún no se había inventado) el suero de leche era cultivado y no pasteurizado. El poder curador de la leche se halla en su densidad de nutrientes y en la facilidad con que nuestro cuerpo la digiere.

Antes de la reciente invención de las neveras, la leche era bebida ya sea inmediatamente después del ordeño, conocida como leche dulce, o naturalmente cortarda y transformada en queso o yogurt. Los probióticos son vitales para nuestra salud y para una buena digestión. Muchas formas de leche cortada son excelentes para obtener estas bacterias desintoxicantes y creadoras de vitaminas. Tener unos dientes saludables es el resultado de algo más que de comer bien, es más bien el resultado de la buena absorción de los alimentos. Un aspecto esencial para la absorción de nutrientes es llevar una dieta rica en probióticos: alimentos frescos. En adicción a un espectro total de bacteria probiótica, diferentes formas de leche cortada, incluyendo el yogurt, contienen altas formas absorbibles de calcio. La leche cortada es también baja en azúcar de leche, conocida como lactosa. La observación del Dr. Heard de que las personas inmunes a la caries consumen una cantidad importante de leche cortada revela un camino poco conocido y vital para adquirir inmunidad a la caries.

Vamos a revisar algunas de las formas de la leche cruda.

Cuajada (Clabber) es un poderoso producto de leche cortada parecido al yogurt producido al dejar que la leche se asiente en una jarra a temperatura ambiente.

Kéfir es producido cuando la leche se asienta en una jarra con granos de kéfir, una colonia matriz simbiótica de bacteria y levadura que tiene un aspecto similar al de la coliflor. Los granos de Kéfir se pueden obtener por vía electrónica o mediante amigos. A temperatura ambiente, los granos de Kéfir consumen el azúcar de la leche y transforman la leche cruda en un potente brebaje cultivo de nutrientes ricos. Se puede tomar solo o en batidos. El Kéfir siembra en nuestros intestinos la bacteria que digiere la leche y ayuda a limpiar y desintoxicar el cuerpo. El consumo regular de Kéfir incrementará tu vitalidad y longevidad, proporcionándote más de 60 probióticos de levadura y bacteria, sin mencionar las formas de minerales altamente digeribles de la leche Kéfir.

Suero es el líquido amarillo claro que permanece cuando los sólidos de la leche se eliminan al cultivarla. Lo puedes haber visto en la parte superior (o en la inferior) de tu recipiente de yogurt. Después que la leche se corta, la porción liquida de la leche puede ser separada de los sólidos, dejándote con la cuajada y el suero. El suero es un remedio saludable porque es de fácil absorción y digerible por completo con su vasto contenido probiótico. El suero puede ser obtenido del yogurt si no tienes acceso a leche cruda.

El suero (de mantequilla batida) es el líquido que es obtenido del proceso de batir la mantequilla. Es refrescantemente agridulce y ayudará a tu salud en general.

· ·

Consumo diario aconsejado
2-4 tazas de leche cruda diaria por día. Asegurate de incluir con regularidad alguna o todas estas leches probióticas: Kéfir, yogurt, cuajada, suero y suero de mantequilla batida.

· ·

El mensaje del odontólogo George Heard para las personas:

Lector, ¿te gustaría tener mi fórmula para dientes sanos resumida en una línea? Bien, entonces aquí está: toma gran cantidad de leche cruda pura todos los días.[109]

Estos excelentes resultados fueron obtenidos por los residentes de Deaf Smith porque sus vacas pastan en los pastos de la nativa Texas, con su suelo rico en minerales y con trigo verde en invierno.

Etiquetado engañoso

El siguiente párrafo trata de los alimentos industriales, y puede que no sea aplicable a tu país. Las leyes sobre la leche van hacia atrás hoy en día. Las leyes sobre la leche son controladas a nivel estatal, por eso la ley podría ser diferente en tu estado. Los productos lácteos que se venden en las grandes cadenas como kéfir, suero (de mantequilla batida), queso de campo (fresco), o nata de leche, son en realidad falsificaciones. Debido a las leyes, el kéfir real, el suero (mantequilla batida) y la nata de queso están prohibidos en nuestras tiendas. En su lugar, los productos que ves tienen añadida una variedad específica para el cultivo de la leche o la nata, que recrea dichos productos. La forma natural antigua para elaborar estos productos es a través de la fermentación natural sin añadir enzimas. Los productos de las tiendas no se benefician del proceso natural de cultivo y son drásticamente inferiores. Generalmente, el sabor es completamente distinto al del alimento real, no disponible en tiendas, aunque en realidad son similares. De igual manera, el beneficio para la salud de los productos comprados en las tiendas no es el mismo, con la posible excepción de algunas marcas superiores de yogurt.

El problema con la compra en tiendas no tiene que ver sólo con el proceso del cultivo, sino también con la calidad de la leche original que se usa. La mayoría de las leches etiquetadas como orgánicas provienen de vacas que no son criadas naturalmente. Las vacas lecheras, incluso las de las lecherías supuestamente orgánicas, son con frecuencia confinadas y privadas de su dieta natural de pastos. En su lugar son alimentadas con granos y otros forrajes baratos, incluyendo desperdicios de granos de destilerías, que no forman parte de la dieta natural de una vaca. El resultado de esto a gran escala, por el manejo de la producción para ganar dinero, es la carencia de nutrientes saludable en la leche de pasto. En general, a la gente no le sienta bien la leche de animales alimentados con grano, es demasiado dulce y pobre en nutrientes. A no ser que esté etiquetada de otra manera, puedes asumir que la leche es completamente de vacas alimentadas a base de granos, incluso las variedades orgánicas. Aunque la leche ideal orgánica es la que proviene de animales libres de pasto (no están confinados), la realidad es que muy pocas lecherías que venden leche orgánica cumplen con estos requisitos.

La pasteurización mata a la leche

Muchas personas se han dado cuenta de que la leche los enferma y como resultado la evitan. Esto rara vez es por culpa de lo que comúnmente se conoce como intolerancia a la lactosa; sino que se debe a la pasteurización y a la intolerancia a la leche de animales alimentados con grano. Probablemente la peor ofensa de la pasteurización es hacer que la mayor porción del calcio contenido en la leche cruda sea no absorbible. La pasteurización surgió al tratar de limpiar la leche sucia de "la destilería de las lecherías" a mediados de los 1800. Lo cual nunca significó que era para limpiar la leche de los animales saludables que pastan.

Para absorber el calcio de la leche necesitamos la enzima fosfatasa, presente por naturaleza en la leche cruda. Las altas temperaturas de la pasteurización de la leche son, normalmente, de 165 grados o más y esto destruye la fosfatasa.[111] Porciones significantes de otras vitaminas también se pierden durante el proceso de pasteurización, en particular la sumamente importante vitamina C. Normalmente, el tipo convencional de leche que la mayoría de las personas toman contiene material fecal, sangre y pus. La leche comercial se pasteuriza para hacerla más bebible. La pasteurización cocina este material, lo que explica el por qué porciones importantes de la población son alérgicas a esta sopa tóxica.

Porque la pasteurización daña los contenidos probióticos de la leche cruda, los organismos patogénicos asociados con enfermedades pueden fácilmente crecer en la leche pasteurizada. Cuando los organismos probióticos son destruidos, esta carencia en la leche pasteurizada de su propio mecanismo protector contra el alberge de toxinas es lo que pone enfermas a las personas. En el año 2007, tres personas murieron debido a la leche pasteurizada en Massachusettts. Muchas veces, cuando la gente se enferma por la leche, asumen que la leche no estaba pasteurizada apropiadamente.

Una vez más, como con la caries, las bacterias son las culpables. Los alimentos tóxicos, animales enfermos, residuos de antibióticos y hormonas del crecimiento nunca son considerados como causa del envenenamiento de la leche pasteurizada. Incluso peor, porque la leche es pasteurizada, los doctores la (leche pasteurizada) eliminan automáticamente como fuente probable de causas de una enfermedad particular. Una enfermedad causada por la leche pasteurizada no es noticia, mientras que cuando se afirma que la causante de la enfermedad es la leche cruda nos enteramos todos. Con estándares de ordeño limpios, higiénicos y saludables la leche cruda de alimento de pasto será más segura que la leche pasteurizada.

La homogeneización de la leche la hace inservible porque rompe la estructura celular de la leche. Esto se hace manipulando a la leche con altas presiones por medio de agujeros extremadamente pequeños, lo cual destruye las células de la leche. No tome leche homogeneizada. Muchos helados comerciales están hechos con leche homogenizada para darle una textura cremosa.

Los animales comerciales de lechería son inyectados con RBHG (siglas en ingles) (hormona del crecimiento recombinante del bovino), y son alimentados con grano genéticamente modificado, que no forma parte de su dieta natural. Se deben evitar los productos de lecherías no orgánicas. Consumir la leche comercial pasteurizada incrementa los niveles de calcio no absorbibles en la dieta. [112]

Evita la leche en polvo porque ha sido calentada y la estructura de su proteína destruida. La leche baja en grasa no es satisfactoria, pero puede ser usada para hacer algunos buenos quesos.

Obteniendo leche cruda

En muchos estados la leche cruda es más difícil de obtener que el licor, los cigarros, las armas, las drogas prescritas conocidas por sus efectos secundarios peligrosos e incluso la marihuana. El término para la leche cruda donde está prohibida su venta es moon-shine. (Brillo de luna, en referencia a la época de prohibición de licores en Estados Unidos). Espero que donde vivas tú, sea más fácil de obtener.

Opciones sin lactosa y alternativas de calcio

Mucha gente dice que no puede digerir los alimentos de lechería o que han tenido una mala experiencia con la leche pasteurizada. Aunque en la mayoría de los casos estos efectos negativos no ocurren cuando toman leche cruda de alimento de pasto. Esto es porque la leche cruda de pasto es un producto completamente diferente al de la leche pasteurizada confinada de la lechería. Si la leche de vaca cruda no funciona para tí, no tengas miedo de probar algunos quesos de leche cruda o de oveja, cabra o yegua. Muchas personas que tienen problemas con la leche cruda pueden encontrar que las leches cortadas como el Kéfir van bien a sus sistemas. Durante un periodo de meses consumiendo kéfir restaurarías tu capacidad para tomar leche cruda.

El consumo ideal de calcio para un adulto está entre 1 y 1½ gramos diarios. Para obtener una dieta adecuada en calcio sin utilizar productos lácteos, el dentista Melvin Page recomienda comer salmón, ostras, almejas, camarones, otros alimentos marinos, brócoli, hojas de remolacha, frutos secos, judías, coliflor, higos y aceitunas.[144] Las verduras altas en calcio de la familia brassica incluyen el brócoli, col verde (kale), apio, repollo, repollo chino (bok choy) y nabo verde. El alga marina es otra excelente fuente de calcio. Otra más podría ser la raíz de taro (bulbos y tubérculos de distintas plantas tropicales) y las hierbas. Si necesitas buscar el contenido de calcio o contenidos de nutrientes de otros alimentos, puedes encontrarlos aquí: www.nutritiondata.com

Para una dieta diaria necesitarás consumir cantidades y cantidades de vegetales todos los días, 1-2 tazas de caldo de hueso y una cantidad moderada de productos del mar, para obtener el calcio adecuado. Para obtener un gramo de calcio de los vegetales, por ejemplo, necesitarás comer 7 tazas de col verde (kale) picada cruda o un ramillete de repollo rizado entero por día. El pescado enlatado con espinas tiene un elevado contenido en calcio, pero el pescado fresco será mucho más bajo por que las espinas no son consumidas.

Contenido de Calcio en los alimentos

Alimentos	Calcio en Miligramos[113]
Quesos duros/blandos- 60 gramos	404
Sardinas enlatadas con espinas	351
Yogurt de leche completa-1 taza	296
Salmón enlatado con espinas-100 gramos	277
Leche entera 1 taza	276
Repollo rizado cocinado 1 taza	266
La raíz Taro Tahitiana 1 taza	204
Col verde (kale) cocinada 1 taza	171
Diente de león cocinado 1 taza	147
Brócoli cocinado 2 tazas	120
Vieira cocinada 120 gramos	115
Arenque 85 gramos	90
Queso de campo (fresco) ½ taza	69
Mero 85 gramos	50
Boniato uno y medio	40
Camarones 85 gramo	33
Salmón sin espinas 100 gramos	28

· ·

Suplementos de calcio
Muchos, pero no todos los suplementos de calcio contienen formas de calcio que no son reconocidas por tu cuerpo. El calcio
que no se absorbe incrementa los niveles de calcio en la sangre de
una forma poco saludable, lo cual puede conducir a excesos de
depósitos de cálculos. No tengo ningunas recomendaciones para
los suplementos de calcio, incluso puede ser que haya algunos
buenos en el mercado. Sugiero obtenerlo no de lecherías, sino de
verduras y productos del mar.

· ·

Una buena sopa sana tus dientes

No hay nada como una deliciosa sopa que te calienta por dentro. Las sopas
caseras son una de las medicinas más potentes para tus caries. En la dieta de las
gentes de los Alpes Suizos, ampliamente inmunes a la caries, se servía sopa todos
los días de la semana.[115]

El caldo nutritivo de la sopa se hace al hervir huesos de pollo, ternera y pescado
ricos en cartílagos. Un buen caldo es rico en gelatina y cuando lo refrigeras se
gelifica. Se pueden hacer excelentes salsas con caldo de ternera o cordero.

La gelatina puede curar y reconstruir tu tracto digestivo. Mejora la absorción
de nutrientes. El aloe vera y las resbaladizas gachas de olmo pueden ayudar
también a calmar los intestinos. Parte del protocolo satisfactorio para el control
de caries del Dr. Price era consumir, casi a diario, un guiso de ternera o de
pescado. El guiso de ternera era preparado con abundante tuétano de hueso. El
mejor caldo para revertir la caries es el caldo hecho de los desechos del pescado
silvestre. Los desechos ideales deberían ser las cabezas y, si tiene los órganos,
mucho mejor. Este caldo es especialmente potente y rico en minerales.

Las instrucciones para los caldos se encuentran en la sección de recetas más
adelante. Las culturas sanas de todo el mundo saben lo que vale una buena sopa
de cabeza de pescado. La carne, los ojos y el cerebro de los pescados se consumen,
ya que son todos ricos en minerales y vitaminas solubles en grasa.

· ·

Consumo aconsejado de caldo
1-2 tazas de caldo al día. Consumirlo como té, en sopas, guisados
o como salsa

· ·

Azúcar en la Sangre

Una importante aclaración del dentista Melvin Page explica como las fluctuaciones del azúcar en la sangre pueden influir en la caries. En un examen químico

de la sangre, El Dr. Page determinó que el consumo de diferentes formas de azúcar causa distintas fluctuaciones en los niveles de azúcar de la sangre. Cuando el azúcar fluctúa en la sangre, las proporciones de fluctuaciones de calcio y fósforo en la sangre fluctúan junto a ella. El azúcar blanco produce las fluctuaciones de azúcar en la sangre más significantes, que se estabilizan después de cinco horas. El azúcar de la fruta produce muy pocas fluctuaciones, pero el de la sangre aún permanece desequilibrado por cinco horas. La miel causa incluso menos fluctuaciones y el azúcar de la sangre se estabiliza después de tres horas.[116] Las fluctuaciones del azúcar en la sangre pueden incrementar el calcio en la sangre. Esto es porque el calcio es extraído de tus dientes o huesos dependiendo de qué glándulas estén fuertes y cuales débiles en tu cuerpo. Las proporciones de calcio y fósforo en tu sangre son afectadas negativamente, con el tiempo, por las fluctuaciones de azúcar en la sangre. El Dr. Page averiguó que la combinación de los niveles estables de azúcar en la sangre junto con la correcta proporción de calcio y fósforo en la misma, da como resultado una inmunidad a la caries.[117]

Cuanto más tiempo esté el azúcar en la sangre fuera de control, más tiempo y más proporciones significativas de calcio y fósforo son alteradas, provocando una propensión más alta a las caries. A pesar de todo el azúcar, la azúcar blanca o la azúcar de consumo frutal, aún afectan los niveles de azúcar en tu sangre. Si endulzamos los alimentos, naturales o procesados, y los consumimos varias veces al día, la alteración en el azúcar de la sangre será prolongada y consistente. Con el tiempo, ésta llevará a una consistente alteración en los niveles de calcio y fósforo en la sangre, que probablemente causa la caries. Todos los alimentos dulces, no importa que sean naturales, causan fluctuaciones en el azúcar de la sangre. La fluctuación de azúcar se relaciona con la intensidad del dulzor, por lo consiguiente los dátiles o frutas deshidratadas pueden causar significativamente más fluctuaciones de azúcar en la sangre que una manzana verde fresca. Si el azúcar es parte de tu dieta regular, especialmente en grandes cantidades, tu nivel de azúcar en la sangre nunca ha tenido mucho tiempo para recuperarse y volver a sus valores normales.

Mientras los dentistas convencionales creen que los carbohidratos que se pegan a los dientes son los que causan la caries, lo que realmente la causa es el cambio de la química sanguínea debido al azúcar. Los dentistas convencionales aconsejan a sus pacientes que no deben picar entre comidas. Aquí, la ADA escribe "el picar con asiduidad alimentos que contienen carbohidratos puede ser una invitación a la caries." [118] Frecuentemente el picar entre comidas es una invitación para la caries, no por el picar en si mismo, sino por los tipos de alimentos que la mayoría de las personas eligen para picar, como por ejemplo: comidas rápidas, patatas fritas, barras de caramelo, barras de "alimento sano", cereales de desayuno y productos de harina de todo tipo. Además, los dentistas convencionales están en lo correcto: picar alimentos cargados de azúcar produce caries. El Dr. Page averiguó que las comidas que contienen vegetales, proteína y grasa son beneficiosas para el control de las fluctuaciones del azúcar en la sangre. Los dentistas convencionales están en lo incorrecto en cuanto al tema de picar entre comidas, porque las comidas equilibradas frecuentes de vegetales, proteínas y grasas no causan caries. Las caries tienen más una conexión con el tipo de alimento que se come que con la frecuencia del comer. Es sabio elegir alimentos que contengan algunas proteínas para permitirte picar a lo largo de todo el día y al mismo tiempo evitar las caries.

Fruta

Las frutas, concretamente las bayas, se pueden añadir a tu dieta sana. Pero mucha fruta significa también mucha azúcar, lo que puede causar caries debido a las fluctuaciones del azúcar en la sangre. La mayoría de las frutas de los comercios de hoy en día están hibridizadas. Por ejemplo, una manzana antigua era una fruta pequeña amarga, la cual necesitaba probablemente cocinarse para ser comestible. Pero cientos, e incluso miles de años de cultivo, selección e hibridizacion han dado manzanas con alto contenido en azúcar. Si bien la fruta es natural, su alto contenido en azúcar hace que muchas personas no puedan comerla para estar sanas. La fruta no es una mala elección de alimento, pero muchas personas comen demasiada. La gente tiene la errónea idea de que la fruta es un elemento de primera necesidad en sus dietas, ya sea como tentempié, entremés o postre.

Es aconsejable comer fruta acompañada de grasas. La fruta y la nata van bien juntas, como melocotones o fresas con nata. Algunas frutas van bien con queso, como las manzanas o las peras. Mucha gente consume cantidades excesivas de frutas dulces. El azúcar de estas frutas calma el hambre debido a la energía que aportan, pero no proveen al cuerpo con suficientes nutrientes para construir bloques como la proteína. Las frutas dulces son, entre otras, las naranjas, los melocotones, las uvas y los plátanos. Yo recomiendo limitar el consumo de estas frutas dulces si estás tratando de mantenerte alejado de la caries. El tener caries es señal de que el mecanismo de azúcar en la sangre no está trabajando adecuadamente, y consumir azúcares naturales en exceso no le permitirá a tu sistema regularse a sí mismo. Una vez que tus caries son un recuerdo lejano, podrás retomar el consumo de frutas dulces. Hay algunas personas que cocinan todas sus frutas antes de comerlas; esto ayuda a la transformación de los azúcares e incrementa su digestibilidad.

Consejos básicos sobre la fruta: evitar o limitar en la medida de lo posible las frutas extremadamente dulces como los dátiles, melocotones, piñas, frutas deshidratadas, arándanos y platanos hasta que las caries desaparezcan.

Consejos medios sobre la fruta: toma fruta solamente una vez al día, sobre la media tarde, tras el almuerzo. La fruta que elijas no debe ser muy dulce. Ejemplos de frutas menos dulces son las bayas ácidas como las frambuesas, el kiwi y las manzanas verdes.

Consejos avanzados sobre la fruta: si tienes muchas caries o quieres detener su rápido desarrollo, evita todos los dulces y frutas por completo.

Edulcorantes

La labor del dentista Melvin Page y las reveladoras fotografías de Weston Price nos muestran los efectos desastrosos de la consumición de mucho azúcar en nuestra dieta. Cuanto más refinado sea mas hará fluctuar el azúcar en la sangre. Cuanto más extrema sea la fluctuación mayores serán los trastornos en el metabolismo del calcio y el fósforo. Los edulcorantes que contienen fructuosa o los etiquetados como bajos en glicemia podrían no incrementar los niveles de glucosa en tu sangre, pero sí aumentan los niveles de fructuosa en la misma. Al final resulta ser un trastorno incluso más grave en el equilibrio entre el calcio y el fósforo que el causado por el azúcar blanca. Nos enfrentamos al gran desafío de obtener suficientes minerales en nuestras dietas. Cuantos más alimentos dulces ingieras, menor será el espacio restante para los alimentos ricos en minerales como las verduras y los frutos secos.

Edulcorantes seguros con moderación

Puedes usar estos edulcorantes con moderación cuando no tengas caries activas. Si tienes caries activas y dolorosas o dientes muy sensibles, haz el esfuerzo de evitar los dulces durante una temporada. Nuestra política actual en mi casa es ingerir solamente azúcar proveniente de la fruta. Una o dos veces por mes, para postre, solemos utilizar miel sin calentar, jarabe de arce orgánico grado B, y azúcar pura de caña de Heavenly Organics™.

Miel sin calentar—elige una miel cuya etiqueta indique que no ha sido calentada. Las abejas trabajan duro para mantener su colmena a unos 34 grados centígrados. Si la colmena se calienta demasiado, las abejas la abandonan. Sólo recomiendo el consumo de miel elaborada a o por debajo de los 34 grados. La miel cuya etiqueta dice "cruda" pero no específica si ha estado o no calentada, ha podido haber estado calentada a más de 34 grados y haber perdido, como consecuencia, muchos de sus beneficios. Por esta razón no es bueno cocinar la miel. A pesar de lo que afirman muchos fabricantes la miel no previene la caries; sin embargo es un excelente edulcorante.

Jarabe o sirope de arce—con el jarabe de arce orgánico de grado B tu cuerpo te dirá: "Si". Muchos siropes de arce podrían contener residuos de formaldehido, incluso aunque la práctica de usar perdigones de formaldehido para mantener los grifos de los árboles abiertos está prohibida. A mi me sentó mal una marca genérica de sirope de arce orgánico; es mejor elegir marcas independientes menos conocidas porque seguramente seguirán las mejores prácticas.

Caña real de azúcar—en la antigua medicina Ayurvédica, el azúcar de caña real, así como el azúcar de palmera, era considerada una medicina. Pero la mayoría del azúcar disponible en las tiendas de hoy en día está muy alejada de lo medicinal. La mayoría de ellas están demasiado procesadas. Las formas seguras de azúcar son los jugos puros de caña, extraído por ti mismo de la caña de azúcar, el azúcar de Heavenly Organics™, o el de Rapunzel´s Rapadura. Por lo que sé, otras azúcares etiquetadas como crudas, orgánicas o cualquier otra cosa han sido, probablemente, procesados significativamente con la consecuente pérdida de minerales. Tanto la azúcar de caña como el jarabe de arce pueden ser utilizados tranquilamente en la cocina.

Stevia (extrema precaución) la stevia es una hierba muy dulce. Hay que tener un cuidado extremo en su uso ya que tiene otras propiedades medicinales además de ser un edulcorante. La única stevia que es segura para su uso es la hierba fresca que ha sido procesada al mínimo. La stevia fresca simplemente se seca y pulveriza. El concentrado de stevia, de color amarronado y que contiene la hierba entera en una forma más potente, también es segura. Existen muchos edulcorantes extraídos de los componentes de la hoja de stevia que son peligrosos. Ten mucho cuidado en no adquirir por error un extracto o un producto excesivamente procesado. Estos extractos de stevia causarán, con toda probabilidad, desequilibrios significantes en tu sistema glandular. Asímismo, no uses stevia que haya sido guardada con glicerina.

Los edulcorantes refinados pueden dañar tus dientes

La sencilla regla que sigo para los edulcorantes es que si no están en la lista aprobada anterior, y no son alimentos completos como la fruta seca, los evito. Es importante entender que muchos edulcorantes recientemente introducidos en el mercado, sobre todo en el de comida sana, están altamente procesados y etiquetados engañosamente. Mucha gente me dice: "pero la etiqueta dice que está crudo, que es vegetariano, natural y saludable". Cuando grandes sumas de dinero están en juego, los fabricantes desdibujan la realidad para vender más productos. Sólo porque las etiquetas presentan un producto convincente no significa que tú tengas que ser su conejillo de indias. Los edulcorantes sanos afectan a tus niveles de azúcar en la sangre, que es lo que hacen los alimentos dulces. No hay nada más saludable en un edulcorante importado y con nombre exótico que el ser un producto de la caña de azúcar debidamente procesado.

Jugo de caña evaporado y azúcar blanco. El azúcar sin calorías proporciona energía pero no nutrientes. El azúcar blanco puede causar fluctuaciones de azúcar en la sangre que con el tiempo se traducirán en pérdidas minerales de los dientes y huesos. La reina Elizabeth primera es recordada por sus dientes negros, debido al excesivo consumo de azúcar; sus dientes se volvieron negros, pero no padecía de enormes y dolorosas caries, probablemente debido a que consumía una dieta rica en nutrientes solubles en grasas. El consumo de azúcar procesado merma el cromo, el zinc, el magnesio y el manganeso.[119] Las etiquetas de productos de alimentos sanos con frecuencia enumeran el jugo de caña orgánico evaporado.

No se deje engañar por esta interpretación; es simplemente azúcar. El cuerpo reconoce el azúcar, por lo que es mucho mejor que cualquiera de sus sustitutos. Si vas a comprar un alimento preparado dulce, es mejor que contenga azúcar o fruta como endulzante. Dicho esto, el consumo de azúcar nos aporta calorías que no son nutrientes densos. El sustituir los nutrientes densos con nutrientes pobres en azúcar de nuestra dieta moderna es, en parte, lo que ha contribuído a la aparición de la caries con el crecimiento de la civilización moderna.

El Xilitol. En un informe del *Diario de la Asociación Dental Americana* se sugería que la afirmación de que el xilitol detiene las caries necesita más investigación. [120] El xilitol es un alcohol del azúcar y no simplemente un azúcar. Nuestras mascotas pueden padecer sobredosis de xilitol con efectos secundarios que van desde convulsiones hasta daños en el hígado e incluso la muerte. El xilitol no tiene lo que es conocido como estatus "GRAS" o reconocido en general como seguro para la salud, según el gobierno federal. Se ha aprobado como un conservante alimenticio. [121] Por eso lo encontramos principalmente en productos que son "cosméticos" por definición legal, como la pasta dental o goma de mascar (chicles). [122] El xilitol se metaboliza principalmente en el hígado. [123] Las propiedades aparentemente anticaries del xilitol dependen, en realidad, del hecho de que la bacteria no puede digerir el alcohol del azúcar y convertirlo en ácido. Pero en el primer capítulo ya demostré claramente que la bacteria y los ácidos no son los principales culpables de la caries. También es conveniente evitar otros endulzantes del alcohol de azúcar que suenen antinatural como sorbitol, manitol, maltitol y eritritol.

Jarabe de maíz con alto contenido en fructosa. El peor edulcorante para nuestros dientes y salud en general. Lo que tiene confundida a la gente es que la fructosa de productos manufacturados no es lo mismo que la fructosa de la fruta. Se les llama igual a un azúcar sintético y a un azúcar natural. El sirope de maíz con alto contenido en fructosa contiene la forma sintética de la fructosa, por lo que es tóxico para el cuerpo. Esto explica por qué estudio tras estudio sobre el jarabe de maíz con alto contenido en fructosa lo relaciona con enfermedades serias como el cáncer de páncreas, la diabetes y la obesidad. [124] En mi experiencia, el consumo de estos alimentos que contienen fructosa es un billete de ida para el desequilibrio glandular que lleva a la caries severa. Evita el sirope de maíz con alto contenido en fructosa como la plaga. La fructosa elaborada por el hombre se esconde en alimentos procesados bajo diferentes nombres, como fructoligosacarida (FOS) altamente procesada, o la inulina así como la fructosa, o sirope de maíz.

Las bebidas dulces, los refrescos y las barras alimenticias son algunos de los alimentos normalmente endulzados con fructosa. La prevalencia del sirope de maíz con alto contenido en fructosa en nuestras comidas es debida a los subsidios del gobierno para la industria del maíz, lo que hace que la fructosa sea más barata que el azúcar natural. Esta política no hace buen uso de nuestros impuestos.

• •

El doble peligro de los refrescos
Los refrescos contienen montones de azúcar y son altamente
ácidos. Nos roban de calcio y magnesio, primero por el azúcar y
después por la acidez.

• •

Néctar de agave. El néctar de agave en un alimento con altos contenidos de fructosa enmascarado como un alimento saludable que contiene tanta o más fructosa que el jarabe de maíz con alto contenido en fructosa. Investigaciones extensas han demostrado que no es un producto crudo o no refinado, a pesar de que el mercado afirma lo contrario. Ten cuidado porque el néctar de agave está escondido en muchos "alimentos saludables" tales como las barras alimenticias. Al parecer existe una falta de conexión entre los productos comercializados como alimentos saludables y lo que realmente es comer sano.

Glicerina. Este subproducto dulce se usaba originalmente para hacer velas a partir de la grasa animal. Ahora puede provenir de una variedad de fuentes incluyendo la manufacturación del biodiesel. Aunque la glicerina tiene muchos usos parece ser tóxica para el consumo humano.

Edulcorantes de cereal malteado. Ten cuidado con los cereales malteados como la cebada y el maíz. Ya sean los azúcares del grano o las toxinas de la planta de grano, causan caries severas.

Sirope de arroz integral. También conocido como jarabe de arroz, el azúcar del sirope de arroz integral es reconocido por el cuerpo humano. Sin embargo, me preocupa bastante la presencia de antinutrientes en los granos y la metodología de las enzimas para el procesamiento y creación del sirope. El paralelismo entre el sirope de arroz integral y el sirope de cebada malteada (que promueve la caries significativamente) es motivo de seria preocupación.

Melaza. Subproducto de la producción del azúcar de remolacha y caña, tiene probablemente un nivel de seguridad similar al de la caña de azúcar en relación a la caries, pero no estoy seguro.

Aislados del azúcar. Maltodextrina, sacarosa, aspárteme, sacarina y muchos más; son aislados de azúcares naturales. Evitalos.

Si quieres más información sobre azúcares tóxicos, visita **www.sugarshockblog.com**

Proteína para tus dientes

Consumir proteínas con cada comida equilibra el azúcar en la sangre. Ya que las fluctuaciones del azúcar en la sangre a través de un periodo prolongado de tiempo son una razón clave para la pérdida de minerales de tu cuerpo, tomando al menos una pequeña cantidad de proteína en todas las comidas, te ayudará a mantener tu cuerpo equilibrado bioquímicamente. Las proteínas proveen de herramientas esenciales al cuerpo. Cuanta más alta sea la calidad de proteína que consumes, como en animales de pasto o de caza, más proteínas tendrás en tu cuerpo. Incluir al menos una proteína en tu dieta es absolutamente necesario para equilibrar el azúcar en la sangre y curar la caries.

Un suplemento nutritivo de grasa, proteína y minerales proviene de consumir carne animal. Muchos grupos indígenas que estudió satisfactoriamente el Dr. Price consumían grandes cantidades de carne animal. Dependiendo de tus necesidades y deseos, la carne puede ser consumida de muchas maneras, desde completamente cocida a totalmente cruda. Ya que las carnes musculares son un alimento común en nuestra cultura, hay que asegurar un equilibrio consumiendolas junto con grasas y verduras. La carne de buena calidad (pollo, res, pescado, etc.,) contiene fósforo, aminoácidos y otros minerales que ayudan a tener dientes saludables. Los vegetarianos pueden obtener proteína de huevos y queso.

⋅ ⋅

Carne de ternera madurada en seco
La carne de ternera de pasto puede ser madurada colgándola en un cuarto frío durante varias semanas. Las enzimas naturales de la ternera ablandan la carne y realzan el sabor. La carne madurada en seco es una proteína sabrosa y de fácil digestión.

⋅ ⋅

La asimilación de la proteína

El sabor en nuestra vida es realzado cuando preparamos las proteínas para asegurarnos el máximo sabor y digestión. La proteína animal que no se digiere adecuadamente libera toxinas dentro de nuestro cuerpo. Cuando nuestros cuerpos están sanos, -y la mayoría de la gente no goza de buena salud- los ardores químicos de nuestro sistema digestivo neutralizan y asimilan completamente las proteínas, y remueven fácilmente los subproductos tóxicos. Para la mayoría de nosotros, las proteínas cocidas de animal dejan algún residuo tóxico en nuestro cuerpo.

Todos los métodos de cocina mencionados aquí incrementarán significativamente tu habilidad para digerir y utilizar las proteínas. Ya que las proteínas son las constructoras del cuerpo, las proteínas de fácil digestión son muy importantes para detener la caries. A continuación se presentan algunas variaciones deliciosas para cocinar proteínas que realcen su sabor y digestión.

Barbacoa. Asa tu comida en la parilla sobre carbón. Esto le da un sabor maravilloso y una textura jugosa. Los carbones preparados comercialmente contienen químicos que pueden hacer tóxica la comida, pero la madera real para barbacoa deja tus proteínas jugosas y llenas de sabor.

Término de la carne—una carne bien hecha generalmente no tiene el mismo buen sabor que una medio hecha o medio cruda. La ternera, el cordero y el atún

(atún amarillo de aleta) tienen un gran sabor cuando no están completamente hechos.

Estofados. Consumir proteínas completamente cocinadas con un caldo rico en gelatina como jugo o salsa, acentúa la capacidad de tu cuerpo para absorber la proteína. La proteína cocida repele a los jugos digestivos de nuestro estomago, pero la mezcla de la proteína cocida con la sopa de gelatina, hace que la proteína atraiga a los jugos digestivos y la podamos digerir bien.

Cruda. Las diversas cocinas de nuestra cultura están repletas de alimentos proteínicos crudos; pero no nos solemos dar cuenta. Los culturistas consumen huevos crudos en batidos. Otros alimentos crudos comunes son: carne tártara, sushi y sashimi, queso y ostras. Normalmente no tengo problemas para comer ciertos tipos de alimentos de origen animal crudo; otras personas prefieren congelar o marinar la proteína animal antes de consumirlas para destruir posibles agentes patógenos. La proteína cruda puede ser de muy fácil digestión porque absorbe agua.

Cocina Química. Sorprendentemente, contamos con carnes crudas fermentadas disponibles en nuestra cultura. El salami, el salmón ahumado frío y la carne encurtida son algunos ejemplos. El ceviche es un ejemplo donde el ácido del limón o la lima cocina el alimento (pescado crudo) a la vez que lo marina. Estos tipos de métodos para cocinar sin calentar los alimentos hacen que la proteína sea fácil de digerir y tenga un gusto sabroso.

Equilibrio protéico

Las diferentes formas de cocinar y preparar las proteínas están diseñadas para incrementar tu asimilación de proteínas y con suerte ayudar a sanar cualquier dolencia intestinal o de mala digestión. Llevar una dieta con alto contenido en proteínas no es funcional para mucha gente, ya que necesitamos consumir cantidades adecuadas de grasa junto con las proteínas. No tengas miedo de disfrutar de grasas junto con tus proteínas. Las proteínas van bien con verduras o cereales.

Muchas personas sufren de ligeros daños en las paredes intestinales, donde la proteína parcialmente digerida puede penetrar en el torrente sanguíneo.[125] Si tienes esta condición, generalmente no te sentirás bien después de haber ingerido grandes cantidades de proteína. En el peor de los casos se te hincharán las articulaciones como reacción autoinmune a las proteínas de tu torrente sanguíneo. Comer pequeñas cantidades de proteína con grandes cantidades de vegetales cocidos es bueno para las personas con problemas de asimilación de proteínas. El dentista Melvin Page estimó que deberíamos ingerir, como mínimo, 1/15 de nuestro propio peso en proteínas por día. Para obtener un consumo mínimo o promedio de proteínas, divide tu peso por 15. Por ejemplo, si alguien pesa 68 kilos debería comer al menos 1.5 de proteínas distribuidas a lo largo del día. El Dr. Page creía que consumir pequeñas comidas con proteínas a lo largo del día ayudaría a controlar y equilibrar el azúcar en la sangre. Se puede ingerir más proteínas que esto, pero para la mayoría de las personas comer menos de esta cantidad no es aconsejable.

Proteínas de baja calidad

Las carnes y los huevos de granjas industriales promueven un sistema de beneficios económicos a costa de enfermedades y en el que además se abusa y maltrata a los animales. Los pozos sépticos de estas granjas industriales contaminan el aire, el ambiente y los suministros de agua. A estos animales apenas se les permiten moverse, se les suministran drogas y productos químicos para mantenerlos con vida y no se les proporciona su dieta natural. Es desaconsejable consumir la carne de estos animales. Elige carne de animales que se alimenten de pastos frescos, siempre que sea posible.

Los típicos almuerzos de carne ya preparados contienen muchos aditivos perjudiciales. Hay que evitarlos. Las carnes orgánicas empaquetadas como salami, tocino, salchichas, salchichones, etcétera, pueden ser saludables, pero dependerá de cómo hayan sido procesadas y qué ingredientes se hayan utilizado. Utiliza estas comidas con precaución para asegurarte de que no afectarán negativamente a tu salud.

Proteína en polvo

Conozco algunos casos de estudio en los cuales se presentaba el desarrollo de caries como consecuencia del consumo de proteínas en polvo. El procesamiento característico de la mayoría de las proteínas en polvo las convierte en peligrosas. Algunas proteínas en polvo provenientes de animales con una alimentación natural pueden ser beneficiosas, pero no se sabe con certeza. ¿Qué sentido tiene consumir proteínas en polvo cuando puedes obtener proteínas reales y sanas? Por ejemplo, si la proteína del suero de leche es saludable, entonces simplemente toma suero todos los días. De esta manera te aseguras de recibir la proteína y los probióticos como un beneficio añadido. Si sientes que necesitas mas proteína en tu dieta, toma proteínas autenticas y naturales como huevos, pescado o carne de ternera. La proteína de soja bloquea la absorción de hierro incluso cuando todos los ácidos fíticos han sido eliminados;[126] este es un ejemplo de uno de los muchos riesgos de la proteína en polvo.

Fósforo

El fósforo es quizás incluso más importante para la remineralización del diente que el calcio. El fósforo se encuentra en la mayoría de los alimentos. Sin embargo, está altamente concentrado en los productos lácteos como la leche y el queso, en las vísceras de animales terrestres y marinos, en carnes musculosas y en huevos, en cereales, frutos secos y judías. Hay que tener cuidado con el uso de los cereales y judías como fuente de fósforo, porque algunos de ellos, como el arroz, no contienen mucho. Existen otros cereales completos que contienen fósforo en una forma que no es absorbible. Los vegetales no contienen mucho fósforo. 120 gramos de queso duro proporciona 0,6 gramos de fósforo; la misma cantidad de carne de ternera, pollo o pescado contiene aproximadamente 0,25 gramos. Cuatro tazas de leche cruda proporcionan 0,9 gramos de fósforo. La carne de vísceras es generalmente mucho más rica en fósforo que las carnes de músculos. La cantidad nutricional de fósforo que recomienda el Dr. Price es de 2,0 gramos al día. Esta recomendación es el doble de la referencia del consumo nutricional de la Academia de Ciencias Nacional de Estados Unidos.

· ·

Huevos
4 huevos contienen 0,5 gramos de fósforo. Los huevos de gallina, pato u otros animales de pradera, son ricos en vitaminas y minerales que ayudan en la lucha contra la caries.

· ·

Alimentos fermentados y enzimas

Las encimas actúan como un catalizador en la mayoría de los procesos bioquímicos de nuestro cuerpo. Cuando cocinamos nuestros alimentos a temperaturas por encima de los 65 grados celsius, su contenido en enzimas es destruído. Cuando tomas una comida cocida, es vital incluir y consumir ambos alimentos crudos y/o fermentados en dicha comida. Las enzimas nos ayudan a digerir los alimentos. Una manera de obtener estas enzimas es a través del consumo de alimentos fermentados. Las bebidas fermentadas incluyen el rejuvelac (bebida a base de trigo fermentado), Kefir y beet kvas (bebida de origen ruso). Las comidas fermentadas incluyen rábano fermentado, encurtidos, boniatos fermentados y yogurt. Las verduras fermentadas son una forma ideal de consumir tus vegetales. Se pueden encontrar recetas para comidas fermentadas en *Tradición Nutritiva* de Sally Fallon. Tomar suplementos de enzimas o probióticos de alta calidad es otra manera de ayudar a tu cuerpo a asimilar los alimentos y logar el equilibrio.

· ·

Alimentos fermentados o crudos
Toma algún alimento crudo o fermentado con cada comida.

· ·

Verduras para obtener minerales

Se nos enseñar a cocinar por completo nuestra carne, pollo o pescado para evitar las bacterias dañinas; por el contrario, la gente consciente de su salud piensa que deberíamos comer los vegetales crudos para preservar sus nutrientes y enzimas. Pero los vegetales no cocinados contienen gran cantidad de toxinas, incluyendo los inhibidores de enzimas, saponina y lectina. A parte de excepciones tales como la lechuga o los pepinos, los vegetales crudos son difíciles de digerir. Solo personas con una digestión fuerte pueden comer cantidades de vegetales sin cocinar. Para el resto de nosotros, necesitamos calentarlos o fermentarlos para romper la celulosa vegetal. A menos que tengas una fuerte digestión, la ingesta de una gran cantidad de vegetales crudos no es saludable debido a las toxinas de las plantas. Los vegetales deberían ser preparados de tal manera que sean de fácil digestión y asimilación, así como de buen sabor.

Si visitas una granja podrás observar cabras y vacas salivando animadamente sobre el pasto. Reacción que no tienen los humanos. Y esto es porque no estamos hechos para comer demasiadas fibras vegetales crudas. Los vegetales crudos pueden irritar la pared intestinal, sobre todo si está ya inflamada. Los vegetales y frutas cocidos tienen su celulosa descompuesta, por eso son más fáciles de digerir. Normalmente recomiendo consumir vegetales o frutas cocidos, con algún tipo de grasa como la mantequilla o la nata. Para mí, un tierno trozo de brócoli cocido con algo de mantequilla o queso es más fácil de digerir que un trozo crujiente de brócoli crudo. Cuando se les saca el jugo a los vegetales se elimina la celulosa, y los nutrientes están libres para ser asimilados. Sin embargo, demasiado jugo vegetal puede acarrearte un innecesario exceso de toxinas e incluso un exceso de azúcar, dependiendo de qué verdura estés exprimiendo.

Los vegetales de color oscuro, verdes y frondosos necesitan ser cocinados para su consumición, para que los nutrientes sean liberados por medio de la cocción. En resumidas cuentas, hay que preparar las verduras de una manera que te resulten sabrosas al paladar. No te obligues a comer vegetales crudos para estar sano.

¿Son los cereales la razón oculta de muchas enfermedades modernas, incluyendo la caries?

El trigo y la cebada se cultivaron por primera vez hace unos 9.000 años, alrededor del 7.000 antes de Cristo. El maíz y el arroz les siguieron 2.500 años después, sobre el 4.500 antes de Cristo. Según los registros de fósiles humanos, procedentes de antes de este periodo, la caries era prácticamente desconocida. Dientes recuperados en Pakistán que datan de cerca de 5.500 años antes de Cristo muestran señales de haber sido perforados, presumiblemente a causa de caries. Durante los últimos 5.000 años la tasa media de caries ha ido en aumento. Este aumento ha sido comprobado también entre los indígenas americanos, quienes sustituyeron un estilo de vida de cazador-recolector por una dieta copiosamente basada en el maíz.[127] El cultivo de los cereales ha promovido la evolución de la civilización, permitiendo crecer a los centros de las ciudades, en los que grandes grupos de personas viven juntas, como en el antiguo Egipto. Los cereales también hicieron posible la formación de grandes ejércitos, ya que resolvían el problema logístico de la alimentación de miles de soldados.

En los estudios de campo de Weston Price, una dieta basada en harina blanca, azúcar refinada y grasa vegetal era devastadora para la salud, los dientes y las encías de todos los nativos del mundo. Con esta evidencia, incluso el Dr. Price concluyó que el consumo de cereales integrales resolvería parte del problema de las caries. La comunidad de la salud natural y ahora incluso el gobierno de los Estados Unidos y los grandes de la fabricación de alimentos, han adoptado y promovido la noción de que los cereales integrales es lo mejor para nuestra salud.

Más allá de la evidencia fósil que relaciona a los cereales integrales con la caries, existen más de cien años de investigación científica que conecta a los cereales con una gran variedad de enfermedades. Esta evidencia se ha visto aún más confirmada por los emails que recibo casi a diario provenientes de personas que se alimentan sano y que están estresadas preguntándose por qué sus hijos, que no la padecían con anterioridad, tienen ahora caries. Hay una respuesta clara que una y otra vez resulta ser correcta: los cereales enteros.

Considerando que los humanos modernos (*Homo sapiens)* tienen cerca de 200.000 años de antigüedad, los cereales en grandes cantidades constituyen una incorporación muy reciente a la dieta moderna. Nuestros cuerpos no están diseñados para comer cereales crudos, por eso requieren que usemos nuestra inteligencia para predigerir los granos por medio del proceso de la fermentación y entonces cocinarlos. En ausencia de una cuidada preparación de los cereales, incluyendo la fermentación, aparecen las enfermedades.

El famoso profesor y doctor Edward Mellanby escribió que "la harina de avena y el embrión del grano interfieren totalmente" en el desarrollo de dientes sanos. Él lo llamo el efecto "funesto" del germen de grano en los dientes. También descubrió que una dieta con altos contenidos de germen de grano o embriones causaban problemas en el sistema nervioso de sus perros, así como debilidad en las patas y movimientos descoordinados. El Dr. Mellanby llegó a la conclusión de que la mayoría de los cereales contienen una sustancia tóxica que puede afectar al sistema nervioso.[128] Destacó la conexión entre los granos y las legumbres con la pelagra, una deficiencia de niacina, latirismo, que consiste en la inmovilidad causada por las toxinas del frijol de la familia latirá, como un cierto tipo de guisante de olor, y una perniciosa anemia que está relacionada con una deficiencia de vitamina B_{12}. Todos estos padecimientos son tratados eficazmente con hígado de animal. Y cada una de estas enfermedades puede ser reproducida en condiciones de laboratorio mediante el consumo de cereales integrales.

La vitamina anti-escorbuto y tus dientes y encías

El escorbuto se hizo famoso como un padecimiento común entres los marineros. Ocurría después de largas travesías en el mar, cuando los marineros tenían que subsistir a base de alimentos desecados, incluyendo productos de grano seco, como las galletas náuticas (hardtack). Los síntomas del escorbuto incluyen encías suaves y esponjosas, lo que lleva a la pérdida del diente, lenta curación de las heridas, una pobre formación ósea, debilidad crónica, nausea y finalmente la muerte. La enfermedad de la encía es el mayor factor en la pérdida del diente cuando envejecemos. Aprendimos con el dentista W.D Miller que unas encías saludables protegen a los dientes de la caries. Ya que la pérdida de los dientes causada por la enfermedad de la encía es un síntoma del escorbuto, es viable que lo que causa y cura el escorbuto podría también causar y curar los problemas de las encías.

Los investigadores estaban entusiasmados al descubrir un modelo animal con el cual practicar experimentos relacionados con el escorbuto. Los conejillos de Indias alimentados a base de una dieta con elevado contenido en granos, desarrollaron una condición similar al escorbuto de los humanos.[129] Para causar el escorbuto, los conejillos de Indias fueron alimentados sobre todo con salvado de trigo y avena. Otra dieta productora de escorbuto consistía en granos enteros como avena, cebada, maíz y harina de soja. Una dieta exclusiva de harina de avena mataría a un conejillo de Indias en 24 días por el escorbuto. Esta misma dieta inducida para desarrollar el escorbuto también produjo severos problemas en los dientes y las encías del conejillo de Indias.

El que los granos enteros fueran la causa del escorbuto arroja una luz sobre la severidad con que la toxina de la planta se encuentra en el grano. Los conejillos de Indias que se alimentaron de avena germinada y cebada no contrajeron escorbuto. Esto revela que el proceso de la germinación de los granos puede inhabilitar los antinutrientes que causan el escorbuto. La investigación sobre el escorbuto finalmente condujo al descubrimiento de la vitamina anti escorbútica (anti-escorbuto) que conocemos como Vitamina C. **Reinstaurando la vitamina C en la dieta de los conejillos de Indias a base de repollo (sauerkraut-es un repollo fermentado agrio la palabra es alemana- funcionaría para los humanos) o jugo de naranja, cura la enfermedad.**

Algunos investigadores del escorbuto sospecharon que la carencia de vitamina C no era la causa esencial del escorbuto. Aunque creyeron que la vitamina C protegía contra factores perjudiciales en la dieta. Puesto que una dieta amplia e inducida para producir escorbuto consiste en granos enteros, quizás el factor perjudicial es algo que contirenen los granos. Hoy sabemos que los cereales contienen numerosas toxinas de la planta y antinutrientes incluyendo la lectina y el ácido fítico.

El ácido fítico es la forma principal de almacenamiento del fósforo en muchos tejidos de las plantas, especialmente en la porción del salvado de los granos y otras semillas. Se encuentra en cantidades importantes en granos, frutos secos, judías, semillas y algunos tubérculos. El ácido fítico contiene el mineral del fósforo estrechamente anudado como una molécula en forma de copo de nieve. En los humanos y animales con un solo estómago, el fósforo no está fácilmente biodisponible. Además de bloquear la disponibilidad del fósforo, los "brazos" de la molécula de ácido fítico se unen con facilidad a otros minerales, tales como el calcio, el magnesio, el hierro y el zinc, convirtiéndolos en no disponibles también. A pesar de los efectos negativos del ácido fítico, estos se pueden reducir significativamente con la vitamina C. Añadiendo vitamina C a la dieta se puede contrarrestar considerablemente el efecto del ácido fítico en el bloqueo de la absorción del hierro.[131] Esto nos deja con una convincente evidencia de que los síntomas del escorbuto tales como las encías tiernas y esponjosas que derivan en la pérdida del diente, son el resultado de una carencia de vitamina C, y demasiados cereales y otros alimentos ricos en ácido fítico. Quizás la sorprendente capacidad de la vitamina C para curar y prevenir el escorbuto se encuentre en el apoyo que ofrece a la absorción del hierro, que fue perturbada con demasiados granos preparados inadecuadamente y con altos contenidos de ácido fítico.

Proporcionándoles a ratas y perros la dieta productora de escorbuto no les provocó esta enfermedad, sino otra: el raquitismo. El raquitismo es una enfermedad que se caracteriza por el severo arqueo de las piernas en los niños. Otros síntomas del raquitismo incluyen debilidad muscular, dolor o sensibilidad ósea, problemas esqueléticos y caries. Para producir el raquitismo en el laboratorio, los perros fueron alimentados con harina de avena. El profesor Edward Mellanby describió los resultados de décadas de investigación:

> *El raquitismo más severo se desarrolló cuando la dieta consistía principalmente en harina de avena, maíz o harina de trigo entero, que cuando estas sustancias eran reemplazadas por cantidades iguales de otras harinas blancas o arroz, a pesar del hecho de que los otros cereales contenían más calcio y fósforo.[132]*

La dieta que producía el raquitismo más severo era la dieta basada en su mayoría en granos enteros, que incluían trigo completo, maíz completo y gluten de trigo.[133] El raquitismo ha sido identificado como la enfermedad del metabolismo del calcio, fósforo y vitamina D.[134] En un estudio, los casos de raquitismo en un hospital cayeron en gran medida en junio.[135] Como ya se ha mencionado previamente, se demostró que la mantequilla rica en activador X prevenía el raquitismo. Esto es porque el activador X aparece en grandes cantidades en la mantequilla de pasto en el mes de junio. La germinación de la avena por sí sola no reduce los efectos del raquitismo producidos por la avena completa. Pero la germinación junto con la fermentación de granos completos reduce en gran medida la severidad del raquitismo.[136] Con la dieta que produce el raquitismo los dientes se vuelven anómalos. Existe un deterioro de la habilidad del diente para mineralizarse que se asocia con el raquitismo. En casos extraños de raquitismo, a algunos niños no les salen los dientes. El raquitismo es curado o prevenido mediante la administración de la vitamina D soluble en grasas. Esto es porque la vitamina D incrementa la utilización del fósforo y el calcio en dietas con y sin ácido fítico.

El escorbuto y el raquitismo son ambos producidos en el laboratorio, en distintos animales, mediante una dieta consistente principalmente en granos enteros. La conexión entre el escorbuto y el raquitismo no es una coincidencia aleatoria, ha sido observada en los humanos. El Dr. Thomas Barlow de Inglaterra estudió cuidadosamente casos de raquitismo en niños y los público en un informe en 1883, sugiriendo que el escorbuto y el raquitismo están estrechamente relacionados.[137] El escorbuto infantil es también conocido como la enfermedad de Barlow. Tanto el escorbuto como el raquitismo están relacionados con serios problemas dentales y/o de las encías. Es posible y razonable que los granos completos puedan causar escorbuto en la ausencia de vitamina C, y el raquitismo en la ausencia de vitamina D.

El escorbuto ocurre aún en tiempos modernos, y la causa es todavía la misma. Una dieta macrobiótica estricta casi causó la muerte, en un año, por escorbuto a un individuo previamente sano. Su dieta consistía principalmente en arroz integral y otros granos recién molidos.[138]

Los efectos de la avena en los dientes de los niños

No solo ocurrió en experimentos con animales que los dientes se desintegraron por el consumo de granos completos. El Dr. May Mellanby publicó diversos artículos en el prestigioso *Diario Medico Británico* acerca de la comida y la caries entre 1924-1932. Diversas investigaciones fueron llevadas a cabo para demostrar los efectos de la harina de avena y las vitaminas solubles en grasas en los dientes de los niños. Los niños estudiados ya tenían numerosas caries. Una dieta libre de granos con alto contenido en vitaminas A y D provenientes del aceite de hígado de bacalao producía los mejores resultados, al no formarse caries nuevas. Estos niños que no consumían granos también mostraron signos de remineralización de sus dientes afectados por la caries. La dieta para sanar los dientes incluía leche, carne, huevos, mantequilla, patatas y aceite de hígado de bacalao.[139]

Por casualidad, el doctor J.D. Boyd curó la caries en niños diabéticos con la estructuración de una dieta sin cereales. La dieta destinada a controlar la diabetes no sólo detenía la caries, sino que convertía el tierno esmalte dental en uno más duro y brillante. Estos hallazgos fueron publicados en 1928 en el *Diario de la Asociación Médica Americana*. La dieta del Dr. Boyd consistía en leche, nata, mantequilla, huevos, carne, aceite de hígado de bacalao, vegetales y frutas. Ten en cuenta que tanto la dieta del Dr. Mellanby como la del Dr. Boyd para remineralizar el diente fueron desarrolladas en una época en que la leche, la mantequilla y la nata eran crudas, frescas de granja y de pasto.

Mientras tanto, en otros dos experimentos sobre alimentación del Dr. Mellanby una dieta baja en vitaminas A y D solubles en grasas, añadidas una a una y media tazas de harina de avena por día, producía una media de seis nuevas caries por niño durante el periodo de prueba. Sus caries ya existentes no sanaron de ninguna manera. Una dieta con menos harina de avena y algunas vitaminas solubles en grasas producía una media de cuatro y media caries nuevas por cada niño, con la sanación de las pocas caries que ya tenían durante el experimento.[140] El mensaje escueto de estos experimentos es que la harina de avena tiene un efecto devastador para los dientes, y que el máximo crecimiento del hueso y la remineralización ocurre con dietas libre de cereales.

Las investigaciones de décadas tanto de Edward como de May Mellanby muestran que la harina de avena interfiere con la mineralización del diente más que ningún otro grano estudiado. Una interferencia media con la remineralización dental se produce con el maíz, el centeno, la cebada y el arroz. El germen completo, germen de maíz y otros gérmenes de granos tienen un "funesto" efecto en los dientes. La **harina blanca es la que menos interfiere** con la mineralización del diente.[141] Que la harina blanca no interfiere tanto con la mineralización del diente se corresponde con los experimentos de alimentación de Weston Price discutidos en el capítulo uno, en el cual niños en edad escolar con caries consumían dos comidas diarias que consistían en harina blanca y una comida diaria compuesta por alimentos con nutrientes. Incluso consumiendo la harina blanca todos los niños se hicieron inmunes a las caries. En experimentos de absorción de nutrientes en humanos, en dietas con mayoría de harina integral de trigo (8% de sólidos del grano eliminados) calcio, magnesio, fósforo y potasio fueron menos absorbidos en total que con una harina más refinada (con 21% de sólidos del grano eliminados).[142] Si la harina blanca interfirió lo mínimo con la remineralización del diente, podrías preguntarte por qué los nativos con una dieta de harina blanca sucumbían a las caries. La respuesta se encuentra en el hecho de que la harina blanca en general o reemplazaba a más nutrientes densos en los alimentos o que en el contexto de una dieta baja en minerales y alta en azúcar, la harina blanca era desastrosa para los dientes. Si la harina blanca hubiera sido consumida con cabezas de bacalao e hígado de bacalao o queso de leche cruda, los resultados habrían sido diferentes.(nota: no defiendo el consumo de la harina blanca) La harina blanca era consumida generalmente con azúcar en forma de pasteles, o con mermelada y jalea en tostadas.

El largo encadenamiento de creencias que han llevado a la conclusión moderna de que los granos integrales son saludables para nuestra alimentación se dan sin prestar atención a las evidencias existentes. Los problemas vistos con los granos residen en sus propiedades tóxicas. El Dr. Mellanby identificó el problema en el salvado y el germen. La toxicidad del grano es magnificada exponencialmente por la ausencia de las vitaminas C y D en nuestra dieta, que nos protegen contra las toxinas de los granos. Por el contrario, demasiados granos procesados y mal preparados, particularmente la harina blanca, tienen su propio gran número de consecuencias para la salud. La solución para el consumo saludable del grano está en el nivel medio de no demasiado procesado pero tampoco muy poco procesado.

Los experimentos con germinaciones de granos demostraron que la avena y el maíz que son primero germinados y entonces fermentados a temperatura ambiente durante dos días (eliminando en el proceso grandes cantidades de anti nutrientes) pierden su capacidad para producir raquitismo,[143] mientras que los granos germinados y fermentados que no producen raquitismo, no aportan un crecimiento optimo óseo a no ser que exista suficiente vitamina D en la dieta.[144]

Problemas con granos fermentados

El ácido fítico tiene un efecto fuerte inhibidor en la absorción mineral en los adultos, particularmente en la absorción del hierro.[145] Incluso una pequeña cantidad de ácido fítico en la dieta puede conducir a una reducción significante en la absorción del hierro. Mientras que el grano, particularmente los granos enteros, son ricos en fósforo, hasta un 80% de este fósforo está ligado como fitato, que no es absorbido por el cuerpo.[146] El ácido fítico inhibe las enzimas que necesitamos para digerir nuestros alimentos, incluyendo la pepsina,[147] necesaria para la división de las proteínas en el estómago, y la amilasa, requerida para transformar el almidón en azúcar. La tripsina, necesaria para la digestión de proteínas en el intestino delgado, es también inhibida por el ácido fítico.[149] La concentración y tipos de inhibidores de enzimas varían considerablemente entre los distintos tipos de granos.[150] Los granos también contienen taninos, los cuales pueden disminuir el crecimiento, reducir la absorción del hierro, y dañar la pared mucosa del tracto gastrointestinal. Además de los taninos, la saponina en los granos puede inhibir el crecimiento.[151]

Ya que el fósforo es el mineral crucial para la remineralización, tendremos que eliminar el ligamento del fósforo como ácido fítico tanto como sea posible de nuestra dieta. Cuando no se pueda eliminar, necesitaremos complementarlo con alimentos que contengan vitaminas y minerales, sobre todo calcio, vitamina C y vitamina D, para bloquear los efectos del ácido fítico.

¿LSD en granos enteros?

La mayoría de los granos, sino todos, parecen contener toxinas nerviosas en diversas concentraciones. La avena y el germen de trigo parecen contener la más alta concentración de estas toxinas, y la harina blanca menos. El Dr. Mellanby se refirió a esta toxina desconocida como una toxamina, una sustancia tóxica que es bloqueada por la presencia de vitaminas en la dieta, particularmente las vitaminas A y D solubles en grasas.[152]

Las toxinas del sistema nervioso en muchos o en todos los granos y judías podrían explicar sus nocivos efectos en los dientes. El Dr. Mellanby pensó que la toxina de los granos es la misma toxina que causa la intoxicación ergotina cuando los granos como el centeno están infectados con un hongo.[153] La nota interesante sobre la intoxicación ergotina es que puede ser transferida de la madre al hijo por medio de la lactancia. Primero afecta al sistema digestivo, y luego al sistema nervioso. En casos severos también causa ataques y efectos similares a los del LSD.

Mediante la examinación de dietas de personas con caries severa se encuentran dos patrones: uno es un exceso extremo en el consumo de azúcar, ya sea de fuentes naturales o de fructosa refinada; el otro es el consumo moderado de granos enteros, sin importar si los granos están o no fermentados. El efecto de la toxina del grano en los dientes es muy similar al de ingerir grandes cantidades de sirope de fructosa sintética.

Al ser las lectinas una proteína ligada al azúcar, puede ser que la sustancia tóxica de los granos podría ser lectina o azúcares similares del grano. Las lectinas también se hallan en grandes cantidades en las judías. Muchos tipos de lectinas son neutralizadas fácilmente por la cocción, la fermentación o la digestión. Los efectos funestos de los granos en los dientes puede deberse a la combinación de varias toxinas de granos, como el ácido fítico y las lectinas juntos. Algunas lectinas no pueden ser divididas por la fermentación o la digestión y llegan a ser venenosas para nuestro cuerpo; otras no son perjudiciales para los humanos en absoluto. La aglutinina es una lectina del germen de trigo que se transfiere al cuerpo por medio de la digestión y produce inflamación intestinal.

Ciertas lectinas son muy venenosas. La ricina, la lectina de las semillas de las judías, es letal para los humanos, incluso en pequeñas dosis. Destruye a las células afectando su capacidad para utilizar proteínas. Las lectinas en general pueden vincularse a las vellosidades y células en el intestino delgado resultando en una disminución de la capacidad para la digestión y la absorción.[154] En particular, las lectinas pueden interferir con las hormonas y la señalización del factor de crecimiento, lo cual puede explicar por qué estas podrían promover caries severas u otros problemas de crecimiento. Una demostración de la conexión entre las lectinas y la caries se puede ver en un examen de saliva.[155]

Los efectos de remojar y germinar en el ácido fítico

Gracias a los estudios científicos comprendemos la importancia de eliminar el ácido fítico de los granos. La germinación de los granos es un paso maravilloso en el proceso de fermentación, pero no elimina el ácido fítico. Típicamente la germinación remueve algo así como el 20-30% del ácido fítico después de dos o tres días en judías, semillas y granos[156] en condiciones de laboratorio a una temperatura constante de 25 grados celsius.[157]

La germinación es más efectiva en el centeno, arroz, mijo y frijoles de mungo, eliminando cerca del 50% del ácido fítico, y no es efectiva en absoluto para la avena. El remojo durante 16 horas a una temperatura constante de 25 grados, típicamente elimina 5-10% del contenido de ácido fítico de granos y judías. El remojo incrementa o no reduce el contenido de ácido fítico en la quínoa, sorgo, maíz, avena amaranto, trigo, frijoles de mungo y algunas semillas.

Estas estadísticas no ilustran todo el tema. Aunque remojar la quínoa en realidad lo que hace es incrementar sus contenidos de ácido fítico, remojarla y luego cocinarla sí reduce sus niveles de ácido fítico en más de un 61%.[159] Lo mismo sucede con las judías. Remojarlas y luego cocinarlas elimina cerca del 50% del ácido fítico. Con las lentejas este mismo procedimiento elimina el 76% del ácido fítico.[160] Tostar trigo, cebada o garbanzo reduce el ácido fítico cerca de un 40%.[161] Un informe muy interesante muestra el valor del almacenamiento de grano y judías en relación con las toxinas de la planta. En condiciones de almacenamiento húmedas y cálidas las judías pierden un 65% de su contenido de ácido fítico.[162]

Grano de salvado y fibra

El salvado en grano tiene un alto contenido de fibra insoluble que el cuerpo no puede digerir. Esto explica la usual práctica indígena de remover el salvado del grano a través del procedimiento del cernido u otros métodos. Mientras el salvado es un alimento perfecto para los ratones, y ha sido utilizado como alimento animal, estas sustancias parecidas al plástico no son buenas para los humanos. Incluso el salvado utilizado como fertilizante necesita ser fermentado para liberar sus vitaminas. Muchas culturas indígenas procesan sus alimentos para hacerlos más suaves, sabrosos y fácil de digerir. Cuando era más joven creía en la idea de que el salvado era sano porque contenía gran cantidad de nutrientes, y me obligaba a mi mismo a comer madalenas de salvado. Mi cuerpo no lo quería; lo que quería era escupirlo. Los beneficios de la fibra del salvado no han sido probados. El gran volumen de materia puede irritar tu tracto digestivo. La comida enriquecida con salvado, especialmente salvado que no ha sido minuciosamente fermentado, tendrá cantidades extremadamente altas de ácido fítico desmineralizador. Concéntrate en tomar comidas que tengan buen sabor y que sean fáciles de digerir y absorber, antes que en alimentos que la televisión y el gobierno dicen que son buenos para ti, pero que tu cuerpo rechaza.

La fermentación del grano por indígenas

Es difícil resumir la información disponible sobre la toxicidad de granos y legumbres y convertirla en una guía para que todos los granos sean seguros a la hora de ingerirlos. Cada tipo de grano tiene una estructura botánica individual; además, cada especie de grano tiene diferencias regionales, por ejemplo, existen más de 50.000 variedades conocidas de trigo.[163] La concentración de toxinas de grano puede variar considerablemente según la particularidad del grano y su variedad regional.

Para hacer saludable el consumo del grano, frutos secos, legumbres y semillas, necesitamos eliminar lo más que podamos el ácido fítico y otras toxinas. Como cada grano, fruto seco, judía o semilla tiene su propia identidad, cada uno requiere diferentes tipos de atención para que sean seguros en el momento de su consumición. Cómo de seguros son los granos para ti, dependerá de una variedad de factores como tus genes, tu edad, (los niños son mucho más susceptibles a la preparación errónea de los granos), la eficacia de tu digestión, la cantidad de granos, frutos secos, semillas y judías que consumes, y qué otros alimentos comes.

Los indígenas llegaron a grandes extremos para procesar sus granos y hacerlos aptos para el consumo. En nuestra cultura moderna no llegamos a tales extremos y sufrimos como resultado. La lección que he aprendido de la verdadera preparación de los granos y judías es que no existen atajos. Un movimiento erróneo y puedes perder los dientes. La fermentación del alimento preserva la comida, enriquece la concentración de vitaminas y aminoácidos, remueve las toxinas de la planta y disminuye el tiempo de cocción. Los granos que son preparados para producir bebidas alcohólicas han sido germinados.

Cebada, trigo, espelta (grano antiguo)

Las culturas indígenas saben cómo preparar los granos y judías correctamente para asegurarse una salud óptima. En el valle de Loetschental en el tiempo del Dr. Price los nativos no tenían doctores o dentistas porque no los necesitaban. Consumían grandes cantidades de pan de centeno de masa fermentada. Un análisis minucioso del cuadro de la dieta nutritiva suiza visto anteriormente en este libro, muestra que el pan de centeno de los Alpes Altos sólo provee un poco más de 0,1 gramos de fósforo en la dieta diaria que el pan blanco. Esta no es la inmensa diferencia en nutrientes que se supone que los granos enteros tienen más que la harina blanca. Le explicación para esto es que las personas de los Alpes suizos no usaban el grano de centeno entero.

Como en muchas culturas a través del mundo, los suizos nativos comenzaron con un centeno entero. Pero después de molerlo lentamente en una rueda de piedra, cernían el centeno y removían aproximadamente ¼ de la mezcla de harina con el peso de todas las impurezas.[164] El salvado y el germen son aproximadamente un 15-20% del grano. Para entendernos, si comenzaban con una taza de harina, después de cernirla tendrían ¾ de una taza de harina restante. Este pan de centeno aún contiene, probablemente, trazas de vitaminas de salvado y germen. Incluso sin conocer la ciencia del ácido fítico y las lectinas en el germen, eliminaron el ácido mediante la fermentación y las lectinas tóxicas del germen y el salvado completamente. Es muy probable entonces que para el consumo seguro de nuestros granos más comunes similares al centeno, como el trigo, kamut, espelta y cebada, hay que eliminar, substancial o completamente, todo el salvado y el germen. Los nativos de los Alpes altos producían una masa fermentada de pan de centeno en grandes lotes, que necesitaba de cuatro horas y media de amasar a mano.[165] Aunque las personas del valle de Loetschental horneaban sus panes una vez por mes, existía una receta más antigua basada en solamente una horneada comunal por año. Eso significa que para el resto del año el pan se envejecía mientras estaba colgado en las paredes. Existe evidencia de que el envejecimiento de los granos bajo ciertas condiciones elimina el ácido fítico y además puede también degradar otras toxinas.

Cuando consideramos el consumo saludable del grano, con frecuencia pasamos por alto la importancia de otros alimentos que lo acompañan. Lo saludable que sea un grano para la salud de tus dientes depende de cuánto ácido fítico y otras toxinas tienen, así como de cuánto calcio hay tu dieta. Los nativos suizos, que disfrutaban de una inmunidad casi total a la caries, entendieron este principio y combinaron el consumo de pan de centeno con queso y leche en la misma comida. Esta combinación les protegía de cualquier residuo tóxico del pan que no había destruido la molida, la fermentación, el cernirlo, el horneado y el envejecimiento. El secreto de las personas sanas del valle de Loetschental está en sus métodos de preparación, los cuales producían granos bajos en toxinas, así como su consumo en combinación con productos lácteos que eran ricos en calcio, fósforo, y vitaminas solubles en grasas.

El trigo y los productos lácteos consumidos a la vez también se observa en otros lugares. En África, un plato tradicional hecho con trigo y conocido como kishk implica un proceso laborioso para hacer que el trigo sea seguro para consumir. Primero se hierve, luego se seca y se muele. El salvado es completamente eliminado como en el caso del centeno de Loetschental. La leche se fermenta en un recipiente separado y otra vez junto al trigo libre de salvado durante 24-48 horas, y por último se secan antes de almacenarlos.

Antiguas recetas de cerveza utilizan el salvado y el germen de los granos. La cerveza antigua es un método de fermentación que extrae las vitaminas beneficiosas del salvado y el germen sin exponer al consumidor de cerveza a las toxinas del grano. Desafortunadamente, las cervezas modernas elaboradas comercialmente pueden causar caries.

Avena saludable

Los gaélicos de las Hébridas Exteriores consumían grandes cantidades de avena con regularidad, pero no sufrían de escorbuto, raquitismo o caries. En contraste, el raquitismo era muy común en partes modernas de Escocia donde la avena también era consumida. La diferencia entre los dos grupos consumidores de avena era el contenido soluble en grasas de sus dietas, y la preparación de la avena. La avena era almacenada al aire libre después de cosecharla y parcialmente germinada durante días, o incluso semanas, bajo la lluvia y el sol.[166] La cáscara externa era recolectada y fermentada durante una semana o más. Esto podría haber sido llevado a cabo para producir una entrada de enzima enriquecida que fermentara la avena. La avena se podía fermentar entre 12-24 horas o tanto como una semana. No tengo muy claro si la avena se consumía entera o si el salvado era eliminado. Tampoco conozco todos los detalles de cómo se preparaba la avena. Los copos de avena modernos suelen carecer de salvado. La dieta de las Hébridas Exteriores era extremadamente rica en vitaminas A y D solubles en grasas gracias a las cabezas de bacalao rellenas con el hígado de bacalao, lo que lo protegía contra el ácido fítico. Su dieta era también muy rica en minerales provenientes del consumo de mariscos, que podían en potencia, reponer minerales perdidos o bloqueados, en caso de quedar algún resto de ácido fítico en la avena. La combinación del cuidado del terreno, la escrupulosa preparación de la avena, y una dieta rica en vitaminas solubles en grasas, permitió que la avena fuera un alimento sano de primera necesidad para la población gaélica.

Al contrario que la cuidada cosecha y almacenamiento de avena de las culturas aisladas, incluso la avena orgánica que compras en la tienda es tratada con calor y no se deja en el campo para germinar y secarse. La avena es tratada con calor porque la alta concentración de grasa en estos granos puede volverse rancia fácilmente durante el almacenamiento. La avena tratada con calor pierde por completo su contenido de enzimas de fitasa, por lo que el remojo y la fermentación no destruirán ningún ácido fítico previo a la cocción. Hay un porcentaje sorprendentemente alto de personas con las que he hablado sufridores de caries o con niños que tienen caries, que son grandes consumidores de avena. Esto confirma el resultado de los estudios de Mellanby durante años, en humanos y animales. En los experimentos del raquitismo, la avena que primero se germina y después se fermenta durante dos días perdía su capacidad para producir el raquitismo.

El problema para preparar avena verdaderamente sana para consumir, es que hay que encargar una avena especial que aún esté viva para poder germinarla. No estoy seguro de si se puede conseguir que la avena tratada con calor sea saludable para los dientes. Mi sugerencia sería germinar la avena durante dos días y entonces secarla y remover el salvado mediante la molienda, el cernimiento o el pelado. Entonces necesitarías fermentar la avena a una temperatura media durante 24 horas como mínimo antes de consumirla. Las consecuencias para nuestros dientes de la avena que no está preparada adecuadamente son un caso documentado preocupante.

Arroz saludable

En los países consumidores de arroz de todo el planeta, éste raramente se consume en su forma integral, con el salvado entero. En un reto para encontrar el método de preparación más antiguo y tradicional me encontré con varias versiones de arroz parcialmente pulido. El arroz es almacenado tradicionalmente en su cascara y después se machaca antes de cocinarlo. La cantidad de salvado eliminado en la tradicional preparación parece depender de la clase de arroz y de otros alimentos disponibles en la dieta. La preparación antigua del arroz incluye el molido de baja tecnología, como dejar caer piedras sobre él para eliminar una porción significante de salvado y germen.[167] Pero una porción del salvado y germen se mantienen. La cantidad exacta de salvado a eliminar dependerá del tiempo de fermentación del arroz y el tipo de arroz específico utilizado. Una buena suposición seria el 50%. El arroz molido tiene generalmente un poquito de germen, el arroz pulido ninguno.

El arroz rancio tiene un regusto amargo. En varios estudios sobre la absorción de los nutrientes, el consumo de arroz entero no implicaba una mayor absorción de nutrientes comparado con el consumo de arroz sin salvado. En un estudio concreto, el arroz silvestre se comparó con el arroz molido (sin la mayoría del salvado y germen, pero no pulido totalmente para hacerlo blanco). No había diferencia en la absorción de nutrientes, incluso aunque el arroz silvestre contenga más nutrientes.[168] Esta contradicción aparente sería explicada por el ácido fítico y otros antinutrientes del arroz. Un estudio mostraba que los niveles de fitato antihierro en el arroz se desactivaban por la vitamina C de la col silvestre.[169] Porque el arroz se pone rancio con rapidez o porque los insectos y roedores se lo comen, en las culturas consumidoras de arroz éste es almacenado con su cáscara o como arroz blanco. En la mayoría de las dietas de culturas consumidoras de arroz del mundo es muy difícil encontrar arroz entero.

En una dieta basada en el arroz, las toxinas del arroz son neutralizadas por la fruta ácida y los vegetales con alto contenido en vitamina C, la carne de órganos procedentes de animales de mar o tierra ricos en vitaminas solubles en grasa y algunas veces por medio de la fermentación del arroz o las judías. El arroz completamente libre de salvado y germen, conocido como arroz blanco, puede causar una deficiencia de vitamina B-1 (tiamina) en una dieta con un alto contenido o exclusiva de arroz blanco. Esta condición se conoce como beriberi.

El beriberi raramente ocurre en personas que comen el arroz parcialmente molido, el cual retiene una pequeña porción de salvado. Sé que hay personas con dientes perfectos y blancos en culturas consumidoras de arroz que crecieron consumiendo arroz blanco.

El brem es un pan de arroz procedente de Indonesia. Atraviesa un verdaderamente heroico proceso de fermentación durante 5-6 días, y luego se seca al sol por un periodo de 5-7 días más. El mijo y el arroz también son tradicionalmente fermentados con pescado, cerdo o camarones durante varias semanas, para producir condimentos fermentados. El arroz más sano que he probado es una arroz parcialmente molido (tiene vetas del salvado) que ha sido remojado con el arroz entero, como se describió en el capitulo seis.

Maíz saludable

Incluso más que el arroz, la preparación del maíz como grano depende altamente de la variedad de maíz que se vaya a utilizar. Esto nos conduce a una amplia variedad de métodos tradicionales de preparación, que van desde un simple tostado hasta la fermentación durante dos semanas.

El maíz es universalmente nixtamalizado cuando se prepara para su consumo como harina. Este proceso supone remojar el maíz en una solución alcalina que libera le niacina (vitamina B_3) y luego pelarlo. Las modernas tortillas de maíz, chips y comidas de maíz o bien no tienen salvado de maíz o germen, o tienen muy poco. También son nixtamamizados. Los productos típicos de maíz con el salvado o el germen eliminados, serían más bajos en ácido fitico y propiedades tóxicas que el grano entero de maíz. No puedo aconsejar sobre cuántos de estos productos de maíz es seguro ingerir en relación con la salud dental. Son comparables a la harina de trigo sin fermentar ni blanquear. Si una comida contiene grano, y no ha pasado por un minucioso proceso de fermentación es probable que tenga un alto contenido en antinutrientes, como ácido fitico y lectinas. Estoy convencido de que los alimentos que contienen maíz entero, así como germinado, deberían evitarse. Otra cuestión preocupante sobre el maíz es el maíz genéticamente modificado. Debido a la polinización cruzada, incluso muchos maíces que no han sido modificados genéticamente pueden tener alguna modificación genética. Los animales no son alimentados con maíz genéticamente modificado (GM), a menos que no se pueda evitar. Aquellos que lo han hecho han tenido problemas de carácter reproductivo entre muchos otros.

Ogi, un grano tradicional fermentado del oeste de África ilustra los esfuerzos necesarios para que el maíz, el sogo o el mijo sean seguros para los niños. Para comenzar, los granos ya están secados al sol después de la cosecha, y almacenados con cáscara. El maíz se remoja entonces durante 1-3 días. El salvado de maíz, la cáscara y el germen son completamente eliminados. La mezcla es entonces fermentada durante 2-3 días, cocinada y secada para almacenar.[170]

El pozol (a base de cacao y maíz de origen mesoamericano que sigue siendo consumida y muy popular al sur de México, en especial, en los estados de Tabasco donde es la bebida tradicional) es un plato de maíz fermentado de Sudamérica. El maíz se cocina con hidróxido de calcio para liberar la niacina. La cáscara o pericarpio del maíz se elimina. El pozol se fermenta durante 1-14 días.

No todas y cada una de las recetas de grano indígenas eliminan el salvado del grano ni lo fermentan. La Injera es un pan Etíope tradicional hecho de teff (ramillete de hierba, su nombre deriva de la palabra etíope tff perdido, por lo pequeño de su semilla). La receta que tengo yo para la injera usa granos enteros de sorgo. El sorgo es fermentado con un iniciador de enzimas enriquecidas durante 48 horas. El chapati es un pan plano de la India hecho con trigo entero y sin levadura. En ambos casos parece ser que se tomó una receta que era adecuada para un tipo de grano, como el teff en Etiopia y el arroz en la India, y se usó con otro grano de más reciente introducción. Durante los últimos siglos, los nuevos sistemas de comercio, la inmigración y la adopción de costumbres de otras culturas, han dado lugar a la aparición de recetas de granos enteros que parecen tradicionales en la superficie, pero que son en realidad adaptadas y no eliminan las toxinas del grano.

Algunas veces es necesario ahondar con profundidad para encontrar recetas de granos verdaderamente antiguas y holísticas. Existen tantos métodos de preparación de granos que requeriría mucho tiempo y energía. Si fuera posible utilizar estos métodos intensivos con menos trabajo, o para que mantengan un alto contenido de rendimiento al mantener el salvado y el germen, estoy seguro de que ya lo habrían hecho. Creo, por lo tanto, que estas formas de fermentación lenta que requieren tanto tiempo, normalmente con la eliminación del salvado y el germen, son las que producirán el grano más saludable de todos.

Características de la preparación del grano por los indígenas

- Prácticas biodinámicas de terreno.

- Minuciosa cosecha del grano, incluyendo lento secado al sol.

- Maduración del grano

- Cuidadoso almacenamiento del grano, muchas veces con la cáscara para preserva su frescura.

- Moler los granos frescos antes de la preparación.

- Combinación de granos con otros alimentos.

- Eliminación general del salvado y/o germen del grano.

- Uso de iniciadores en grano bajo en fitasa.

Contenido de ácido fítico en alimentos populares

Evitar los productos comerciales de granos enteros- Los panes con levadura tienen un 40-80% de su ácido fítico intacto en su producto final.[171] Si un pan con levadura es hecho con harina blanca sin blanquear, sin embargo, no tendrá tanto ácido fítico. He citado numerosos ejemplos de problemas con el salvado de grano y el germen, y he demostrado que estos problemas se resuelven al eliminar el salvado y el germen del grano. Hay que pagar un precio muy alto si no se elimina la mayoría del salvado y germen de los granos de trigo, centeno, espelta, kamut y cebada. He oído diversos casos de masa fermentada con espelta que causa caries severas. Esto es debido a que la fermentación, aunque buena para eliminar el ácido fítico, no neutraliza todas las toxinas del grano, como la lectina, en ciertos tipos y variedades de granos. Esto me lleva a la conclusión de que es mejor evitar los panes preparados comercialmente, las galletas, las barritas energéticas, las pastas, los cereales y cualquier otro producto comercial que contenga granos enteros. Sin excepciones. Ya que la quínoa y el trigo sarraceno (alforfón) son pseudocereales, y no granos exactamente, existe la posibilidad de poder ser consumidos enteros, a condición de eliminar el ácido fítico. Pero no lo sé con certeza. Sin saber qué toxina del grano es exactamente la causante de la caries severa, y sin examinar específicamente cada alimento comprado, no se puede decir que ningún alimento de grano entero mantendrá tus dientes libres de caries.

Evita el pan del grano germinado- Otro alimento fatal para los dientes son los productos hechos de granos germinados. Las toxinas de la planta no están lo suficientemente neutralizadas y estos alimentos pueden causar caries severas.

Evita la mayoría de productos de grano sin gluten - Muchos productos sin gluten están elaborados con arroz entero. El arroz entero tiene un alto contenido de ácido fítico y debería evitarse. Los productos de grano sin gluten hechos de arroz blanco, por otra parte, no tienen mucho ácido fítico o toxinas.

Evita los cereales de desayuno- Estos ahora llevan salvado o granos enteros debido a la fibra publicitada y a las supuestas características saludables del salvado. Los cereales con granos enteros tienen un muy alto contenido en ácido fítico y probablemente en otras toxinas.

Evita las barritas energéticas- Muchas contienen granos enteros que no están debidamente fermentados y poseen altos niveles de toxinas. Además contienen mucho azúcar.

Limita las palomitas de maíz (cotufas)- Las cotufas tienen algo de ácido fítico. Evítalas categóricamente si tienes caries. Las personas sanas pueden consumirlas de manera moderada.

Orientaciones para hacer seguros los granos

Bajo ácido fítico, y granos bajos en lectina

Estas son unas directrices introductorias fáciles de seguir para reducir o eliminar las posibilidades de que los granos dañen tus dientes. Tienen que estar tan libres de toxinas como sea posible. Estas orientaciones son para granos seguros para la salud de tus dientes y que sean fáciles de obtener. Muchos de los productos de grano disponibles en el mercado son alimentos adulterados, por lo tanto no los recomiendo como parte de una dieta ideal, pero son adecuados. Para el lector que desea una mejora excelente en su salud dental, sin perder horas en la cocina preocupándose por los granos, esta parte es para tí.

La semolina es el nombre que se le da al trigo una vez separados el salvado y el germen. Se usa en la elaboración de pasta y cuscús. No está clara la salubridad de estos granos procesados sin fermentar, pero son bajos en ácido fítico al no estar hechos de granos enteros. Tradicionalmente el cuscús y la pasta están hechos de semolina u otro grano libre de salvado que ha sido fermentado de alguna manera. Estas opciones, que yo sepa, no están disponibles en el mercado.

Cualquier tipo de pan elaborado con harina blanca sin blanquear, y que sea amargo al gusto, es el mejor producto de grano disponible en el mundo occidental. No todas las masas fermentadas se hacen igual. El pan debería ser fermentado al menos durante 16 horas y tener un gusto amargo. Algunos panaderos artesanales incluso muelen el trigo entero o el arroz y eliminan el salvado y el germen para hacer un pan excelente.

El arroz blanco no contiene mucho ácido fítico. Puede que el arroz jazmín y el basmati blanco de las tiendas de comida sana retengan una pequeña porción de germen, debido a su color marrón claro. El arroz blanco no parece tener efectos negativos en la salud de las personas, como la harina blanca. La preparación ideal es a partir de un arroz que ha sido madurado durante un año, recién molido para eliminar la mitad, o más, del salvado y el germen, y luego fermentado. Porque la mayoría no podemos hacer esto nosotros mismos, nuestra mejor opción sería elegir entre arroz blanco de alta calidad y arroz integral parcialmente molido preparado con un iniciador de contenido rico en fitasa. La receta del arroz entero está en la sección de recetas. Si no vas a remojar tu arroz con el iniciador, elige el arroz blanco.

Como los demás granos, los productos de maíz deben fermentarse. Existen muchas tortillas de maíz y otros productos en las tiendas que no tienen salvado de maíz y germen. Estos deberían ser bajos en ácido fítico y no causar caries. Solo ten en cuenta si comes cualquiera de estos alimentos adulterados, que cualquier grano sin fermentar es un riesgo para la salud, en potencia, a largo plazo.

Calcio- Como en el caso de los granos en el valle Loetschental va bien con queso. El calcio bloquea muchos efectos nocivos de los granos, frutos secos y judías. Si comes pan tómalo con una loncha grande de queso, o con un vaso de leche cruda, o ambos. Las lentejas están muy buenas acompañadas con yogurt. El efecto productor de raquitismo de la harina de avena se limita con el calcio.[172] Cuando una dieta es baja en vitamina D, incluso los granos libres de ácido pueden mermar los niveles de calcio.[173] Esto nos da una importante pista para el consumo seguro de grano: toma alimentos que contengan calcio con tus cereales.

Vitamina C- la vitamina C contrarresta significativamente los efectos negativos de los antinurientes del grano. Toma alimentos ricos en vitamina C con comidas que contengan granos, frutos secos, judías o semillas. Los productos lácteos pasteurizados de alta calidad tienen algo de vitamina C.

Ácido Fólico puede tener un papel importante junto con la Vitamina C para reducir los efectos antinutricionales de los granos. En el hígado de gran variedad de animales se encuentran grandes cantidades de ácido fólico, así como en las judías, especias, algas marinas, hojas verdes y espárragos.

La vitamina C en los alimentos

Raciones de 100 gramos de comida aproximadamente 3.5 onzas	Vitamina C en Miligramos(mg)
Camu Camu	2800
Escaramujo (árbol silvestre)	2000
Cereza del acerolo	1600
Pimiento Rojo	190
Perejil	130
Guayaba	100
Kiwi, brócoli	90
Caqui, papaya, fresa	60
Naranja	50
Kale (repollo rizado)	41
Limón	40
Mandarina, Clementina, Frambuesa	30
Col Cruda, lima (limón)	30
Glándula suprarrenal	High
Hígado de Ternero	36
Hígado de Ternera	31
Ostra	30
Leche cruda 4 tazas	19
Sesos de Cordero	17

La vitamina D- los efectos anti calcificación de los granos enteros se reducen ampliamente con la vitamina D. Los detalles sobre esta vitamina fueron discutidos en el capitulo anterior. Cuantos más granos consumas, en particular las hojuelas de avena o granos enteros, más vitamina D necesitará tu cuerpo. Hay un límite de cuánta vitamina D bloqueará los efectos negativos de los granos enteros. Por eso, incluso con una abundante dosis de aceite de hígado de bacalao, las personas que consumen una dieta con elevados niveles de granos enteros, pueden desarrollar problemas de caries. Por ello es importante consumir granos que no contengan ácido fítico o toxinas. La combinación de granos con bajo ácido fítico con vitamina D produce un crecimiento óseo óptimo y protege contra el raquitismo.

La proteína La preparación tradicional de los frutos secos combina frutos secos asados con guisos de carne. Consumir proteínas con granos, frutos secos, semillas o judías puede reducir algunas de sus características antinutritivas.

· ·

Resumen de las orientaciones básicas para el consumo de granos y semillas

No comas productos que contengan granos enteros o salvado aña dido.

No comas granos enteros que tengan una preparación casera.

No comas productos de granos enteros germinados.

No consumas productos de harina blanca blanqueada.

No consumas semillas muy a menudo.

Si consumes granos, frutos secos, semillas o judías con regularidad, asegurate de añadir calcio, vitamina C y vitamina D a tu dieta.

· ·

Comer granos en casa

Orientaciones introductorias-Si vas a comprar harina en la tienda, te recomiendo que compres harina parcialmente refinada, sin blanquear, o harina blanca orgánica no enriquecida. No uses harina de grano entero comprada en la tienda. La harina no blanqueada es baja en ácido fítico. Recuerda que, a largo plazo, tomar sólo harina sin blanquear es una práctica dañina, poco saludable. Elige el arroz blanco basmati, jazmín o de sushi para tus guisos de arroz caseros.

· ·

La harina blanqueada versus la harina no blanqueada

A no ser que esté etiquetada como sin blanquear, la harina blanca ha sido sometida al peróxido de benzol o al dióxido de cloro para hacerla parecer blanca y brillante. Muchas harinas comerciales lle-van añadido bromato de potasio y son también enriquecidas. Elige una harina blanca orgánica no enriquecida y sin blanquear, siempre que sea posible. La harina puede volverse rancia con facilidad, por lo que la harina que haya sido recién molida siempre será la más saludable.

. . . .

Orientaciones avanzadas La práctica indígena en todo el mundo es moler los granos justo antes de usarlos. Muchas personas tienen el libro *Tradiciones Nutritivas* por Sally Fallon u otros libros en los cuales hay muchas recetas deliciosas, incluyendo recetas con granos enteros. Estas recetas son de platos de granos remojados o fermentados, que son más fáciles de digerir. Mi sugerencia es no usar harina de grano entero. Después de moler el grano entero tienes que cernirlo con un tamiz o cernidor para eliminar el salvado y el germen. Y seguir la receta. Como resultado obtendrás un delicioso plato fácil de digerir. Los granos que terminantemente requieren tener eliminado el salvado y el germen para ser seguros son: el maíz, el centeno, la espelta, el kamut, la cebada y el trigo, así como granos directamente relacionados con ellos. Para el arroz necesitarás decidir si quieres usar arroz integral remojado, arroz parcialmente molido con el iniciador de fitasa o arroz blanco. Si puedes, deberías comenzar con una bolsa de arroz integral sellada al vacio (ya que el arroz integral se vuelve rancio con mucha facilidad), elimina un 50% del salvado, y luego lo remojas con un iniciador rico en fitasa, como se describió en el capítulo seis. Las tortas de arroz agrio incrementarán la vitalidad del arroz.

Quínoa y alforfón (trigo sarraceno)

No estoy totalmente seguro de si el salvado del grano o el germen necesitan ser eliminados de pseudocereales como el alforfón y la quínoa. Por lo que si consumes estos granos, lo haces a tu propio riesgo de exponerte a las toxinas de la planta. Si quieres comer estos granos regularmente te sugiero llevar a cabo tu propia investigación.

Desintoxicación de los granos

Cuando los adultos vienen a mí con un diente malo que no sana les recomiendo evitar los granos durante 2-3 semanas, para permitirle al cuerpo recuperarse y encontrar su equilibrio. También les aconsejo evitar los granos, los frutos secos, las judías y las semillas durante una temporada si:

- Estas siguiendo una dieta con más densidad en nutrientes y has logrado alguna mejora en tus caries, pero no la curación completa, como por ejemplo si tienes un diente adolorido que ahora sólo duele ocasionalmente.

- Si has estado consumiendo granos enteros que no estaban adecuadamente fermentados, salvado de centeno, kamut, espelta o trigo. Es posible que tu pared intestinal esté inflamada. Apartarte del consumo de granos por una temporada ayudará a este problema.

Después de la desintoxicación del grano, frutos secos y semillas será más fácil diferenciar qué granos están afectando a tu cuerpo y cuales te hacen sentir mejor.

Judías

Las judías son ricas en ácido fítico y lectina. El latirismo es un padecimiento atribuido a personas pobres, que en difíciles circunstancias ambientales se vieron obligadas a plantar y consumir la sumamente resistente *lathyrus sativus* (un tipo de arveja dulce). La sustancia tóxica que causa el latirismo es, probablemente, el aminoácido tóxico beta N oxalylanimo L alanina. Sus síntomas incluyen: dificultades para caminar, debilidad en las piernas y eventualmente una parálisis completa. Otras judías también contienen bastantes toxinas de plantas, como los granos de soja. Las semillas de la lima son consumidas en Nigeria como un alimento de primera necesidad que acarrear un "proceso meticuloso" para hacerlas seguras para su consumo.[174]

Para eliminar por completo los fitatos, las judías deben ser puestas a remojo toda la noche en agua caliente, germinadas durante varios días y entonces fermentadas. La mayoría de las personas no serán capaces de seguir todo el proceso para eliminar el ácido fítico. Remojar las judías durante toda una noche y cocinarlas después, elimina una buena porción del ácido fítico en judías pequeñas como las lentejas. Simplemente ponerlas en remojo toda la noche será suficiente para la mayoría de la gente. Hervir judías que no hayan sido remojadas no eliminará el ácido fítico.

Como en el caso de los granos, las distintas judías tienen distintas concentraciones de toxinas de plantas, y requieren de diversos métodos de preparación. Los detalles exactos del método de preparación usado por los indígenas no está a mi alcance en éste momento. Pero podemos examinar unos pocos ejemplos. En América Latina, las judías son con frecuencia fermentadas después del proceso de cocción, para hacer una papilla agria llamada Chugo. En la India las lentejas se consumen típicamente partidas. Esto significa que la capa externa, la cáscara, (el equivalente al salvado en los granos) es eliminado. Las lentejas sin salvado son probablemente la legumbre más segura de comer. Las lentejas se pueden hacer en deliciosas tortas con arroz, llamadas dosas. Toma las mismas precauciones a la hora de combinar alimentos que con los granos. Come judías con queso, o con comidas que contengan vitamina D, con vegetales y bayas ricos en vitamina C.

Sugerencias sobre las judías

Básico

Remojar las judías toda la noche y cocerlos con kombu (un vegetal marino) para ablandarlos y ayudar a la digestión.

Las judías deben estar blandas y fáciles de digerir cuando están cocidas.

Elegir judías pequeñas antes que grandes.

Avanzado

Prepare sus judías en platos como las dosas.

Desayuno de cereales y granola

Los cereales para el desayuno están preparados a temperaturas altas. Un estudio demostró que las ratas que fueron alimentadas solamente con trigo inflado morían antes que aquellas a las que no se les daba nada de comer. Al menos un cereal de desayuno ha matado a ratas de laboratorio más rápidamente que cuando las ratas comían solamente la caja de cartón.[175] Muchas personas imprudentemente continúan consumiendo desayunos de cereales fríos debido al subidón de azúcar que producen, e ignoran el sufrimiento digestivo que conlleva. Evita las semillas rancias e inapropiadamente preparadas, los frutos secos y los granos que se encuentran en las granolas, los panes de rápido crecimiento y los cereales de desayuno extruidos.

Muchas personas comen la granola que compran en la tienda, que casi nunca es saludable debido a su alto contenido de azúcar y a los elevados niveles de ácido fítico de la avena. Los cereales de desayuno, incluso cuando se etiquetan como orgánicos, no son un alimento saludable. Contienen muy pocos nutrientes para que el cuerpo absorba. La combinación del azúcar y la harina causa un rápido aumento de azúcar en la sangre, lo que hará que aparezcan las caries. Al personaje de los dibujos animados de la caja de cereales no le importa si tú o tu hijo estáis o no sanos. El cereal orgánico puede que no tenga pesticidas o aditivos, pero no es un alimento nutritivo. Si debes comer un cereal te sugiero preparar arroz casero agrio, o centeno caliente. Los productos de harina necesitan ser combinados con proteínas, calcio y grasa.

Frutos secos y mantequilla de frutos secos

Leí una historia cómica de un grupo de indígenas del Amazonas a los que se les ofreció mantequilla de maní. Se negaron a comerla porque les parecía excremento humano. Los perros son muy alérgicos a algunos tipos de frutos secos como la nuez o la nuez de macadamia. Los síntomas que los perros tienen por el envenenamiento de frutos secos incluyen temblores musculares, ataques, vómitos, diarrea, salivación y aceleración del ritmo cardiaco. Como con los granos, las nueces tienen un contenido muy alto de toxinas de planta, incluyendo el ácido fítico. Los síntomas sufridos por los perros que ingirieron frutos secos, sugieren rotundamente que estos contienen alguna sustancia, posiblemente la lectina, que afecta al sistema nervioso central. Este efecto en el sistema nervioso se ve mejor en los perros que en los humanos. La alergia al maní en humanos puede causar un shock anafiláctico. Esto es otra señal de las fuertes toxinas de las plantas escondidas en los frutos secos. Es normal que gente con mucha caries dependa de frutos secos crudos y mantequilla de semillas como alimento de primera necesidad, incluyendo mucho tahín (pasta de semilla de sésamo) crudo.

Los frutos secos son potentes inhibidores de la absorción del hierro,[176] pero sus niveles de ácido fítico no están directamente relacionados con el descenso en la absorción del hierro. Incluso aunque el coco fresco tiene una cantidad moderada de ácido fítico, éste tiene un pequeño o inexistente impacto en la absorción del hierro. La germinación de los frutos secos mejora la absorción del hierro, pero sólo moderadamente. La vitamina C en una dosis de 25 miligramos puede prevenir que los compuestos de los frutos secos bloqueen la absorción del hierro. Curiosamente, las características bloqueadoras de la absorción de hierro de los frutos secos puede que tengan que ver con cómo se digieren las proteínas de estos.[177] Esto podría explicar la tendencia de los indígenas de mezclar los frutos secos con proteínas animales.

Contenido de ácido fítico en frutos secos[178]

Almendra	Nuez	Maní	Maní asado	Brote de Maní	Avellana	Nuez de Brasil
1.14	0.98	0.82	0.95	0.61	0.65	1.72

Para que entiendas estas cifras, los frutos secos contienen un nivel de ácido fítico muy parecido al de los granos.

No me malinterpretes; creo que los frutos secos son deliciosos, sobre todo cuando han sido germinados y deshidratados a bajas temperaturas, y luego asados para eliminar una gran cantidad de ácido fítico. Parece casi universal entre las culturas indígenas la práctica de cocinar sus frutos secos de alguna manera, así como agregarlos a sus sopas de carne y guisos. El problema que la gente tiene con los frutos secos es que los consumen en demasía crudos, lo que significa que tienen un alto nivel de ácido fítico y que los consideran un alimento de primera necesidad, en lugar de parte de una dieta rica. Un interesante dato sobre las nueces de macadamia es que son originales de Australia. Los aborígenes también tuvieron acceso a la fruta con el más alto contenido de vitamina C en el planeta, la ciruela de kadu. La alta cantidad de vitamina C en la dieta aborígen puede haber protegido a los aborígenes de Australia de las toxinas de la planta de las nueces de macadamia. Muchos tipos de nueces de macadamia son conocidas por ser tóxicas y no se cultivan. Cierta nuez de Tailandia debe ser enterrada en suelo volcánico durante 100 días, y entonces puesta en remojo en agua durante tres días más para poder comerla. Los frutos secos contienen vitaminas nutritivas, pero también potentes toxinas de planta que pueden afectar negativamente al sistema nervioso central.

Ya que muchas personas consumen harina de coco, mencionaré que la harina seca de coco tiene casi la misma cantidad de ácido fítico, un 1,17 por ciento,[179] que muchos granos y otros frutos secos. El coco no tiene un gran impacto en la absorción del hierro, lo cual implica que es mucho más bajo en toxinas de planta que los granos y las judías. Las sociedades tradicionales trocean el coco y normalmente lo cuecen. No es lo mismo que la harina de coco comercial. Esta forma del coco es una forma menos granulada que la harina de coco. La harina de coco está hecha con los subproductos de la leche de coco o de la producción del aceite de coco.

La comida de coco es generalmente usada como alimento animal. Incluso como un alimento animal, su baja digestibilidad proteica causa que los cerdos no crezcan por completo, cuando es usada como un suplemento de la proteína.[180] Contiene el doble de fibra que el salvado de los granos. Debido al contenido de ácido fítico de la harina de coco, consumirla con regularidad puede afectar a tu metabolismo del calcio y del fósforo. Si consumes la harina de coco, asegúrate de tomar grandes cantidades de vitaminas y minerales que te protejan contra el ácido fítico. Una vez más, éstas son el calcio, la vitamina C y las vitaminas A y D solubles en grasas.

Sugerencias para los frutos secos

Los frutos secos en moderación no deberían ser un problema para la mayoría de las personas con pocas caries. Si padeces de caries severa o tienes caries persistentes que no sanan, considera la opción de evitar completamente los frutos secos hasta que el problema sea resuelto.

Orientaciones Básicas

- Evita las mantequillas de frutos secos producidas comercialmente.

- Modera la cantidad de frutos secos que ingieres; no los conviertas en un alimento de primera necesidad.

- Asegurate de consumir bastantes productos con vitamina C o comidas ricas en calcio como acompañamiento de tus frutos secos, como almendras asadas y peladas con queso.

- Ten cuidado con las almendras; parecen tener un contenido muy alto de toxinas de plantas. Se les debe quitar la piel.

Orientaciones adicionales intermedias

- Consume solamente frutos secos y mantequilla de frutos secos que hayan sido remojados y deshidratados.
- Orientaciones avanzadas
- Asa los frutos secos y utilízalos en la cocina, sobre todo con sopas de carnes y guisos.
- Extrae el aceite de los frutos secos recién asados.
- O evita los frutos secos en su totalidad.

Los minerales traza curan la caries

El tema de los minerales traza puede ser un poco peliagudo, ya que su utilización y equilibrio en nuestro cuerpo depende de todos los otros minerales. No conozco ningún mineral que no sea importante para nuestros dientes. Los minerales que no se han tratado aquí también son importantes. Hemos visto los dos minerales esenciales para la remineralización de los dientes, el calcio y el fósforo. El dentista e investigador Ralph Atesinman reconoció que el magnesio, el cobre, el hierro y el manganeso podrían todos influir significativamente en la caries.

La deficiencia del **Hierro** es la más común de las deficiencias nutricionales tanto en los países menos desarrolladas como en las más industrializadas ciudades de todo el mundo.[181] Esta deficiencia es explicada por los efectos vinculantes del hierro con el ácido fítico de los granos y judías.

Contenido de hierro en algunos alimentos

Alimento (100 gramos de ración cerca de 3.5 onzas)	Hierro en Miligramos
Bazo de ternera/cordero	45
Hígado de pato/ ganso	31
Almejas	12
Caviar	12
Riñones de Cordero	12
Hígado de pollo/ pavo	12
Tomates secados al sol	9
Patatas	7
Perejil crudo	6
Hígado de ternera	5

En general los moluscos y las vísceras tienen un alto contenido en hierro. Ciertas hierbas, como las ortigas, parecen tener altos contenidos de hierro. Las personas con dietas basadas en grano serán mucho más susceptibles a las deficiencias de hierro debido a las cualidades de la unión del hierro con el ácido fítico. Curiosamente el cacao en polvo tiene un contenido alto de hierro y cobre.

Esto podría explicar la adicción de algunas personas al chocolate, sobre todo aquellas que no comen carne.

El cobre ayuda a la utilización del hierro en tu cuerpo. El cobre es la cola que mantiene al diente y el hueso juntos.[182] El hígado y los moluscos tienen altos contenidos de cobre. Los hongos tienen pequeñas cantidades de cobre.

La vitamina B$_{12}$ y el ácido fólico trabajan juntos para ayudar al hierro a funcionar correctamente. Los vegetales de hojas verdes que tienen alto contenido en folato son: el esparrago, el alga marina, la espinaca y el quingombó. La fuente animal de folato son las almejas, el hígado de varios animales, el pulpo, las aves de corral pequeñas, los riñones, los huevos de pescado y el pescado. He averiguado que el hígado es una cura casi mágica para la caries. También es una solución muy conocida para la anemia. El hígado se puede tomar cocido, a la brasa o crudo.

El zinc es necesario para producir enzimas y ayuda a controlar los niveles del azúcar en la sangre. Típicamente los factores inhibidores en la absorción del hierro, como el ácido fítico, suelen tener un efecto aún más negativo en la absorción del zinc. Las ostras tienen un contenido muy alto de zinc, en menores cantidades se encuentra en el hígado, las carnes rojas (ternera, bisonte y cordero), mariscos y pavo.

El manganeso ayuda a controlar los niveles de azúcar en la sangre y coopera en la mineralización del diente.[183] Los mejillones, las nueces, la patata dulce, el hígado, los riñones, el arándano, la piña y el té verde y negro, son los alimentos con mayor concentración de manganeso. Otros alimentos que contienen menores cantidades de manganeso son la mayoría de las verduras, las bayas, las judías y los alimentos del mar. El ácido fítico inhibe la absorción del manganeso.

Yodo- Sirve de ayuda para el metabolismo de la grasa y se encuentra en los alimentos marinos, algas marinas, sopa de pescado, la mantequilla, la piña, la alcachofa, el esparrago y los vegetales verdes oscuros.

• •

El hígado detiene la caries
El hígado ayuda a tu cuerpo a vivir. Contiene casi todas las vitaminas y minerales necesarios para desarrollar dientes y huesos sanos, excepto por la vitamina D soluble en grasas, el magnesio y el calcio.

• •

¿Ayudan las muti-vitaminas a luchar contra la caries?

Las vitaminas sintéticas y los alimentos con vitaminas sintéticas añadidos, aportan un beneficio muy pequeño a tu cuerpo. Las vitaminas sintéticas están hechas de sustancias baratas y no poseen una forma bioquímica que sea fácilmente absorbida por tu cuerpo. Como consecuencia, la mayoría de los suplementos vitamínicos hacen poco bien y provocan bastante estrés interno en nuestros órganos. Hay una razón por la que la naturaleza nos provee con alimentos de plantas y animales, y que no podamos subsistir comiendo tierra o piedras. Nuestros cuerpos ven a las vitaminas sintéticas como sustancias tóxicas que deben ser rápidamente eliminadas. De ahí el extraño color y olor de la orina tras haber ingerido complejos multivitamínicos. Sin embargo, cuando alguien tiene mucha deficiencia de ciertas vitaminas, incluso vitaminas de baja calidad como éstas pueden servir de ayuda. Un tallo de apio o una porción de vegetales verdes tienen más vitaminas y minerales absorbibles que un bote de tabletas de vitaminas sintéticas.[184]

Existe un puñado de suplementos vitamínicos en el mercado. Hechos con alimentos completos. Mantienen a las vitaminas en un formato que es reconocido y absorbido por tu cuerpo. Si necesitas utilizar un suplemento vitamínico, recomiendo buscar una vitamina que no tenga ningún tipo de azúcar añadido, y una vitamina lo más natural posible a base de plantas o hierbas. Standard Process ® elabora muchos suplementos nutritivos a base de alimentos. No suelen venderse al público en general, pero están disponibles a través de multitud de profesionales de la salud, particularmente doctores quiroprácticos y naturopáticos. Uno de los productos de Standard Process® llamado Bio-dent®, incluye los siguientes ingredientes: glándula suprarrenal de bovino, bazo de bovino, harina de hueso y lactato de calcio. He visto resultados increíbles con esta vitamina, pero desafortunadamente, no todo el mundo obtiene resultados con ella.

Existen otros suplementos de minerales traza de la tierra y el mar. Un ejemplo es shilajit (es una sustancia que se encuentra en el Himalaya y las montañas caucásicas del Asia Central, un aceite mineral, aceite de piedra) un producto parecido al asfalto, brea enriquecida con minerales o alquitrán. Los depósitos minerales fulvicos proceden de vida vegetal descompuesta hace millones de años. Consulta con tu médico para comprobar si estos son adecuados para ti.

Productos de soja

Una amiga mía pensó que comer grandes porciones de tofu era buena idea. Al poco tiempo comenzó a perder el cabello y su piel palideció. La soja contiene hormonas de plantas que necesitan ser deshabilitadas por medio de un proceso cuidadoso de fermentación, lo que no ocurre con el tofu. Los altos niveles de ácido fítico en la soja reducen la asimilación del calcio, el magnesio, el cobre, el hierro y el zinc. El ácido fítico de la soja no se neutraliza mediante un método ordinario de preparación tales como el remojo, el germinado o una cocción lenta. Las dietas con un alto nivel de fitato han causado problemas de crecimiento en algunos niños.[185] Los productos de soja fermentada, tales como una bebida especial de soja fermentada (no disponible en la tiendas), la salsa de soja natural, el miso y el tempeh (es un producto alimenticio procedente de la fermentación de la soja que se presenta en forma de pastel) pueden ser aceptables. Sin embargo, usa la soja fermentada con cuidado y a conciencia.

Leches falsas

La leche de soja contiene inhibidores de enzimas y un exceso de estrógeno. He leído de una bebida de soja fermentada que puede curar el cáncer, pero no se trata de la bebida barata, desnaturalizada, rica en antinutrientes y productos sobreprocesados de soja que se vende en las tiendas de comestibles.

La leche de arroz comprada en tienda y otras leches de frutos secos pueden contener grandes cantidades de granos y antinutrientes de frutos secos como el ácido fítico. Aunque no se mencione en la etiqueta, el salvado de podría ser el ingrediente principal de algunas leches de arroz.

Las leches de frutos secos y semillas pueden contener también altas concentraciones de toxinas de la planta. Las de frutos secos son altamente apreciadas debido a sus aceites, y pueden ser elaboradas en casa. Aún así las leches caseras pueden contener potentes antinutrientes o toxinas de las plantas si no han sido rigurosamente cocidas. Si te encanta la leche de arroz o la leche de frutos secos, hazla en casa tú mismo. Usa recetas que utilicen ingredientes cocidos, o en las que se indiquen el calentamiento o la fermentación. No te conformes con imitaciones baratas.

Solanáceas

Los tomates, las patatas (pero no los boniatos o ñames), berenjena, bayas de goyi y pimientos de todo tipo pertenecen a la familia de las solanáceas. Las solanáceas contienen calcitriol. La cantidad de calcitriol varía en cada solanácea. El calcitriol es una hormona que índica al cuerpo que utilice el calcio de nuestra dieta y puede fácilmente llevar a sobrecalcificación de la sangre;[186] además el calcitriol puede desequilibrar nuestras proporciones de calcio y fósforo en la sangre. Esto puede fácilmente desembocar en caries.[187] Los síntomas de demasiado calcio en la sangre pueden incluir las caries en la parte superior del diente o exceso de depósitos de cálculos. Demasiado calcitroil proveniente de las solanáceas puede también conducir a depósitos de calcio en el cuerpo. Esta es una de las razones por la que las solanáceas han sido relacionadas con el dolor crónico o inflamaciones como dolor de articulaciones o de espalda. Los efectos de las solanáceas pueden ser cancelados por otros alimentos en tu dieta, como el calcio, o la vitamina D, pero no estoy seguro. Si estás luchando contra la caries y no puedes detenerla, trata de retirar las solanáceas de tu dieta.

Patatas

Las patatas blancas contienen cantidades moderadas de ácido fítico.[188] Son también miembros de la familia de las solanáceas. Las patatas blancas pueden ser incluidas en una dieta para prevenir la caries. No son cruciales para eliminarlas de tu dieta, pero para algunas personas, el quitarles las patatas podría ser la clave que marque la diferencia. Debido a sus características solanáceas, las patatas pueden, de alguna manera, contribuir a la caries en una dieta desequilibrada.

Una mejor alternativa a las modernas patatas son los boniatos y el ñame. Los boniatos no contienen ninguno de los antinutrientes del ácido fítico. El ñame contiene una pequeña cantidad. El único problema con los boniatos o el ñame es que pueden resultar demasiado dulces para individuos con sensibilidad al azúcar en la sangre. La raíz de taro (nombre común de los bulbos y tubérculos) y la yuca (casabe) contienen cantidades de ácido fítico.[190] Esto puede explicar por qué algunas culturas fermentan estas raíces o las convierten en cerveza. En líneas generales, los boniatos, el ñame u otros tubérculos como la raíz de taro y la yuca, son excelentes alimentos de primera necesidad para incluir en una dieta saludable de prevención de caries. Todos ellos combinan a la perfección con las grasas y las proteínas.

Los alimentos orgánicos son mejores

Cuando sea posible, toma alimentos orgánicos. No estoy hablando de la comida empaquetada. Me refiero a la carne, fruta y verdura sin procesar. Estudios publicados demuestran que los pesticidas aparecen en los cuerpos de los niños y en el torrente sanguíneo poco después de consumir alimentos convencionales.[191] Está mal que nuestra cultura permita que estos venenos sean esparcidos sobre nuestros alimentos. La buena noticia es que no tenemos que comer alimentos orgánicos para ser inmunes a las caries. La mala noticia es que los pesticidas provocan una tensión innecesaria en el cuerpo y pueden acarrearnos otros problemas de salud. También existe una amplia gama de pesticidas orgánicos aprobados. Aunque son mejores que otros pesticidas, aún conllevan muchas sustancias malignas que son rociadas sobre los alimentos orgánicos. Recomiendo hacer lo que cada uno buenamente pueda para apoyar a las granjas pequeñas y locales, como acudir a los mercados de granjeros o comprar en tiendas que adquieren sus productos de granjeros locales. Esto no es un requisito, pero es algo que te hará sentir bien al comprar alimentos y apoyar a una pequeña familia de granjeros.

Grasas saludables

Las grasas saludables ayudan a una función hormonal sin complicaciones y son una gran fuente de energía. Provienen de fuentes orgánicas que incluyen los aguacates, el aceite de palma y de coco, el aceite de oliva, la mantequilla y grasa de ternera, cerdo, pollo y pato. Los aceites vegetales convencionales no son grasas saludables. La grasa animal contiene vitaminas especiales que remineralizan los dientes, mientras que las grasas vegetales generalmente no lo hacen.

Grasas peligrosas

Grasas trans- Las grasas trans provienen de agregarle hidrógeno al aceite vegetal por medio de un proceso llamado hidrogenización. La margarina es un ejemplo de una grasa trans. La grasas trans de fábrica son tóxicas para el cuerpo.[192] Las grasas trans han reemplazado a las grasas verdaderas como la mantequilla orgánica, el sebo y la manteca. Comer grasas trans significa reemplazar vitaminas importantes solubles en grasa por grasas tóxicas hechas por el hombre.

    El aceite de canola – Canola no es el nombre de la planta, sino un término corto para el aceite canadiense (Canadian Oil). La FDA prohíbe el uso de aceite de canola en la fórmulas para bebés porque retrasa el crecimiento.[195] El contenido de grasa trans en el aceite de canola aparece como 0,2 por ciento, aunque una investigación independiente ha descubierto que los niveles de trans son tan altos como un 4,6 por ciento en un aceite liquido comercial. El aceite de canola se extrae mediante una combinación de una presión mecánica a altas temperaturas con la extracción de solventes. Mi experiencia personal con el consumo de aceite de canola es que me hace sentir congestionado y comienzo a toser. Porque es barato y supuestamente sano debido a que contiene grasas monosaturadas, el aceite de canola es lo que muchos restaurantes y tiendas de comidas saludables desafortunadamente usan para freír sus alimentos. Si supieran que este aceite rancio no es bueno para la salud de sus clientes, quizás dejarían de usarlo. Estos establecimientos promocionan falsamente los beneficios saludables del aceite de canola.

    El sabor y la textura inferior de los alimentos cocinados con aceite de canola me repelen, y probablemente también a muchos clientes de estos establecimientos.

Aceites de frutos secos y semillas

Los aceites de frutos secos y semillas han formado parte de la dieta humana durante mucho tiempo. El aceite de nuez es muy popular en Francia e Italia. Para que el aceite de nuez sea saludable se requiere un proceso cuidadoso o un presionado fresco. Limita o evita el uso de los aceites de frutos secos y semillas en la medida de lo posible, a no ser que procedan de pequeños productores artesanales.

Aceites de cártamo, soja y maíz están todos en la lista de aceites a evitar. Debido a su delicada estructura estos aceites vegetales son especialmente peligrosos al ser calentados en el proceso de cocción o de fritura.[195]

Glutamato monosódico escondido

Las formas no naturales del glutamato monosódico (GMS) pueden alterar el equilibrio de tus glándulas endocrinas. Esto puede trastornar la habilidad de tu cuerpo para regular la homeostasis requerida para permitirle a tu glándula parótida enviar señales para remineralizar lo dientes. Visto desde esta perspectiva, el GMS puede ser un factor contribuyente de la caries. La mayoría de las sopas que venden en las tiendas, las salsas, y preparados de caldos contienen GMS. El GMS aparece secretamente en las etiquetas de los productos bajo distintos nombres. Evitar los productos que contengan los siguientes ingredientes: proteína vegetal hidrolizada (HVP), proteína texturizada, extracto de levadura, proteína de planta autolizada, y cualquier cosa con la palabra glutamate u glutamica.

Bebidas dulces

Las tiendas de comida saludable están sobre recargadas de jugos de frutas y verduras endulzados y fortificados con proteínas. La mayoría de estos productos son pasteurizados y por lo tanto alimentos esqueletizados. Evite los jugos de fruta y verdura pasteurizados. Las bebidas dulces de la tienda están recargadas de azúcar. Proporcionan calorías vacías y no son una parte saludable de la dieta. De vez en cuando una bebida endulzada naturalmente no te hará daño si no tienes caries. Pero estos alimentos no son para las personas que están tratando de detener la caries. Ten especial cuidado con las bebidas deportivas y los tés endulzados. Sustitúyelos por té sin azúcar, leche fresca, suero o kéfir.

Kombucha es una bebida tónica popular. Es un maravilloso surtido de nutrientes y probióticos. Si bien es una gran bebida recomiendo evitarla a las personas que están tratando de detener la caries. Normalmente la kombucha comercializada tiene un alto contenido en azúcar, ya que no todos los azúcares han sido digeridos por la bacteria y los organismos de la levadura. Para aclarar algo, la kombucha, especialmente la casera, o su equivalente al que se haya fermentado la mayoría de los azúcares, es una bebida pro-vida. Solamente no es buena si estás tratando de detener las caries.

Las barritas sanas, barritas energéticas y la caries

Las barritas de alimentos sanos han sido noticia por su capacidad para causar caries. Gente que jamás ha padecido caries en su vida adulta de repente desarrolla muchas y grandes.[196] He hablado con muchas de ellas y con otras que tienen los dientes picados como consecuencia del consumo de barritas sanas. El culpable aquí no es la bacteria o lo viscoso y pegajoso de la barra. El problema con las barras de nutrición son sus ingredientes. Muchas barras de comida saludable tienen un sabor rancio que es disimulado con grandes cantidades de azúcar. Las barritas sanas suelen contener múltiples ingredientes que podrás encontrar en nuestra "lista de alimentos a evitar". La combinación de los fragmentos de proteína aislada, los edulcorantes de alta intensidad y los granos enteros no procesados ahogados en ácido fítico de la barritas y crean una receta poderosa para perder el hueso del diente, o sea para desarrollar la caries.

Substancias adictivas

El consumo exagerado de café y la falta de suficiente proteínas nos lleva a una disminución de la densidad ósea.[197] La cafeína estimula las glándulas suprarrenales para liberar una substancia parecida a la adrenalina. Esta substancia hace que el hígado libere azúcar en la sangre.[198] La cafeína causa alteraciones en tu equilibrio de calcio/fósforo y sobreestimula tu sistema glandular. La gente normalmente confía en el café para cubrir la sensación de agotamiento. La ingesta de grasas saturadas de alta calidad, como la mantequilla, el aceite de coco, o la grasa animal, te ayudarán a restaurar el equilibrio de energía en tu metabolismo.

El consumo de alcohol está relacionado con la perdida ósea. En una pequeña encuesta, los bebedores moderados o empedernidos parecen desarrollar más caries. La cerveza y el vino pueden causar caries debido a los granos o al azúcar de los granos en el alcohol, o al alcohol en sí mismo. El consumo de alcohol eleva el azúcar en la sangre, y reduce el magnesio, el zinc, el potasio de manganeso y el ácido fólico.[99] La calidad y el tipo de alcohol también influyen. Las bebidas alcohólicas naturalmente fermentadas, como la antigua cerveza o la sidra de manzana casera, tienen efectos benéficos en el cuerpo cuando el contenido en alcohol no es muy alto. Dicho esto, si quieres sanar tus caries, lo mejor es moderar y/o eliminar el consumo de alcohol. Hay que evitar los licores destilados. El vino y las cervezas no pasteurizadas pueden ser aceptables cuando se usan con moderación, si no tienes caries importantes. En exceso, el vino y la cerveza le exigen demasiado al hígado. El consumo regular de cervezas fabricadas comercialmente contribuye a las caries.

El chocolate es de alto contenido en hierro y otros minerales trazas. También se asocia habitualmente con grandes cantidades de azúcar. El azúcar mezclado con el chocolate contribuye a las caries. El cacao en polvo tiene un contenido extremadamente alto de ácido fítico y taninos (un anti nutriente).[200] Para frenar la caries, el consumo de chocolate debería ser enormemente limitado o eliminado. Una persona saludable puede comer cantidades moderadas de chocolate y no tener caries. La preparación más antigua del chocolate es un proceso de fermentación que convierte al chocolate en cerveza.

El azúcar es una substancia altamente adictiva, como una droga, de nuestra dieta moderna. Si bien un poquito de azúcar natural es bueno, demasiado azúcar produce un efecto soporífero. Demasiada azúcar puede ofrecer un placer fugaz y un sentimiento de relajación en una vida estresante. Algunas personas se sienten justificadas al tomar exceso de substancias estimulantes debido a la euforia sin dolor que pueden producir.

Medicamentos con receta, drogas recreativas y tus dientes

Las drogas, incluyendo los medicamentos de la farmacia, alteran tu sistema glandular y afectan a tus proporciones de calcio y fósforo. Los medicamentos y las drogas recreativas, junto con los cigarros, pueden alterar la habilidad de tu cuerpo para utilizar los nutrientes de la comida. Muchas personas en el mundo occidental han perdido la habilidad de digerir y utilizar la grasa y la proteína debido a los daños causados por las drogas occidentales.

> *El inconformista médico Dr. Henry Bieler, autor del bestselller La comida es tu mejor medicina, escribió:*

> *Con la práctica médica de casi cincuenta años, he alcanzado tres conclusiones básicas como la causa y cura de la enfermedad.*

> *La primera es que la causa primaria de las enfermedades no está en los gérmenes.*

> *La segunda conclusión es que en casi todos los casos donde existe el uso de drogas para el tratamiento de los pacientes, este es perjudicial. Las drogas con frecuencia causan serios efectos secundarios, y algunas veces incluso crean nuevas enfermedades. Los dudosos beneficios que pueden proporcionar a un paciente son, en el mejor de los casos, temporales.*

> *Mi tercera conclusión es que la enfermedad puede ser curada por medio del uso correcto de alimentos.[201]*

Muchas drogas occidentales sobreestimulan nuestras glándulas, envenenan nuestros hígados y producen una ilusión de salud. Los efectos a largo plazo de muchas drogas son desconocidos. Rara vez aportan curas a largo plazo para las enfermedades, porque no se trata la causa de la enfermedad. Estas aseveraciones son también aplicables para el uso de las vacunas. Las evidencias documentadas han demostrado que las vacunas pueden causar enfermedades. Las vacunas serán discutidas más minuciosamente en la sección sobre las caries en los niños. Las píldoras de control natal o anticonceptivas incrementan el riesgo de desarrollar gingivitis, lo que demuestra que las hormonas y los medicamentos pueden alterar nuestro metabolismo mineral.[202]

Muchas drogas recreativas también causan daño a nuestros cuerpos. Mientras que las medicinas con receta generalmente ayudan a tratar los síntomas de enfermedades físicas, las drogas recreativas se usan para aletargar a personas abrumadas por un estrés emocional. Las drogas recreativas aportan una forma estimulante de ofrecer alivio al dolor emocional. Como con las medicinas con receta, el uso regular de drogas recreativas no cura el problema, más bien aplaza el momento de enfrentarse a la vida. Las drogas para la recreación no están en armonía con las leyes y principios naturales.

Agradeciendo

Hemos visto algunos de los mejores y algunos de los peores alimentos que la sociedad moderna puede ofrecer. Demasiados alimentos procesados y refinados llevarán al desarrollo de enfermedades y de caries. Esto lo vimos ilustrado por las fotografías de Weston Price y su investigación. Viendo los problemas en los alimentos que estás tomando es todo un desafío. Aquí solo quiero dar las gracias por tener comida. Ya sea buena o mala, estoy agradecido por tener suficiente comida para comer. Mucha gente ni siquiera tiene el lujo de poder elegir su menú diario. Dando las gracias por nuestra comida es una manera de honrar y respetar las bondades de la naturaleza. Cuando la vibración positiva de agradecimiento llene nuestras vidas y nuestra cultura, ya no tendremos esas comidas que destruyen nuestra salud.

Capítulo 5

Protocolos de nutrición que remineralizan y curan la caries

Hipócrates creía in vis medicatrix naturae (la medicación de la fuerza de la naturaleza) La capacidad innata de la naturaleza para sanar. Weston Price también reconoció el mismo principio, llegando a la conclusión de que "la vida en toda su amplitud obedece a la madre naturaleza."[203] Todo lo que necesitas hacer para curar la caries es entender las reglas de salud de la naturaleza y seguirlas. Cuando sigues estas reglas, la capacida de reconstrucción de tus dientes seguirá su curso. El protocolo de prevención de caries del Dr. Price ha obtenido un índice de éxito por encima del 90%. Si deseas sanar tus dientes, armonízate con esta sutil fuerza de la naturaleza y cambia tus hábitos alimenticios.

Reglas de la naturaleza para sanar tus dientes

Revisemos algunos puntos claves del libro, hasta aquí, que te ayudarán a entender los principios que gobiernan las funciones de tu cuerpo y dientes:

- La caries es causada por fuerzas del entorno, como la comida; tienes control total sobre tu dieta.

- Las bacterias "peligrosas" no son las causantes de la caries y no atacan al azar a víctimas inocentes.

- Nuestra dieta moderna es deficiente en vitaminas solubles en grasas y minerales necesarios para la salud de dientes y huesos.La caries ocurre cuando la química de tu cuerpo se desequilibra y éste envía señales hormonales a tus dientes para que detengan la remineralización. El desequilibrio es causado por elevaciones de azúcar en la sangre y un trastorno en tu metabolismo de calcio y fósforo. Comiendo verduras abundantes, limitando el consumo de azúcar, consumiendo suficientes proteínas y llevando una dieta que incluya abundantes vitaminas solubles en grasas se resuelve este desequilibrio.

- Los dentistas son cirujanos que tratan los síntomas de la enfermedad dental mediante la cirugía. Normalmente los tratamientos dentales sólo proveen resultados a corto plazo. La odontología nunca ha prometido remineralizar las caries o prevenir futuras caries.

Remineralizar tus dientes con una dieta saludable

En el capítulo anterior presenté unas instrucciones dietéticas detalladas sobre qué comer y por qué, para remineralizar tus dientes cariados. Aprendimos sobre los principios de la naturaleza por medio del estudio de las dietas de los indígenas de todo el planeta. Ahora recopilaré diversos programas dietéticos de gran efectividad, basados en décadas de investigaciones llevadas a cabo por algunos de los mejores dentistas del mundo, incluyendo a Weston Price y Melvin Page. También apelaré a toda una vida dedicada a la odontología del dentista George Heard, y a años dedicados a experimentos de alimentación controlada de los doctores Edward y May Mellanby. Además sumaré a estos programas multitud de investigaciones sacadas de publicaciones dentales y nutricionales, así como mi experiencia personal de cinco años ayudando a gente a remineralizar sus dientes por medio de la dieta.

Cada programa presentado aquí puede aportar nuevos consejos, trucos e ideas con los que aprender. También encontrarás ideas para platos y recetas en el próximo capítulo. Este capítulo no está destinado a que cambies tu conocimiento innato. Si crees que algo no está bien o que no te conviene, sustituye estos consejos por otros que se adecúen a tus necesidades. Ofreceré un programa básico fácil de seguir, un programa equilibrado, dirigido a la gran mayoría de los lectores y un programa avanzado, además de uno vegetariano.

Cada programa cubre diversos aspectos importantes para curar la caries. Quiero que entiendas la estructura para que puedas diseñar el tipo de dieta que mejor te convenga.

1. Incorpora vitaminas A y D solubles en grasa y activador X a tu dieta.

2. Consume porciones de proteínas a lo largo del día para equilibrar el azúcar en tu sangre.

3. Evita o reduce los alimentos modernos desnaturalizados.

4. Consume alimentos que incrementen la ingesta de minerales, en especial caldos, productos lácteos y verduras.

Para simplificar las cosas, recomendaré con frecuencia los productos Green Pasture™ en estos programas. Puedes seguir los consejos del capítulo dos para encontrar sustitutos de vitaminas solubles en grasas que te gusten. Los productos de Green Pasture™ pueden adquirirse en: **aceitebacalao.com**

Programa equilibrado de remineralización de caries

Sugerencias para el consumo de alimentos

½ cucharadita dos o tres veces al día de Royal Blend Blue Ice™ de Green Pasture™

2-4 tazas de productos lácteos enteros y crudos por día, en forma de leche, kéfir, suero, yogurt, cuajada, o suero de leche. Puedes sustituir aproximadamente 50 gramos de queso por cada taza de lácteos líquidos. También ten en cuenta el batido de ponche de huevo que se describe en el próximo capítulo.

50-100 gramos de queso crudo

1-2 tazas de caldo casero de hueso rico en gelatina, por día, de cualquier animal incluyendo ternera, pollo o pescado.

170-500 gramos de proteína animal de alta calidad a lo largo del día y preparada para su óptima digestión, incluyendo guisos o variaciones crudas, marinadas o a la brasa. Ternera, pollo, cerdo, pescado, cordero, huevos, etc. Ingiere proteínas con todas tus comidas. Divide tu peso ideal por 15 para conocer el mínimo de proteínas requeridas al día (en onzas).

Abundantes verduras cocinadas que incluyan, entre otras, hojas de remolacha, repollo rizado, acelgas, calabacines, apio y judía verde. Pueden consumirse en sopas. En el próximo capítulo propongo una receta rica en minerales para la Bebida Verde ayurvedica.

Al menos una vez al día toma algún alimento fermentado como kéfir, yogurt o chucrut (proviene del francés choucroute, col agria, del alemán sauerkraut).

Una cucharita o más de grasa saludable con cada comida. La grasa puede ser cruda o cocida. Preferiblemente mantequilla clarificada o de pasto. Otras grasas animales como la manteca o sebo son también buenas opciones.

Come hígado de cualquier animal dos veces por semana.

Marisco o vísceras de animales terrestres dos veces por semana. Algunas sugerencias:

Ostras, almejas, cangrejos o langosta (consumida con sus intestinos), cangrejo de rio entero.

Huevos de pescado

1-3 cucharaditas de médula ósea (tuétano).

Lengua o riñones de cualquier animal

Si deseas ingerir más carbohidratos en este tipo de dieta, averigua si los boniatos o el ñame te van bien. También puedes tomar granos sin fitato, como el pan de masa fermentada hecho con harina sin blanquear (sin germen ni salvado). Si tu dieta incluye granos que han sido fermentados para eliminar los fitatos, por favor vuelve a mirar la sección sobre los granos en el capitulo anterior, para asegurarte de que utilizas los granos con responsabilidad.

Alimentos a evitar en todos los protocolos

Incluso con una dieta saludable, algunos alimentos de esta lista pueden provocar un desastre dental. Otros alimentos pueden no ser tan dañinos para tus dientes si se consumen ocasionalmente. Los detalles de estos alimentos fueron vistos en el capitulo anterior. Cuanto más evites estos alimentos, más se remineralizarán tus dientes.

He recibido alguna queja de que los protocolos alimenticios de la edición anterior de este libro son demasiado estrictos o complicados de seguir. Mi trabajo es compartir con todos mi entendimiento de los principios de salud de la naturaleza, para que puedas activar la capacidad natural de tu cuerpo para la curación del diente y la encía. Por favor, no pienses que te voy a dar órdenes sobre lo que debes o no debes comer. Eres libre de hacer lo que quieras con tu vida, incluso tomar alimentos que pueden ser tóxicos para tu cuerpo. Si no puedes seguir las recomendaciones de esta lista, o crees que contiene errores, o que tienes que ingerir alimentos que se encuentran en la lista "a evitar", ten en cuenta que dicha decisión puede afectar a tu capacidad para curar tus dientes. Cuanto más disciplinado seas para evitar alimentos que causan o agravan las deficiencias de tu cuerpo, más éxito tendrás en tu lucha contra la caries. Cómo llevar esta teoría a la práctica depende completamente de ti. Te sugiero que pruebes estos consejos y compruebes después como te sientes.

Evita los dulces y alimentos endulzados con estos productos- azúcar blanco, azúcar de caña, jugo de caña evaporado, xilitol, néctar de agave, mermeladas, fruta seca, chocolatinas, barritas sanas, sirope de yacon (agente endulzante extraído de la raíz tuberculosa de la planta yacon indígena de las montañas andinas), eritritol, lou han guo (es una fruta dulce que crece en el sur de china es de color verde y cuando se seca es marrón), azúcar de palma, azúcar de coco, extracto de stevia, glicerina, fructuosa, sirope de maíz con alto contenido en fructosa, fructooligosacáridos (FOS), sirope de arroz integral, cebada malteada y edulcorantes de granos, maltodextrina, sacarosa, dextrosa, sucralosa, aspárteme y sacarina. Si no conoces de qué edulcorante se trata, evítalo.

Dulces aceptables—La miel no calentada, jarabe de arce orgánico (grado B preferiblemente), azúcar de caña real (Heanely Oraganics™ o de Rapunzel), stevia (solo la hierba, no el extracto), la fruta entera incluyendo los dátiles o jugo de fruta recién exprimido, pero no los extractos o concentrados de frutas.

Evita la harina blanca o los productos de grano desnaturalizados, incluyendo los etiquetados como orgánicos: Galletas saladas, galletas dulces, donas, pasteles, cereales de desayuno, granola, madalenas, tortillas de harina, rosquillas, fideos, pasta, pizza, cuscús, pan orgánico pero no hecho con granos recién molidos y fermentados, y casi todos los productos empaquetados que contienen productos de grano. Ten cuidado con los productos germinados de granos enteros y alimentos sin gluten hechos con arroz integral.

Evita los granos enteros que no han sido fermentados según las orientaciones presentadas en este capítulo, incluyendo el trigo entero, el centeno, el kamut, la espelta, el arroz integral y la quínoa.

Granos aceptables- pan de masa fermentada hecho con harina sin blanquear (sin salvado ni germen), el arroz parcialmente molido que ha estado en remojo con un iniciador (arroz blanco es aceptable), los granos fermentados correctamente según métodos de preparación indígenas.

Evita los frutos secos crudos y las mantequillas de frutos secos - incluyendo todos los frutos secos crudos, así como la mantequilla de maní (cacahuete), mantequilla de almendra cruda y el tahini crudo.

Frutos secos y mantequillas aceptables- los frutos secos y sus mantequillas deberían estar asados o cocinados. Los frutos secos y las mantequillas deshidratados a bajas temperaturas son aceptables con moderación.

Evita los aceites hidrogenados- como margarinas u otros substitutos de la mantequilla.

Evita los aceites vegetales de baja calidad- como los aceites vegetales, de soja, canola, maíz y azafrán. Evita las patatas fritas de bolsa, Crisco®, y cualquier alimento no frito en grasa natural. Lamentablemente la mayoría de restaurantes usan estos aceites vegetales baratos, lo que hace que su comida sea poco saludable para el consumo regular.

Grasas aceptables- todas las naturales, orgánicas y a ser posible de pequeños productores. Como el aceite de coco, aceite de palma, aceite de oliva, la mantequilla, manteca, sebo y grasa de pollo, pato y ganso.

Evita la leche pasteurizada, homogenizada o de alimento de granos y el helado. También evita los productos lácteos bajos en grasa y la leche en polvo, junto con todo producto que la contenga.

Evita la leche de arroz comercial, la leche de soja y de frutos secos como el cáñamo y la almendra.

Los productos lácteos aceptables son los crudos y de alimento de pasto de cualquier rumiante; y enteros, no desnatados.

Cuando tu única opción para adquirir productos lácteos es la tienda de comestibles- elige los pasteurizados, pero productos de pasto de pequeños productores. El yogurt, la mantequilla y el queso de pasto pasteurizados son los mejores productos lácteos pasteurizados. Existen quesos de pasto pasteurizados procedentes de Australia, Irlanda y Nueva Zelanda a precios razonables.

Evita la sal de mesa- muchos alimentos tienen sal comercial refinada añadida. La sal de mesa es muy irritante para el cuerpo.

Sales aceptables- la sal Himalaya, la sal Celtic Sea Salt®, y otras sales marinas son buenas. La Celtic Sea Salt® es la mejor de todas éstas.

Evita la comida rápida y la comida basura- normalmente altas en grasas trans, aditivos y azúcar.

Evita los estimulantes- no tomes café, bebidas azucaradas, bebidas deportivas o alcohol. No fumes. Reduce o evita el chocolate.

Evita la soja sin fermentar incluyendo proteína de soja aislada, tofu, hamburguesas de soja/ vegetarianas, "carne" de soja y leche de soja.

Los productos de soja aceptables son fermentados tradicionalmente- puedes tomar pequeñas porciones de salsa de soja sin pasteurizar, miso y natto.

Evita los polvos verdes- la mayoría de los suplementos alimenticios de polvos verdes contienen azúcar añadida e ingredientes dudosos. Existen pocas excepciones a esta regla, la cual sería el 100% de polvos secos con base alimenticia y sin edulcorantes añadidos.

Evita la carne, el pescado y los huevos de fábrica. Estos aportan proteínas de calidad inferior.

Proteínas aceptables de pasto o silvestres. Estas son de mejor calidad y refuerzan la salud.

Evita consumir demasiada fruta. Aunque la fruta es natural, la gente la consume en demasía. Ten mucho cuidado con frutas dulces como naranjas, plátanos, uvas, melocotones, arándanos y piña.

Evita los medicamentos prescritos, de farmacia y las vacunas. Estos alteran tu equilibrio glandular y muchos de ellos son causantes de caries.

Evita los aditivos, como el GMS, nitratos y nitritos.

Evita los alimentos procesados comercialmente, como las mezclas para salsas y las comidas precocinadas.

Evita las vitaminas sintéticas y cualquier alimento que las contenga.

El protocolo de "una buena comida al día"

Este es un útil protocolo introductorio para aquellas personas que quieran morder (sin ironía) a sus caries, pero que tienen problemas para establecer la puesta a punto de una dieta completa. El grado al que se remineralizan tus dientes es un factor de la densidad de las vitaminas solubles en grasas y minerales en tu dieta, junto al evitar alimentos que reducen los nutrientes de tu cuerpo. Este programa está diseñado para personas que están muy ocupadas, que no les gusta cocinar o que se encuentran en situaciones en las que es difícil tomar tres o más comidas sólidas al día. Este programa no está recomendado para personas que tienen caries severas, infección dental o que están tratando de curar la sensibilidad de sus dientes. Este programa no será tan efectivo como el programa equilibrado, pero funcionará para la mayoría que quieran prevenir la caries, o sanar pequeñas caries naturalmente. Este programa está basado en la dieta de una-buena-comida-al-día de Weston Price para niños pobres, que vimos en el capitulo dos. El objetivo de este programa es lograr obtener la mayoría de vitaminas y minerales necesarios en una sola comida de primerísima calidad. En el resto de las comidas del mismo día tendrás que vigilar los alimentos que causan los mayores estragos en tus dientes, pero podrás ingerir una amplia variedad de alimentos convenientes. Reduce en la medida de lo posible los alimentos de la lista "a evitar".

Sugerencias para el consumo de alimentos

½ cucharita dos o tres veces al día de Royal Blend Blue Ice™ de Green Pasture™.

2 tazas de leche de pasto, entera y cruda, kéfir, cuajada o yogurt, o 120 gramos de queso crudo de pasto. Para una alternativa no láctea necesitarás unas 3 tazas de diferentes verduras cocidas.

Guiso nutritivo de carne y/o pescado hecho con un caldo rico en gelatina, preparado mediante la cocción lenta de huesos de animales. Puedes incluir muchos de los siguientes ingredientes en tu guiso.

60-230 gramos de proteína terrestre o marina de alta calidad.

Alimentos ricos en vitamina C, como el brócoli, coliflor, pimiento (morrón), hojas de mostaza, repollo, chucrut, colinabo, hígado y glándulas suprarrenales.

Abundantes verduras de otra clase

Dos veces por semana marisco u órgano de animal terrestre, como por ejemplo:

Ostras, almejas, cangrejo o langosta (consumidas con intestinos), cangrejo de rio entero

Huevos de pescado.

Tuétano de hueso agregado en la sopa, hígado, lengua o riñones de cualquier animal.

Si no puedes tomar un guiso de carne o pescado, te convendrá ingerir una taza de caldo de hueso rico en gelatina como acompañamiento de tiernos cortes de tu carne favorita o productos del mar. Toma abundantes grasas saludables con tus comidas.

Para el resto de tus comidas necesitarás evitar los alimentos que son especialmente nocivos para tus dientes, incluyendo las bebidas altamente edulcoradas, alimentos con sirope de maíz con alto contenido de fructosa u otros edulcorantes altos, granos enteros que no estén fermentados por completo, avena, cereales de desayuno y productos de soja. Si quieres comer pan, intenta que sea de masa fermentada. Elige arroz blanco (o productos de arroz blanco), o arroz parcialmente molido antes que arroz integral (o productos de arroz integral) para este programa introductorio, ya que el arroz integral tienen un proceso más complicado para inhabilitar cantidades sustanciales del ácido fítico que contiene. Considera sustituir los postres dulces por fruta.

Consejos para comer fuera de casa

Muchos de nosotros comemos fuera de casa, sobre todo aquellos que estáis ocupados y queréis seguir el plan de una-buena-comida-al-día. El objetivo mínimo de comer en un restaurante es disfrutar de alimentos sabrosos y nutritivos, que no supongan un paso atrás en el proceso de sanación de tus dientes y encías. Los restaurantes que están totalmente comprometidos con alimentos sanos, cocina compacta de nutrientes e ingredientes de alta calidad, suelen ser los más caros. Estos restaurantes no usan el grano en exceso para llenarte con calorías de bajo costo y puedes esperar ingredientes locales, carnes de pasto, y pescado silvestre. Muchos de ellos entienden la importancia de las víceras y sirven mollejas, hígados, ostras y almejas. Prepárate a pagar de 20 a 30 dólares o más por cabeza. Te recomiendo que evites la pasta o los platos con base de grano en estos restaurantes. Si eres del tipo de persona que puede permitirse el lujo de cenar de esta manera con frecuencia, ¿por qué no cuidar de ti mismo y darle a tu cuerpo lo que necesita, comiendo en los mejores restaurantes?

Antes de comer en un restaurante suelo mirar el menú para comprobar que haya algún tipo de proteína de alta calidad, como pescado silvestre o carne de pasto. Los restaurantes que ofrecen bagre, tilapia (peces de origen africano), camarón y salmón, suelen servir sus versiones de piscifactoría. La mayoría de otros tipos de pescado son habitualmente silvestres. También llamamos a los restaurantes de antemano para averiguar qué clase de aceite usan. Algunos restaurantes preparan sus alimentos ahumados o a la parrilla, en cuyo caso el aceite no es un problema. Dependiendo del plato y del restaurante, podrás pedir que te frían tu comida en mantequilla o manteca, en lugar de en el aceite vegetal que usan la mayoría de los restaurantes. Solemos evitar los fritos hechos en aceite vegetal. No tengas miedo de llevar tu mantequilla favorita al restaurante.

Muchos restaurantes intentan que te llenes con el pan. Yo suelo evitar esto, pero mi familia suele comer un trozo o dos si tienen hambre. Si vas a pedir un bocadillo o una hamburguesa, trata de que el pan sea de masa fermentada. Si no lo es, intenta comer sólo la mitad del pan servido.

Si sales a comer cuando estás siguiendo una cura para tus dientes, te animo a abstenerte de las bebidas dulces, la cerveza, el vino y el postre del menú; todos estos productos afectarán a la química de tu cuerpo de una manera negativa. Con un poco de disciplina puedes convertir tus aventuras de salir a cenar en tomar comidas que apoyen, o por lo menos no perjudiquen, tu esfuerzo por curar la caries.

Curación de caries avanzada

Esta dieta es buena para las personas que quieren detener sus serios problemas dentales. Cada producto de esta dieta está pensado para ser lo mejor de lo mejor en cuanto a nutrientes y capacidad para remineralizar tus dientes con rapidez.

Este régimen también tiene como objetivo capturar los elementos de una dieta que puede aproximarse a lo óptimo en el mantenimiento de la salud. Si sigues estas recomendaciones conseguirás que tus dientes sean sólidos como una roca. Incluso si esta dieta no es correcta para ti, o si te parece desequilibrada, puedes tomar parte de ella y añadirla a tu dieta personal para la remineralización de los dientes. Por favor, prepara tu comida o elige elementos de esta lista, de manera que sientas que tus esfuerzos están enfocados a la vida, según tus creencias y objetivos personales. En esta dieta todas las proteínas deben ser tan frescas como sea posible. Las proteínas de más alta calidad están en los mariscos y en las carnes que nunca han sido congeladas. Si es tan fresca que ni siquiera ha sido refrigerada, aún mejor.

Ingesta de alimentos diarios

½ cucharadita dos o tres veces por día de Royal Blend Blue Ice™ de Green Pasture™

⅛ de cucharadita dos o tres veces al día de aceite de hígado de raya fermentada Blue Ice™

60 gramos de hígado de pasto cuatro o más días a la semana. Es preferible crudo, pero cocido o salteado con cebollas también está bien.

4-12 ostras, almejas o mejillones varias veces a la semana. Crudos preferiblemente, pero cocidos es aceptable.

1-2 cucharitas de médula cocida o cruda varias veces a la semana.

2-8 tazas de un producto lácteo fermentado al día, como kéfir, yogurt, suero, cuajada o la leche cortada- 100 gramos de queso crudo, dependiendo de la cantidad de lácteos consumidos.

1-2 cucharitas de nata varias veces por semana.

200 gramos o más de proteína de pasto o silvestre al día. Las proteínas se deben consumir crudas, poco hechas o fermentadas, como el ceviche, o en guisos.

Lo ideal con las proteínas es una combinación de alimentos terrestres y marinos.

1-2 tazas de sopa de cabeza de pescado al día. O en su lugar utilizar carne de ternera, pollo, etc.

2-4 huevos crudos. Estos pueden ser consumidos en batidos con leche agria. O bien, pasados por agua.

Verduras fermentadas, como el chucrut.

Vegetales de hojas verdes cocidos o sopa de verduras. Si te gustan los alimentos básicos, los jugos de verduras están bien.

Productos extra para esta dieta son: calostros, huevos de pescado, cangrejos y langostas con intestinos, mantequilla amarilla de verano y primavera, vísceras como glándulas suprarrenales, tiroides y cerebro, y sangre animal. Come el cangrejo y la langosta cocidos, algunas de las glándulas son mejores crudas, y el cerebro cocido.

En esta dieta los carbohidratos se obtienen, en su gran mayoría, de los productos lácteos. Si no estás tratando de sanar una caries severa y no sigues un programa bajo de carbohidratos, puedes añadir pan de masa fermentada de harina sin blanquear, elaborado con granos recién molidos y cernidos o tamizados (sin salvado ni germen). O bien puedes incluir boniatos, ñame y otras raíces. Agriándolos o fermentándolos mejorarás su digestibilidad.

Si no tienes caries, una dieta ideal puede incluir cantidades moderadas de bebidas lactofermentadas y bebidas alcohólicas caseras que no contengan granos malteados o levaduras comerciales, como cerveza de boniato, sidra de manzana fermentada, uvas fermentadas o aguamiel casera (vino de miel).

Las personas que siguen esta dieta deben evitar estrictamente todos los alimentos procesados y desnaturalizados. Normalmente los ingredientes de la más alta calidad se obtienen directamente de la granja, por medio de cooperativas o mercadillos.

Curando caries con una dieta vegetariana

He creado el programa vegetariano porque es posible incrementar significativamente tu salud dental siendo vegetariano. Aunque yo no le recomiendo a nadie elegir el vegetarianismo como forma de vida, quiero contestar a las muchas peticiones de ayuda por parte de vegetarianos. Quiero que reflexiones sobre unas pocas cuestiones antes de seguir adelante con el programa vegetariano. Para acalarar un poco las cosas, cuando digo carne, me refiero a carne y pescado. Si quieres evitar la carne de animales terrestres y solamente consumir alimentos marinos, puedes usar los otros protocolos de este libro y disfrutar de muy gratificantes resultados.

Cuando era vegetariano nunca pensé con detenimiento por qué elegí ese estilo de vida, aunque creía que no debía contribuir a la matanza de animales. En su lugar, y sin saberlo, comencé a matarme a mí mismo lenta e inconscientemente a base de consumir grandes cantidades de tofu para satisfacer mi hambre. Mis dos años de vegetarianismo finalizaron cuando estaba de búsqueda de la visión. En lo alto de la montaña Shasta en California ayuné durante dos noches y tres días. No pude terminar la última noche de la búsqueda porque me obsesioné con una sola visión: ¡un sándwich de pavo! Me moría de hambre y de agotamiento y decidí abandonar el vegetarianismo. Ya no soy vegetariano y no recomiendo la dieta vegetariana para mujeres embarazadas o que planean quedarse embarazadas, o aquellas que están dando el pecho. Ni tampoco para los niños.

Las prácticas comerciales ganaderas en todo el mundo dañan el medioambiente y se maltratan a los animales, por regla general. Pero privándonos a nosotros mismos de lo que necesitamos, evitando los alimentos animales, emitimos al mundo una energía de empobrecimiento y privación. No me di cuenta de que podía elegir animales que estaban cuidados con humanidad. Existen algunas granjas de pasto que incluyen rezos dentro una ceremonia llevada a cabo antes de la matanza del animal. Mediante la cuidadosa elección de alimentos, asegurándonos de que los animales estén bien cuidados y criados con humanidad, yo, personalmente, siento que es bueno satisfacer mi hambre comiendo carne.

En un mundo ideal probablemente no comería carne, porque sinceramente prefiero no matar cosas. Sin embargo, hasta que ese mundo ideal se convierta en una realidad, no tengo energía ni vitalidad si no como algún tipo de proteína animal en cada comida. Los vegetarianos sanos aún necesitan grasa animal y proteínas; las obtienen por medio de productos lácteos y huevos. Antes de la domesticación de los animales, el hombre cazaba su proteína animal. El diseño de la naturaleza para el ser humano, que es capaz de elaborar herramientas, es el de cazador. Los humanos no serían capaces de vivir en climas fríos si no pudieran hacer sus ropas a partir de pieles de animales. Nuestra genética y herencia ancestral es la de la caza y la recolección.

La mayoría de las personas vegetarianas lo son por razones religiosas. Durante el último milenio o dos, ciertos grupos confiaron en una dieta libre de carne para ayudarles en su camino espiritual. Hoy en día, muchos monjes y líderes espirituales consumen algo de carne animal; simplemente no matan a los animales ellos mismos. Por eso hasta que el lobo y el cordero pasten juntos, y los leones comiencen a alimentarse solamente de hierba, yo voy a seguir comiendo y recomendando que la gente coma algo de carne animal.

Existen algunas sociedades vegetarianas saludables en el mundo, pero no son muy comunes. Cuando Weston Price realizó sus estudios de campo, no pudo localizar ni una cultura tradicional que fuera vegetariana. Sin embargo, el Dr. Price no viajó a la India. Algunos aldeanos de ciertas partes de la India, que siguen una dieta cuidadosamente diseñada y basada en un conocimiento Ayurvedico antiguo, tienen lo que parecer ser una baja tasa de caries. Cada parte de su dieta está cuidadosamente orquestada, e incluye la plantación y la recolección en harmonía con los ciclos lunares, prácticas especiales de fertilidad del terreno, combinaciones de diversos vegetales para asegurarse un equilibrio mineral, terminantemente ninguna clase de alimentos procesados, granos madurados durante un año y recién molidos, azúcar maduro, especias especiales para realzar la digestión, hierbas y bayas como el amalaki para aumentar el contenido mineral de la dieta, evitar por completo todas las solanáceas y, quizás el lácteo más potente y con mayor densidad nutritiva del planeta, la leche del búfalo de agua. La leche también se procesa de distinta manera según la estación. Pocas e insólitas sociedades profundamente espirituales y arraigadas en sus tradiciones han encontrado la forma de crear una dieta con la suficiente densidad mineral para conseguir una resistencia elevada a la caries, sin confiar en la carne animal. Este tipo de dieta es muy difícil de recrear en los Estados Unidos.

El problema con la dieta vegetariana es la vitamina D soluble en grasa, la vitamina más importante de las solubles en grasa para la remineralización de los dientes. Incluso la mayor parte de las leches de pasto son bajas en vitamina D. Es muy probable que se le den alimentos especiales al búfalo de agua y junto con su capacidad para absorber y utilizar la luz solar, produzca esta leche con alto contenido en vitamina D. Porque sé con certeza que el aceite de mantequilla alto en vitaminas X factor Gold™ de Green Pasture™ es rico en vitamina D, (la mayoría de las mantequillas no son ricas en vitamina D, incluso las de pasto) su uso regular es una clave esencial para que un plan vegetariano funcione. Para adquirirlo ir a: **aceitebacalao.com**

El plan vegetariano depende en gran medida de los minerales de los vegetales. Las personas que comen carne y pescado pueden conseguir sus minerales de la carne de los animales. En el plan vegetariano no va a existir esta medida extra de seguridad. El éxito dependerá en parte de la calidad y frescura de los vegetales consumidos. También dependerá en gran medida de la calidad de los lácteos. Cuanta más alta su calidad, más posibilidades de éxito.

Ingesta de alimentos diarios

2-4 tazas de lácteos enteros y crudos al día, en forma de leche, kéfir, suero, yogurt, cuajada o suero de leche. Puedes sustituir unos 60 gramos de queso por cada taza de lácteo. También ten en cuenta el batido de ponche de huevo del próximo capítulo.

50-100 gramos de queso crudo

1-4 huevos al día, ya sean crudos, pasados por agua o cocidos.

Abundantes vegetales, como los incluidos en la bebida verde ayurvédica (cuya receta se suministra en el próximo capítulo) o la sopa de verduras.

Alimentos ricos en Vitamina C, como el brócoli, coliflor, pimientos (morrón), las hojas de mostaza, repollo, chucrut, rábano, hígado y glándulas suprarrenales.

Abundante mantequilla o mantequilla clarificada con cada comida.

Al menos una vez al día, algo fermentado como kéfir, yogurt o chucrut.

Opcional: algas marinas

Debes centrarte en tener una fuente de vegetales concentrados como dieta base. La mejor es la sopa de verduras y la bebida verde ayurvédica que se verá en el próximo capítulo. Los minerales vegetales también se pueden obtener del jugo de verduras, si conoces los principios para evitar las toxinas de planta. Como con los otros programas dietéticos, deberás tomar alguna clase de proteína con cada comida. El queso es particularmente concentrado en minerales importantes como calcio y fósforo y es una proteína de muy alta calidad. El yogurt acompaña muy bien a las comidas. Asegúrate de conseguir quesos de pastos genuinos siempre que sea posible. Ten muchísimo cuidado con el uso de granos en esta dieta. Estos deben estar libres de fitatos. Si consumes arroz integral, debes ponerlo a remojo primero con un iniciador como se describe en el próximo capítulo, y cocinarlo muy bien, hasta que el grano se abra completamente. *Si el plan vegetariano no funciona para ti, considera añadir aceite de hígado de bacalao fermentado a tu dieta, para conseguir las vitaminas necesarias para el éxito.*

Autocuidado

La curación de tus dientes tiene que ver con el cuidado de ti mismo. En ecosistemas naturales no alterados por el hombre, se puede ver con facilidad cómo la naturaleza provee para todas sus creaciones. Las plantas y los animales normalmente tienen cantidades abundantes de comida y nutrientes, y no sufren del implacable estrés. Incluso aunque nosotros somos también parte de la naturaleza, el diseño y la estructura de nuestra civilización están construidos sobre las ideas de la privación, la competencia por los recursos y la explotación, en lugar de una creencia en la abundancia para todos. Más que dar, nuestra sociedad toma, y después, toma más. Los diseños de nuestros edificios y sistemas de transporte cuestan enormes cantidades de recursos para construirlos y mantenerlos. El gobierno toma nuestro dinero en forma de impuestos y nos preguntamos qué parte de ese dinero se utiliza para nutrir y apoyar a ciudadanos y redes sociales.

Todo este tomar es disonante, estresante y destructivo. La sociedad y el mundo en el que muchos de nosotros vivimos hacen difícil que nos podamos relajar. Sin embargo si nos relajamos, nos damos cuenta de que es más fácil cuidar de nosotros mismos. Cuidarse a uno mismo está en alineación con la ley de responsabilidad personal. Si te sientes que no eres importante, no mereces nada o eres infeliz, será muy difícil cuidar bien de ti mismo y proporcionarle a tu cuerpo el alimento que necesita. Cuando de verdad estés dispuesto y seas capaz de cuidarte a ti mismo, encontrarás la curación. Date espacio para hacer que tus necesidades sean importantes y cuida muy bien de ti mismo.

Errores comunes que se cometen cuando se cree que se sigue una dieta saludable

El cometer errores en la elección de alimentos es algo muy ligado a tu nivel de autocuidado. Cuando estás demasiado apurado o no quieres o no puedes cuidar de ti mismo, ahorras en la selección de alimentos y esto puede resultar en problemas para tu salud. Si piensas que estás alimentándote de forma sana pero sufres de caries, quiero recordarte algunos de los errores más comunes que comete la gente, para que puedas evitarlos.

Alimentos de poca calidad- ten cuidado con la comida empaquetada, incluso la que lleva la etiqueta de orgánica, ya que puede no ser buena para ti. Si te encantan los productos lácteos, se consciente de que los productos lácteos de grano, incluso si están crudos, pueden causar desequilibrios en algunas personas. Adquiere los alimentos mejores y lo más frescos que puedas encontrar.

Saltarse la toma de vitaminas solubles en grasas- he sido muy claro en mi insistencia de que las vitaminas solubles en grasa son de suma importancia para tener unos dientes fuertes. Si te saltas este paso, la remineralización será difícil de conseguir.

Demasiados alimentos dulces- un dulce es un dulce. Si tienes caries debes ser disciplinado y limitar tus dulces. Tus dientes lo merecen. Los dulces naturales son más seguros que los altamente refinados, pero esto no significan que puedes comer tantos como quieras y no sufrir las consecuencias.

Carencia de minerales - el caldo de hueso ayuda en la absorción de nutrientes y es rico en minerales. El alga marina, el pescado y los mariscos son muy ricos en minerales. Si comes exclusivamente animales terrestres como fuente de proteínas, y estos no son de muy alta calidad, es posible que tengas problemas relacionados con la deficiencia de nutrientes. Asegúrate de obtener alimentos animales de alta calidad y lo más frescos posible. Además, comer algunas vísceras te ayudará a llenar los huecos de los minerales perdidos.

Baja absorción de alimentos- quizás no estás digiriendo tus alimentos bien. Céntrate en añadir alimentos fermentados, caldo de hueso, kéfir, huevos crudos y probióticos que ayuden en la digestión. Considera solicitar la ayuda de un profesional de la salud natural para que te ayude, con hierbas, a fortalecer tus capacidades digestivas, sobre todo para limpiar y fortalecer el hígado.

Limpieza y ayuno

Ya que hablamos de comida, debemos discutir el ayuno. La purificación puede ser de gran ayuda, pero la limpieza que supone la ingestión de sirope de arce u otras cantidades excesivas de dulces, como el jugo de fruta, no favorecen a tus dientes. Si tus dientes están sanos un ayuno corto será suficiente. He hablado con mucha gente que ha intentado purificarse o ayunar, y sus dientes han empeorado.

Sin embargo, para otras personas, un ayuno muy corto de un día o menos les ha beneficiado. Yo animo a llevar a cabo purificaciones suaves, a base de hierbas, dietas limitadas, huevos crudos y jugos de vegetales. Ten cuidado con las limpiezas o el ayuno si ya estás delgado o tienes hambre con frecuencia.

Cura tus dientes en seis semanas o menos

Controlar la caries significa que las caries cesan de progresar y se forma dentina nueva. El Dr. Price creía que "más del 95 por ciento" de las caries dentales podrían ser controladas con un protocolo de cuidado nutritivo minucioso. Al igual que un hueso roto, tus caries se fortalecerán y recuperaran por sí mismas. Si un diente tiene un agujero, un hoyo o un empaste, dicho agujero u hoyo se fortalecerá y se hará resistente, pero seguramente no se rellenará.

Cada vez que tomas un bocado, tu cuerpo decide remineralizar o desmineralizar tus dientes y huesos. Tras 24-48 horas de seguimiento de un protocolo equilibrado, siempre que hayas incrementado tu ingesta de vitaminas solubles en grasa, debería comenzar una remineralización dental perceptible. Por ejemplo, notarás menos sensibilidad en los dientes o estos se sentirán más fuertes. Al principio del protocolo nutritivo utilizado en niños en edad escolar, el Dr. Price averiguó que el análisis químico de la saliva de los niños mostraba caries activas. En un periodo de seis semanas, este mismo análisis mostro que las caries se habían detenido. Durante un periodo de cinco meses, con una dieta especial, el estado de la saliva continúo mejorando. [205] De estas estadísticas se puede deducir que en aproximadamente seis semanas se verán resultados notables. También se puede ver que los dientes dañados continúan su mejora después de este periodo inicial de seis semanas. Un diente muy dañado podría tardar meses en curarse. La buena noticia es que puedes curar tus dientes con una dieta y el obtener resultados empieza con tu próxima comida.

Capítulo 6

Detén la caries con tu próxima comida;

Recetas y planes de comidas

Comer sano es ponerte en contacto con tus raíces. Comer sano se trata de conectarte con la vida. De lo que te conecta con la Tierra y la sensación de bienestar. Una manera de conectarte con tus raíces es recordar alguna experiencia de comida real en tu vida, concretamente de tu pasado. Presta atención a lo que te viene a la mente ahora mismo. Un ejemplo podría ser el recuerdo de un miembro de la familia que cocinó un plato tradicional de tu cultura. O para alguien que ha emigrado a los Estados Unidos, serían los alimentos favoritos del pasado en su país de origen. Las comidas hechas de alimentos de tus raíces familiares evocan memorias de un sentimiento de conexión. Muy a menudo estas comidas caseras consistían en platos con gran densidad de nutrientes preparados con caldo de huesos, vísceras y grasas de alta calidad. Para mi es tan sencillo como recordar a mis primos comiendo salmón salvaje todos los días o a mi padre que preparaba una simple cena de arroz, vegetales y pescado o pollo. Mi abuela hacia una sopa de pollo con el pollo entero y se comía el tuétano de los huesos. En mi raíces más antiguas, antes de nacer, mi abuelo creció donde la gente cargaba bolsas hechas de piel animal para transportar leche de cabra fresca de pasto y bebía de ellas todo el día. No importa de dónde seas, una clave para encontrar una dieta saludable es regresar a tu propio pasado. Tal vez esa conexión fue una comida en restaurante especial o una cena memorable en la casa de un amigo o pariente. Mira a ver si puedes recordar ese buen alimento saludable de tu pasado. Muchas personas tienen abuelos que solían comer alimentos nutritivos o que poseían libros casi olvidados llenos de recetas de valiosas para comidas reales. Y aquí yace la sabiduría sin explotar de las generaciones más antiguas. No importa donde vivas, al conectar con tus raíces te puedes conectar con una dieta sustancial, nutritiva y rica en vitaminas solubles en grasas. No importa de dónde eres, o donde vives, alcanza la distante pero cercana conexión con los alimentos saludables. Y hazlos reales aquí y ahora en tu vida. Busca recetas antiguas de familia, contacta con parientes que vivan en tierras lejanas o crea tus propios platos tradicionales con un poco de ayuda de libros de recetas. Seguramente te tomará tiempo, pero la recompensa será más salud y felicidad.

En este capítulo te daré recetas específicas, ideas de comidas y abordaré la compleja cuestión de cómo preparar granos de forma segura.

Dietas efectivas sanadoras de caries

El Doctor J.D Boyd creó una dieta libre de grano que convertía a la caries en una superficie vidriosa dura. La dieta contenía leche, nata, mantequilla, huevos, carne, aceite de hígado de bacalao, verduras gruesas y frutas. El menú diario incluía un cuarto de leche con abundante nata. La grasa dietética provenía de la nata, la mantequilla y las yemas de huevo. La dieta no contenía azúcar procesado, ni pan, ni granos de cualquier tipo.

Estoy usando una dieta libre de granos como base de mis recomendaciones, porque quiero darte material que estoy convencido de que funcionará. Un método que sugiero para algunas personas es comenzar con una dieta baja o libre de grano, probarla durante unas pocas semanas y entonces ir añadiendo el grano gradualmente, para comprobar cómo afecta al cuerpo.

Esto es un bosquejo de la dieta remineralizadora de la caries del Dr. May Mellanby. Cada categoría contiene varias ideas de comidas. En esta dieta el aceite de hígado de bacalao se dio diariamente a los niños, y es un elemento clave de ella para detener las caries.

Desayunos

Tortilla, cacao con leche.

Huevos revueltos, leche, ensalada fresca.

Tortilla con 50 gramos de carne de ternera picada

Pasteles de pescado con patatas, bañados en huevo y fritos.

Tocino frito y finamente picado con perejil y huevos revueltos.

Huevos cocidos, fritos o escalfados.

Pescado frito o al vapor.

Almuerzos- el almuerzo es la comida más copiosa del día.

Patatas, carne de ternera picada al vapor, zanahorias, compota de fruta.

Guiso irlandés (cordero o carnero con sopa de huesos), patatas, fruta cocida y leche.

Carne fría cortada en pequeños trozos con dados de zanahoria cocida fría, cebolla y patata, servido en una hoja de lechuga.

Postres- servirlo después del almuerzo mejor que después de la cena. Este es el momento ideal del día para tomar algo dulce.

Ensalada de fruta fresca con flan de huevo o nata.

Manzana horneada con el centro lleno de jarabe de caña antes de meterla al horno.

Ensalada de fruta fresca, cacao con leche.

Manzana horneada, con centro lleno de sirope de arce antes de meterla al horno.

Panal de miel con larvas de abeja.

Cenas o snacks

Ternera picada calentada con jugo de carne y una ensalada verde.

Pasteles de patata o pescado.

Huevos, hechos de varias maneras.

Pescado y patatas fritos en manteca o sebo y leche para beber.

Sopa espesa de patatas hecha con leche.

Sopa de lentejas o apio, hecha con leche y trozos de carne.

Queso, servido de varias maneras.

Leche

Patatas, carne picada al vapor, zanahorias, fruta cocida, leche.

En el plan de almuerzo del Dr. Mellanby, éste es la comida principal del día, y los dulces se comen después del almuerzo, no después de la cena.

Ideas de Comidas para Curar Caries

Lista de ideas para comidas sabrosas y densas en nutrientes. Puedes utilizarlas para desayunos, almuerzos o cenas. No es un menú completo, son simplemente sugerencias con las que trabajar. Lo ideal sería tomar tanto alimentos marinos como terrestres. Sin embargo, entiendo que muchas personas no tienen acceso a ambos o prefieren sólo uno.

Ejemplos de platos marinos

Sushi: *sopa de miso hecha con caldo de pescado, algas marinas y repollo chino (bok choy) o col china (misome).*

Rollos de sushi hechos con atún crudo, zanahoria, pepino, aguacate o sushi con salmón ahumado y queso crema.

Pescado ceviche *con una taza de sopa de miso con caldo de pescado.*

Ensalada Sashimi con atún crudo *(también conocido como poke) acompañado con sopa de miso hecha de caldo de pescado, con verduras y/o algas.*

Langosta, almeja o crema de ostras

Pasteles de pescado *hechos con patatas y bañados en huevo y fritos en grasa animal. Acompañar con una taza de caldo de pescado.*

Palitos de pescado *pescado blanco, cortado en tiras largas, migas de pan casero de masa fermentada, 2 huevos crudos batidos y condimentados con sal marina y pimienta, y mantequilla clarificada para freír. Mojar el pescado en el huevo, el pan rallado y freír en la mantequilla. Hacer la salsa tártara para acompañar y servir con una sopa de pescado.*

Sopa de cabeza de pescado

Cioppino. *(Guiso de pescado propio de San Francisco). Guiso de marisco con caldo de pescado, pescado, calamar, mejillones y almejas.*

Ejemplos de platos de animales terrestres

Pastel de carne *hecho con un 25% de picadillo de vísceras, cocido en caldo de ternera.*

Albóndigas de carne *en caldo de ternera, salsa marinara que incluye verduras y queso por encima. También puedes añadir cabello de ángel (es una variedad de calabaza de invierno que cuando se cocina su pulpa tiene el aspecto del espagueti) y acompañar con las albóndigas de carne.*

Sopa de calabaza *hecha con caldo de ternera y crema extraída de cocos frescos (puedes usar crema de coco en bote como sustituto).*

Hígado con cebolla caramelizada *o tuétano asado con pan de masa fermentada.*

Filete tártaro *con ternera picada cruda mezclada con hierbas italianas y mostaza (por cada medio kilo de ternera, usa dos cucharaditas de hierbas y una de mostaza, y dos cucharaditas de cebolla roja picada finamente, y sal marina al gusto. Acompañar con chucrut e hígado crudo cortado en pequeños trozos.*

Brochetas. *Camarón, trozos de pollo, trozos de cordero, con hígado, corazón y/o riñón, con vegetales surtidos (pimientos, calabacín, champiñones) untados en aceite, sal marina, pimienta, ensartados en brochetas y a la plancha. Acompañado de caldo de ternera y mazorca de maíz.*

Hamburguesa *con grasa de riñón triturado y chips de ñame frito en manteca o mantequilla clarificada para acompañar.*

Ejemplos de guarniciones/bocadillos/otras comidas

Sopa de verduras

Batido de ponche de huevo para fortalecer los dientes

Remolachas encurtidas

Chucrut/kimichi (plato típico coreano, con col china, pimiento, ajo, cebolla, es un alimento fermentado, es picante y salado)/encurtidos

Tortilla con champiñones y queso

Poi: patatas agridulces o raíz de taro

Natilla de queso crudo con fruta, *1 taza de cuajada de leche cruda fresca (los sólidos de la leche después que el suero es separado) mezclado con 2 huevos crudos, 1 cucharadita de miel cruda.*

Huevos pasados por agua con una pizca de sal

Queso y manzanas o peras

Dosas agriadas toda la noche con yogurt

Queso y frutos secos tostados

Una taza de leche cruda

Bocadillos de algas como la palma seca de mar

Lengua de ternera hervida con ajo picado o crema de rábano.

Mollejas empanadas con harina (migas de pan de masa fermentada o de frutos secos) y fritas en manteca, mantequilla clarificada o sebo.

Boniatos salteados: *boniatos asados, en rebanadas gruesas, y fritos en mantequilla clarificada o manteca.*

"Pastelillos" de calabaza: *bellota y calabaza asada, pelar y quitar las semillas, hacer puré y mezclar con un toque de sirope de arce. Colocar en moldes de pastelillos y decorar con crema de coco o nata montada fresca, cruda y sin endulzar.*

Col rizada salteada *(también puede usarse para el bok choy) vegetales picados salteados con mantequilla, jengibre, ajo y tamari (se confunde con la salsa de soja, ésta se hace con agua, sal soja y trigo; el tamari es soja, agua y sal. Ambos se fermentan entre 18 y 24 meses).*

Pollo con hígado. *Hígado frito en mantequilla clarificada o manteca, champiñones y cebollas. Acompañar con una sopa de pollo (con patas y cabezas).*

Huevos endiablados. *Huevos duros cocidos, pelados y cortados por la mitad longitudinalmente. Remover las yemas, aplastarlas con mayonesa casera, cebollines picados frescos, sal marina, pimienta recién molida, una pizca de mostaza en polvo. Rellenar el huevo con el relleno de yema.*

Huevos revueltos sabrosos. *Con cebolla picada, tomate picado, salteados en mantequilla clarificada con una pizca de pimentón y una pizca de cúrcuma.*

Huevos a la Benedictina en pan de centeno de masa fermentada - *colocar solo dos huevos fritos en un panecillo de centeno de masa fermentada, con salsa holandesa (mantequilla clarificada con 2 yemas de huevo crudas, una pizca de pimentón y jugo de limón batido hasta que haga espuma) sobre los huevos.*

Los menús que siguen son conceptos creativos. Estas mismas combinaciones de alimentos o comidas específicas en un mismo día, pueden que no funcionen para ti. No te obligues a comer nada, prepara y come la cantidad que te parezca bien y que te satisfaga.

Menú muestra de comida marina

Día 1

Desayuno: huevos revueltos con huevas de pescado, boniatos fritos en mantequilla clarificada, una taza de leche. *Aceite de hígado de raya o de bacalao con aceite de mantequilla.*

Almuerzo: salmón ahumado con col rizada cocida a fuego lento en agua. Acompañado de hígado con cebolla.

Merienda: melocotón con yogurt de leche cruda.

Cena: sopa de miso hecha con caldo de pescado. Rollos de sushi con atún (crudo o cocido), aguacate, zanahorias, arroz y pepinos con guasabi y jengibre encurtido. *Aceite de hígado de raya o de bacalao con aceite de mantequilla.*

Día 2

Desayuno: Huevos revueltos con queso rallado y puré de boniatos. Vaso de leche cruda. *Raya fermentada o aceite de hígado de bacalao con aceite de mantequilla.*

Merienda: zarzamora con requesón.

Almuerzo: Sopa de cabeza de pescado.

Cena: sopa de verduras con judías verdes y calabacín. Acompañada de patatas y arroz. Pollo, pescado o salchicha. *Raya fermentada o aceite de hígado de bacalao con aceite de mantequilla.*

Menú muestra de comida terrestre

Día 1

Desayuno: sopa de calabaza hecha con caldo de ternera y crema extraída de cocos frescos. *Raya fermentada o aceite de hígado de bacalao con aceite de mantequilla.*

Almuerzo: Hamburguesa con cebolla caramelizada y champiñones. Salsa de tomate fermentada, encurtidos, chucrut y mostaza como acompañamiento, en un enrollado de lechuga. Hígado crudo o hígado acompañado con cebollas. La hamburguesa se mezcla con grasa de riñón o se cocina en sebo cuando esté disponible.

Merienda: Frutas con natilla de leche cruda hecha con 1 taza de cuajada de leche cruda, 2 huevos crudos batidos con una cucharadita de miel cruda.

Cena: Albóndigas en salsa de tomate casera, hecha con pasta de tomate y caldo de carne. Esto va muy bien con cabello de ángel o cualquier otra calabaza. Abundante queso por encima. Hígado con cebolla como acompañamiento. Raya fermentada o aceite de hígado de bacalao con aceite de mantequilla.

Día 2

Desayuno- Huevos pasados por agua o revueltos con queso de cabra y brotes de espinaca orgánica (hígado, riñón u otra víscera como acompañamiento)

Almuerzo- Filete tártaro con carne de ternera cruda mezclada con cebolla roja picada finamente, hierbas italianas, sal marina, y mostaza. Chucrut e hígado crudo cortado en pequeños trozos como acompañamiento.

Merienda- helado casero de vainilla de leche cruda ligeramente endulzado con sirope de arce y/o banana. Una o dos cucharadas de sirope de arce por cada cuarto de helado. O una o dos cucharadas de sirope de arce con un plátano aplastado con la leche, la nata y el extracto de vainilla.

Cena- Pincho moruno con una taza de caldo como acompañamiento, y mazorca de maíz. Golpea los trozos de carne o pollo hasta que estén planos y marínalos en salsa teriyake toda la noche. *Raya fermentada o aceite de hígado de bacalao con aceite de mantequilla.*

Tradiciones Hispanas

Los países de habla hispana poseen una mezcla de diferentes tradiciones culinarias. Creo que estarás más sano y prevendrás mejor la caries dental si te reconectas con las tradiciones culinarias de tu propio país. No es cierto que las comidas modernas que se anuncian en los diversos medios sean buenas para tu salud o que estén más evolucionadas. Las grandes compañías procesadoras de alimentos sobornan y manipulan a los gobiernos para promover sus alimentos artificiales. En los países de habla hispana, ésta tendencia es más reciente que en los Estados Unidos. En E.E.U.U. la gente padece de mala salud y enfermedades como consecuencia de alimentarse a base de comidas procesadas. Las comidas preparadas por máquinas carecen de amor y pasión. Los alimentos hechos a mano simplemente saben mejor. Además de apoyar a la economía local mediante el pago por los alimentos, ayuda al desarrollo de la agricultura local.

Para resumir brevemente, no debes escuchar al gobierno ni a muchos de los médicos que hacen propaganda de alimentos. En su lugar, aprende a escuchar a tu estómago, a tu nutrición y a tu abuela. Lo que ella comía, seguramente le proporcionó más salud y longevidad. Las grasas y proteínas de animales sanos son buenas para ti. Las frutas y los vegetales deben ser cultivados de manera orgánica. Los alimentos procesados y empaquetados suelen causar enfermedades y mala salud. Las comidas procesadas normalmente tienen conservantes, demasiado azúcar, sustancias químicas y saborizantes, y son diseñadas para obtener ganancias y con el objetivo de mantener los costos de producción al mínimo, se usan los ingredientes más baratos. Muchos alimentos empaquetados están hechos con grasas vegetales, como la soja, porque así se consiguen más ganancias para más empresas.

A continuación se citan algunos ejemplos de alimentos típicos de países de habla hispana. La idea de compartir este listado contigo es para animarte a encontrar un sitio donde puedas adquirir estos productos tradicionales, además, también te recomiendo que dediques un poco de tiempo a prepararlos en casa.

Recuerda que tus antepasados produjeron generación tras generación de personas sanas. Sus antiguas tradiciones alimenticias están llenas de sabiduría e inteligencia. Recuérdalas. Llama a tu abuela y a tus tíos abuelos y aprende acerca de tu herencia alimenticia y tráela de vuelta a la agitada vida moderna. Recuerda que la salud no es sólo comer bien, sino reconectarse con lo que realmente importa: la familia, la herencia, las olvidadas tradiciones alimenticias.

Alimentos comunes hispanos que hay que evitar cuando se está luchando contra la caries dental

He aquí una breve lista de aquellos alimentos que son comúnmente ingeridos y cuyo consumo debería ser reducido o evitado a la hora de combatir la caries dental.

Café – Perdón por la mala noticia. Tomar café no es recomendable si se tiene caries, el café sobreestimula el cuerpo y lo drena de su fuerza vital y de sus nutrientes. El azúcar en el café promueve la caries dental. Además, tomar café reduce el apetito, por lo que muchas personas toman café en lugar de cenar. El café es tradicional de América del Sur. Pero no creo que el consumo excesivo que tenemos hoy en día sea el mismo que en su uso tradicional.

Chocolate – ¿A quién no le gusta el chocolate? Es un alimento habitual de los indígenas de Sudamérica. Tradicionalmente el chocolate era fermentado y servido como bebida alcohólica. Los europeos cambiaron su uso para convertirlo en un dulce. El azúcar en el chocolate no es bueno para los dientes. Te recomiendo que evites el chocolate si quiere prevenir las caries de manera natural. Si no tienes caries, puedes comer chocolate con moderación.

Pastas (hojaldres y parecidos) – Varios tipos de dulces hechos de harina se han infiltrado en los países de habla hispana. La harina blanca y el azúcar, ingredientes principales de las mezclas pasteleras, son malos para la salud. Debes evitar consumir productos pasteleros si deseas combatir la caries. Las comidas de pastelería no son un alimento tradicional y no los recomiendo en una dieta sana.

Alcohol – Las bebidas tradicionales fermentadas pueden proveer de vitaminas y minerales a tu dieta, y son, probablemente, sanos de ingerir incluso si tienes caries. Pero la cerveza y el vino que venden en las tiendas se deben evitar, así como el licor fuerte, para detener la caries dental.

Aceites Vegetales – Los alimentos tradicionales eran cocidos en grasas animales y ocasionalmente en aceite puro de oliva o fruto seco. Ahora, para ahorrar dinero, los aceites tradicionales han sido reemplazados por la soja, canola, cártamo y el aceite de semilla de algodón. Este cambio no se debe a que estos aceites sean más saludables. Se promocionan como si fuesen más saludables con el objetivo de vender más, pero no porque en realidad sean más sanos. Los vegetales modernos son más baratos que las alternativas a la antigua usanza, y debido a este bajo precio, se usan en muchos restaurantes. Los aceites vegetales pueden debilitar el cuerpo y provocar enfermedades. Apégate a las antiguas grasas tradicionales y aceites que se utilizaban antes de la industrialización, como de coco, palma, frutos secos y aceitunas (olivas).

Bebidas Dulces – Tomar jugos de frutas u otra bebida dulce como parte del desayuno es normal en muchos países de habla hispana. Mi recomendación es evitar los jugos de frutas y bebidas azucaradas, mientras se sufra de caries dental, es simplemente un problema de exceso de azúcar. Incluso si ese azúcar viene de fuentes naturales como los jugos de frutas. Tus dientes se pueden degradar con mucho azúcar proveniente de frutas. La Horchata, Jamaica y otras bebidas dulces deben ser evitadas. Las bebidas fermentadas que no son dulces son probablemente más sanas. Siempre que se trate de evitar o curar la caries dental, no se deben tomar bebidas dulces.

Alimentos con los que se debe tener cuidado

Granos y Judías (Fríjoles)

En la época moderna se toman atajos para preparar muchos de los granos. Para evitar las caries dentales, uno debe tener mucho cuidado con el uso de los granos, debido a sus toxinas y anti-nutrientes. En este caso, tienes que tomar tu propia decisión sobre cuánto grano debes comer, simplemente sigue tus instintos. Sin embargo, sería útil tomarte un descanso de los granos durante algunas semanas. En Guatemala, los granos se ponen en remojo durante la noche y se cuecen a fuego lento en ollas donde se mezclan con especias, para asegurar la máxima digestión.

Tortillas de Maíz – Las Tortillas deben ser hechas a mano y remojadas en lima. El maíz generalmente debería ser refinado de manera que el germen se elimine completamente. Es preferible adquirir harina fresca en vez de la empaquetada. La harina fresca será siempre mucho mejor para la salud.

Semillas o frutos secos asados

Muchos tentempiés pueden incluir semillas o frutos secos asados. Las semillas de calabaza se secan con limón y sal. Los manís o manís hervidos y tostados son también muy comunes. Estos son muy seguros pero tienes que tener cuidado de no ingerirlos en demasía si tiene caries.

Frutas

Si vives en un país tropical es más sano comer frutas que si vives en un país frío. Sin embargo, si tienes caries, el dulce natural de las frutas propiciará la aparición de cavidades. Si ya las tienes, evita todo tipo de fruta o, por lo menos, toma una que no sea dulce al día. Cuando tu cuerpo se encuentre más fuerte puedes comer más frutas, pero siempre con moderación y según el clima de dónde vives. Los plátanos pueden propiciar la caries dental.

Comidas tradicionales que pueden ayudar a tu salud y remineralizar tus dientes

Aquí tienes algunos ejemplos de comidas tradicionales en países de habla hispana. La intención de esta lista es ayudarte a localizar alimentos similares en el país donde vives. No es una lista definitiva, en general, estos alimentos incrementarán tu salud, te conectarán con tus tradiciones y te ayudarán a recuperar la salud de tus dientes.

Ejemplos de alimentos fermentados

La fermentación es parte de la dieta tradicional, porque antes de que existiesen los alimentos refrigerados, era necesario almacenar estos mismos alimentos sin necesidad de congelarlos. Te recomiendo ingerir, por lo menos, uno de estos alimentos fermentados al día.

Atol de haba, atol de pinol, y atol shuco son algunos de los nombres de las bebidas fermentadas hechas con maíz.

Pulque, se hace de un cactus fermentado. Es rico en vitaminas y ayudará a la salud de tu cuerpo.

Chorizo, en su forma tradicional, es un embutido fermentado, la sazón de la carne ayuda a mejorar su digestión y sabor. En tiempos antiguos, el **Garum** era una forma de pescado fermentado.

Jamón ibérico y otros tipos de carnes de animales que se toman en la dieta normal, deben ser madurados o curados entre 12 y 48 meses. Esta maduración produce bacterias benéficas, un excelente sabor y promueve la buena digestión.

Pozol, pero que no se confunda con el Pozole (sopa de cerdo) es un plato tradicional con maíz fermentado.

Tamales que estén almacenados de manera tradicional, subterráneamente, y madurados. El proceso de fermentación hace que sean más digeribles y saludables. Como parte de la conveniencia de los tiempos modernos el proceso de fermentación se ha perdido.

Lácteos no pasteurizados

Anteriormente has aprendido que la leche y la mantequilla de animales de pasto proveen un alto grado de protección contra las caries. Tradicionalmente, la leche no era pasteurizada como lo es hoy. En el pasado, la leche era fresca y no era necesario colocarla en los aparadores de las tiendas. Hoy, para hacer que la leche dure más, es cocinada (pasteurizado), haciéndola, generalmente, insalubre.

Busca leche y quesos crudos no pasteurizados, que provengan de animales saludables de pasto, siempre que sea posible. Los lácteos no pasteurizados con sabores fuertes son mucho mejores. La leche de vaca que contenga una nata amarilla será muy efectiva para detener la caries. La leche de cabra o de oveja son igualmente ricas en minerales, cuando los animales se alimentan de pastos verdes como dieta natural.

Siempre que te sea posible, consigue productos lácteos locales crudos, que no estén pasteurizados.

Órganos

Alimentarse del animal completo es importante para tu salud, porque te proveerá de importantes vitaminas y minerales que normalmente se encuentran ausentes en las dietas industriales. Los órganos deben ser integrados en la dieta, no deben ser ignorados.

Tacos y Tostadas

Comer Tacos de Cabeza, Tacos De Ojo, y Tacos de Lengua es una buena idea. No te prives de comer tacos con cualquier otro tipo de órganos.

La grasa de cerdo tiene buenos nutrientes. Los Tacos de Trompa y de orejas, Tacos de Buche (que se obtienen de las mejillas y mandíbula del cerdo) te proveerán de la grasa necesaria para equilibrar tu dieta y de una gran cantidad de nutrientes de alta calidad.

Haz, por lo menos, una comida con órganos al día, para mantener alejada a la caries dental.

- Los Clales son intestinos de cerdo fritos en profundidad, con la grasa y la carne aún pegadas a él. Si el cerdo ha tenido una dieta saludable este plato te ayudará a combatir la caries debido a que los órganos tienen nutrientes especiales que ayudan a fortalecer huesos y dientes.

- El Bistec de hígado. El hígado es una de las mejores comidas para detener la caries dental.

- El consomé es una sopa que se puede hacer de diversos ingredientes, incluyendo órganos mezclados. El Mole de pansa, es una sopa de tiras de intestinos de vaca, y ambos son excelentes para mantener la salud dental.

- Otro plato popular es el Revolcado, hecho de la cabeza y los órganos del cerdo, acompañado con semillas y especias tostadas, como el chile guaque y achiote.

- Menudo: son tiras de carne cocidas con tomate, sazonadas con hierbas y chiles

Sopas

La gelatina en el caldo ayuda al cuerpo a utilizar y a absorber los nutrientes. Toma caldo diariamente, si puedes. Algunas sopas son hechas con órganos y otras no. Los caldos son muy populares como plato principal. Un plato hecho de caldo de carne y vegetales es conocido como Cocido, y el Kak-ik es una sopa tradicional de pavo.

- Las patas de pollo también son muy populares en los caldos que se preparan con esta ave, y aunque se utiliza todo el cuerpo, también es común que se coman las patas de pollo.

- **Caldo de Patas de Ternera** es una sopa hecha con las patas del ganado, vacas o toros, la cual es muy buena para ayudar a absorber los nutrientes.

- **El Caldo de Uma** – Las personas originarias de los Andes toman este caldo hecho de cabeza de oveja. Se prepara mediante la cocción de la cabeza con un ají picante; este plato es típicamente servido con el cerebro de la oveja y sin la calavera.

- **Mondongo** – Muchos países latinoamericanos sirven una variación del mondongo, un tipo de sopa hecha con el estómago de la vaca. El típico mondongo peruano incluye también leche, patatas, cebolla, menta, jugo de limón y ají amarillo.

- **Pozole** este caldo está hecho con la cabeza del cerdo. Los comensales pueden escoger algunas veces el tipo de carne que quieren con su cabeza de cerdo. El Gordito es un tipo de grasa de la cabeza del cerdo que se saca de cerca de las mejillas y las orejas, el cual también forma parte del pozole. A veces se mezclan con carne de cerdo. Comer la grasa del cerdo es una práctica sana, siempre y cuando él mismo haya tenido una vida sana. Este caldo tiene cierta sustancia gelatinosa que ayuda a la utilización de los nutrientes de la dieta.

Huevos

Los huevos forman parte de muchas dietas tradicionales, los huevos de animales graznantes proporcionan importantes nutrientes que necesita el organismo para combatir la caries. Si los huevos son incubados por nueve días y luego se ingieren te proveerán factores regeneradores que ayudarán con la rehabilitación de tu propio cuerpo. Los huevos adquiridos en las tiendas que generalmente provienen de aves criadas industrialmente, no son para nada recomendables.

Pescados y mariscos

El Ceviche es muy típico de la cocina de países hispanos, es una mezcla de comida marina cruda cocida en zumo de limón, normalmente acompañado de pequeños trozos de zanahorias, apio y jalapeños. La acidez del limón cocina químicamente el pescado sin calentarlo, el ceviche puede ser hecho con mariscos o enteramente de pescado, este plato típico provee una fuente rica en nutrientes, proteínas y minerales.

Las regiones costeras hacen ceviche usando lenguado, lubina blanca, pulpo o mariscos, mientras que en las regiones andinas se usa típicamente las truchas de los ríos locales. El Ceviche se puede comer con una base de lechuga, patatas, cebolla cruda y maíz. El Ceviche se sirve en un envase de sopa lleno con zumo de limón, el mismo que se usa para marinar el pescado.

En varias partes de México, se sirve el pescado entero frito o en caldo. Si es un pescado muy grande, se sirve en trozos. Si comes pescado frito, debes tener en cuenta que se fríe en aceite vegetal y no es tan saludable. Se debería freír en grasa animal, y se debe comer tanto la cabeza como los órganos internos, ya que los mismos proveen minerales y vitaminas que tu cuerpo necesita para prevenir la caries dental.

Los mariscos, pulpos y casi cualquier cosa comestible procedente del mar, te ayudará a protegerte, e incluso a revertir la caries dental. Generalmente, la grasa proveniente de la comida del mar es relegada, pero en los órganos de los peces es donde se encuentran las vitaminas importantes. Mantente informado, en el lugar donde vives, para conocer qué órganos son comestibles, ya que no todos los órganos de los peces lo son.

La Paella es un ejemplo de un plato que puede ser rico en minerales y tener buenas proteínas provenientes de los mariscos.

Vegetales

No hay mucho que decir acerca de ellos, más que comerlos te ayudará a mejorar tu nivel de minerales en el cuerpo, lo cual te ayudará a detener la degradación de los dientes. Los vegetales ayudan a equilibrar la proteína animal y la grasa de tu dieta. Tómate el tiempo necesario para conocer las variedades locales y busca métodos de cocción más apropiados para incorporarlos a tu cocina y dieta diaria.

Métodos De Cocción

La manera en que cocinamos los alimentos es importante. Quieres que tu comida sea sabrosa y fácil de digerir. La cocina tradicional nos enseña algunas formas para cocinar nuestros alimentos. Pero no te esfuerces por conocer todos los métodos de preparación si vives en un sitio donde no te va a ser posible llevarlos todos a cabo. La cocina tradicional incluye hornos subterráneos, parrillas u hornos de leña (con carbón sin aditivos químicos) e incluso también suele usarse piedras calientes.

La cocina peruana pachamanca es un horno enterrado conocido como "huatia." Los ingredientes del pachamanca incluyen diversas carnes, de cerdo, cordero o pollo, que a menudo van acompañados de maíz, granos y patatas. Un plato común de los Andes peruanos, el Pachamanca proviene de la época de los Incas y toma su nombre del Quechua. El cocinero prepara el panchamanca cavando un hoyo en la tierra y colocando piedras caliente en el mismo para formar un horno.

Al reconectarte con tu herencia perdida también lo harás con tu otrora perdida salud dental.

Recetas para la curación de tus dientes

Receta de caldo de hueso

Sólo como recordatorio, los caldos de hueso son muy efectivos para la mejora de tu salud y promueven la mineralización dental y deberían estar incluidos en tu dieta diaria.

1. Huesos- de pollo, pescado, mariscos, ternera, cordero

   Los huesos normales están bien. Pero lo ideal para el pollo es usar las patas y cabezas. Para la carne de ternera y cordero lo mejor son los nudillos. Para el pescado las cabezas y todos los restos.

2. Cubrir los huesos con agua

3. Añadir dos cucharadas de vinagre (cualquiera) por cada cuarto de agua

4. Se pueden añadir vegetales como zanahorias y cebollas.

Hacer el caldo no es difícil. Coloca los huesos en una olla, añade agua y vinagre cubriéndolos un par de centímetros y déjalo cocer durante 30-60 minutos. Llévalo a punto de cocción y reduce el calor para cocer a fuego lento. Retira cualquier capa en la superficie del caldo con una cuchara. Lo ideal sería dejarlo cocer durante 24-48 horas. Como mínimo 6 horas. Filtra el caldo para deshacerte de los huesos. La carne de los huesos o el tuétano es comestible.

Sopa Bieler

Esta es la receta original del Dr. Henry Bieler, ayudará a fortalecer tus glándulas y equilibra una dieta rica en alimento animal.

½ kilo de judía verde, sin los extremos

50 gramos de calabacín picado

1 manojo de perejil rizado*

Suficiente agua para cubrir las verduras

Añada todos los ingredientes al agua hirviendo y cuece durante 10-15 minutos, o hasta que el tenedor perfore suavemente la piel del calabacín. Haz un puré con el agua de cocer (es importante usar este agua porque contiene vitaminas y minerales) y hacer la sopa de la consistencia que se desee.

Esta receta está ideada para recuperarse cuando el cuerpo está enfermo. No dudes en modificar la receta añadiendo toda clase de vegetales que te apetezcan para adecuar la sopa a tus gustos personales.

*Las mujeres embarazadas y lactantes deberían limitar el uso de perejil, ya que éste seca la leche materna.

Fórmula de ponche de huevo para fortalecer dientes

Para aquellos que tienen dificultad en la absorción de los nutrientes procedentes de alimentos, los huevos crudos de alta calidad u orgánicos les ayudarán a resolver este problema. La fórmula del huevo crudo me ofreció alimento cuando no podía digerir otro tipo de comidas. Combinando los huevos crudos con la leche cruda se asegura el máximo nivel de asimilación de los nutrientes de la leche cruda. Esta mezcla regenera la mucosa intestinal y ayuda a curar el síndrome del intestino permeable.

Prueba la siguiente mezcla:

1 taza de leche cruda, kéfir o yogurt

1-2 huevos crudos

Ingredientes opcionales como:

50 gramos de crema cruda

½ cucharita de miel cruda o jarabe de arce orgánico

Una pizca de nuez moscada y canela para darle sabor

Una gota o dos de extracto de vainilla

Algarroba o chocolate en polvo

Para una mejor asimilación ten los ingredientes a temperatura ambiente.

Nota: si estás embarazada y comes huevos crudos, abstente de comerlos por dos días de cada cinco.[206]

Advertencia. Puedes sentirte peor al principio si no estás acostumbrado a comer huevos crudos. Pueden inducirte síntomas de desintoxicación intensa al purificarse tu cuerpo. Por ejemplo, en una ocasión comí huevos de granja frescos y mi cuerpo comenzó a liberar y eliminar la toxicidad de residuos de valium (una droga que tomé 15 años antes para el dolor). Sabía que era el valium por su inconfundible sensación de náusea y disociación, y estuve muy enfermo durante un día entero, mientras mi cuerpo soltaba los residuos de la droga en mi estomago. Después de ello, seguí comiendo los mismos huevos, tanto crudos como cocidos, sin aversión ni problemas de salud.

Clara de huevo: algunas personas comen solamente las claras, otras sólo, o en su mayor parte, las yemas para reducir su consumo de claras por el riesgo de producirse una deficiencia de biotina. Comer solamente la yema es una práctica aceptable. Yo prefiero comer el huevo entero.

Filete tártaro picante para combatir las infecciones dentales

Esta receta de carne cruda fue usada para curar con éxito una infección dental.

1 libra de carne cruda picada de bisonte, ternera o cordero de pasto

100 gramos de mantequilla amarilla

1 cucharadita de pimentón o chiles sazonados frescos

1 cucharadita de miel cruda, sin calentar

Colocar la mantequilla, el pimentón y la miel cruda en una jarra de vidrio o bol. Luego sumergir ese bol en un bol de agua caliente pero no demasiado. Una doble hervida a bajo fuego será suficiente. No debes subir la temperatura a más de 35 grados Celsius, para conservar las enzimas. Una vez que la mezcla se ha deshecho, añadir la carne de bisonte y remover. Este es un plato de comida cruda saludable.

Si pruebas esta receta con carne cocida, tus probabilidades de éxito serán enormemente reducidas.

El pimentón se usa en muchos remedios de curación natural y puede ayudar a la curación de infecciones dentales.

Sopa de cabeza de pescado

La sopa de cabeza de pescado es una exquisitez en muchas partes del mundo. El concepto básico de la sopa de cabeza de pescado es hervir las cabezas de pescado con aromatizantes. Esta sopa será más sabrosa si se prepara con caldo de pescado, pero se puede preparar también solo con agua. He elegido una receta que no lleva la cabeza, pero es mucho más divertido verla flotando en la sopa.

½ a 1 kilo de cabeza de pescados. Remover las agallas antes de hacer la sopa y limpiar la cabeza minuciosamente con agua. Llenar la olla con agua justo hasta las cabezas o un poco más abajo.

Cocer a fuego lento con 1-2 cucharaditas de rodajas finas de jengibre durante 15 a 30 minutos.

Filtrar en el caldo

Quitar toda la carne y tejidos de los huesos. Todo lo que sea blando es comestible. Vuelve a poner la carne en el caldo.

Existen muchas variantes de esta sopa. Puedes saltear además, con aceite de ajonjolí, salsa de pescado o vino, cebollas, ajo, puerro, retoños de bambú, y pimientos rojos. También puedes añadir repollo u otros vegetales mientras la sopa se esté cocinando. O bien puedes hacer una sopa cremosa con nata y patatas, como una crema de cabeza de pescado.

Bebida verde Ayurvédica

Muchas tradiciones antiguas, como la Ayurveda, creen que la mayoría de los vegetales se deben comer cocidos, no crudos. Esta receta provee el valor nutritivo de los vegetales con especias y calcio para obtener un batido rico en nutrientes o una sopa.

¼ de cucharadita de sal natural

¼ cucharadita de cúrcuma

1 cucharadita de mezcla de galam masala

1 cucharada de mantequilla clarificada

1 cuarto de litro de agua

500 gramos de verduras frescas

120 gramos de paneer crudo o cocido (queso blanco)

1. Hacer el Paneer (es un queso de la India, cuajado, no curado , acido)

2. Añadir cúrcuma, sal, agua y aceite y cocinar durante 15 minutos.

3. Añadir los vegetales y masala (es una mezcla de especies de la India existen muchas combinaciones) y cubrir con una tapa de cristal. Observa hasta ver un brillo en el color verde de los vegetales. Cuando lo veas, detén la cocción. Mezcla los vegetales con el paneer y sírvelo con lima.

Paneer cocido

4 tazas de leche fresca entera

3-4 cucharaditas de ácido natural de jugo fresco de lima, limón o vinagre.

1. Calienta la leche hasta que esté casi hirviendo removiendo continuamente. Cuando está a punto de hervir apagar el fuego.

2. Añade la sustancia ácida a cucharaditas, una a una. Cuando hayas añadido la cantidad necesaria se cuajará inmediatamente.

3. Colar con un paño de queso o una toalla limpia para separar la cuajada del suero.

4. Envuelve la cuajada en una toalla y déjala escurrir sobre una olla o bol durante una hora para remover el líquido restante. Estas cuajadas son los

paneer. Puedes refrigerarlo y córtalo en pequeños bloques. Puedes usar el suero como bebida, añadiéndole jugo de limón o naranja, o añadirlo a tus sopas como base.

Paneer crudo
Si quiere usar un producto lácteo crudo con este batido, agría la leche dejándola en una jarra de cristal fuera, durante varios días hasta que el suero se separe. Escurre el suero con un paño. Los sólidos de la leche agriada pueden ser un sustituto del paneer pero no será tan firme.

Ensalada de pescado Poke (pronunciado Poh –Kay)

500 gramos de atún fresco o de calidad Sashimi, cortado en cubos pequeños

2-3 tallos de cebolla verde picada

½ taza de salsa de soja

2 cucharadas de aceite de semilla de sésamo

1 cucharada de jengibre fresco rallado

Un chorrito de vinagre y sal y pimienta al gusto

Variaciones opcionales: 2 cucharadas de aceite de oliva, pimientos chili finamente picados, semillas de ajonjolí tostados, pequeñas piezas de apio, trozos de aguacate, cúrcuma.

En un bol grande mezcla el atún, salsa de soja, cebollas verdes, aceite de ajonjolí, jengibre y sal y mezcla ligeramente. Cubre y refrigera durante dos horas o más antes de servir para dejar que los sabores se mezclen. Se puede servir en una cama de lechuga.

Sugerencias para cocinar

No recomiendo los microondas para cocinar. Los hornos de microondas son la única fuente de cocina que necesita un escudo. Si, un horno regular tiene un escudo de calor, pero puedes abrirlos cuando están operando y estarás bien. Hay estudios que demuestran que cocinar en microondas puede plantear más riesgos para la salud que los medios convencionales.[207] También ten cuidado con los utensilios de cocina de aluminio. En casa usamos utensilios de hierro fundido de de alta calidad. Otros métodos de cocina que retienen el sabor de los alimentos son las ollas de barro y de cobre alineado con estaño. Las ollas de cobre son muy caras y si el revestimiento de estaño se raspa y el cobre es expuesto, pueden resultar tóxicas.

Preparación de granos para que no causen caries o enfermedades

La presencia de lactinas, ácido fítico y otros antinutrientes de los granos y judías requieren que estos sean cuidadosamente preparados en función de prevenir la formación de caries. Mi responsabilidad para con estas costumbres es que no puedo asegurar que estos métodos no causarán caries. Con la revisión de las técnicas indígenas de preparación de granos del capítulo cuatro puedes ver que parte de la preparación saludable del grano es usando variedades específicas de grano, recién molido, madurado, tamizado y secado al sol. Es difícil copiar todos los pasos del proceso. La salubridad de los granos también dependerá de tu nivel de salud y de tu capacidad para digerirlos.

El esfuerzo requerido para hacer que los granos sean saludables para el consumo dependerá de la cantidad de granos que consumas. Cuantos más granos o judías consumas, más cuidadoso deberás ser con los métodos de preparación.

Hay un límite en cuanto a la cantidad de ácido fítico que podemos incluir en nuestra dieta sin producir efectos negativos en nuestros dientes y huesos, independientemente de la cantidad de vitaminas A y D que contenga nuestra dieta. Para hacer los granos saludables tendremos que eliminar tanto ácido fítico y lactinas como sea posible.

Contenido de fitasa de los granos

La fitasa es la enzima necesaria para transformar el ácido fítico en fósforo por medio del proceso de fermentación. En función de agriar o fermentar tus granos para remover el ácido fítico, es necesario que existan cantidades sustanciales de fitasa. Los granos están enumerados según su concentración de fitasa. El centeno, el trigo, el alforfón y la cebada, tienen todos altas cantidades de fitasa. El amaranto y la quínoa cantidades moderadas. Las judías mung, las lentejas, el mijo, la arveja, el arroz, el maíz, el sorgo y la avena son muy bajos en fitasa y no tienen la cantidad necesaria para deshabilitar el ácido fítico mediante el remojo o la fermentación sin un iniciador. Tres días de germinación en condiciones de laboratorio incrementan la fitasa notablemente para las judías mung, las lentejas, el miso y el maíz.[208]

Resumen para la eliminación del ácido fítico

Para remover el ácido fítico necesitas calor, humedad, la enzima fitasa y la ausencia de demasiado calcio. Agregando la cantidad equivalente de calcio contenido en dos cucharadas de yogurt (40 mg de calcio) a ¾ de una taza de harina, reduce la cantidad de ácido fítico disuelto al 50%.[209]

Sin entrar en detalles sobre cifras concretas, es importante entender que todos los granos enteros, los frutos secos, las semillas y las judías, contienen cantidades importantes de ácido fítico. No existen granos enteros con un bajo nivel de ácido fítico. Por lo tanto no recomiendo ningún atajo en la preparación de los granos enteros.

Masa fermentada

Necesitarás usar tu propia versión de masa fermentada con la receta como referencia. Creo que la mejor masa fermentada es la producida por la germinación del centeno durante 2-3 días y luego secarlo. Muele los granos secos. Tamiza el 25% de la mezcla para eliminar gran porción de las partículas pesadas. Amasa muy bien la masa y agria por al menos durante 16 horas a por lo menos 25 grados celsius.

Preparación de la avena

No quiero respaldar el consumo de avena ya que no conozco todos los requisitos para hacer seguro su consumo. Si quieres consumir avena, haz lo siguiente: germínala durante 5 días a 11 grados centígrados más un periodo de incubación de 17 horas a 50 grados para eliminar el 98% de los fitatos. O bien déjala brotar, prénsala y ferméntala durante dos días. Ponerlas en remojo, germinarlas o fermentarlas con un iniciador removerá el ácido fítico. El problema es que la mayoría de las avenas compradas en tiendas son tratadas con calor y no se pueden germinar.

La preparación de la quínoa y la eliminación del ácido fítico

Cocinarla durante 25 minutos a 100 grados C eimina el 15-20 por ciento del ácido fítico.

Remojarla durante 12-14 horas a 20 grados C, y luego cocerla elimina el 60-77 por ciento del ácido fítico.

Fermentarla con suero durante 16-18 horas a 20 grados C, y luego cocerla elimina el 82-88 por ciento del ácido fítico.

Remojarla durante 12-14 horas, germinarla por 30 horas, lactofermentarla durante 16-18 horas y cocerla luego a 100 grados C por 25 minutos elimina el 97-98 por ciento del ácido fítico.

Preparación del arroz integral sin ácido fítico

Si comes arroz integral con regularidad, te recomiendo eliminar el ácido fítico por medio de este método. Aunque el arroz integral es bajo en la enzima fitasa, se utiliza un iniciador para incrementar el contenido de enzimas y romper el ácido fítico. El arroz integral necesita ser rigurosamente cocido hasta que éste se rompa y abra. Incluso mejor que el arroz integral entero, es un arroz parcialmente molido sin salvado. Alter Eco™ Fair Trade vende un arroz rojo semipulido. También se puede encontrar en tiendas de comidas étnicas.

1. Remojar el arroz integral en agua limpia durante 16-24 horas a temperatura ambiente, sin cambiarle el agua. Reserva el 10 por ciento del líquido de remojo (que debería mantenerse por un buen tiempo en la nevera). Desecha el líquido restante del remojo. Cocina el arroz con agua limpia. Esto destruirá cerca del 30-50 por ciento del ácido fítico.

2. La próxima vez que hagas arroz integral, usa el mismo procedimiento con agua limpia y agrega el 10 por ciento del líquido reservado. Esto destruirá más ácido fítico.

3. Repetir el ciclo del remojo en agua fresca con el 10 por ciento previamente reservado. El proceso mejorará gradualmente hasta que un 96 por ciento o más del ácido fítico se degrade en 24 horas. Suele tomar unas cuatro rondas para llegar al 96 por ciento.[210]

Nota: puedes preparar un iniciador rico en fitasa utilizando pequeñas porciones de arroz integral si no quieres consumir el arroz con más contenido en fitato.

En la antigua dieta védica, el arroz siempre era preparado con cúrcuma, cardamomo, canela, clavo y otras especies amargas que tienen un efecto sinergético contra los antinutrientes del arroz, así como en la mejoría de la digestión.

Capítulo 7

Las encías sanas producen dientes sanos

Tener sanas las encías ayudará significativamente a tener unos dientes sanos. La salud de las encías también incrementará la salud en general y la resistencia a las enfermedades. La gingivitis ha sido directamente relacionada con un factor de riesgo importante para enfermedades del corazón y apoplejías.[121] Mucha gente ni siquiera se da cuenta de que tienen un principio de gingivitis. Los síntomas de la enfermedad incluyen el retroceso de la encía (disminución de tamaño), la inflamación y el sangrado, dientes flojos, aumento del tamaño de la cavidad dental, muerte de tejidos y la pérdida del diente. La enfermedad periodontal, piorrea y gingivitis son algunos de los nombres para los distintos tipos y estados de la gingivitis. Cerca del 75% de la población de los Estados Unidos sufre de esta enfermedad. Como con las caries, la enfermedad de la encía empeora con la edad.[212] No porque sea parte del proceso del envejecimiento, sino que es un síntoma de la degeneración como resultado de nuestro moderno estilo de vida.

El dentista W.D Miller, el autor de la teoría más comúnmente mantenida sobre la etiología de las caries, creía que uno de las claves esenciales para la inmunidad a la caries era "la protección del cuello del diente". Incluso si no parece que tengas gingivitis, este capítulo te enseñará cómo hacer que tus encías sean más saludables. Y encías más saludables significa unos dientes y un cuerpo más saludable.

Voy a compartir contigo la mejor de las mejores soluciones que han inducido rápidamente a la curación en los tejidos de la encía. No hay garantía que estos métodos funcionen para ti. Y no todos estos consejos pueden ser convenientes o precisos para alguien con severa enfermedad de encías y con la simultánea pérdida de dientes.

La enfermedad de la encía es una enfermedad de los humanos modernos. Weston Price explica:

> *Muchas personas primitivas no sólo retenían todos sus dientes, muchos de ellos hasta una edad avanzada, sino que también tenían la pulpa sana para sujetar sus dientes. Esto ocurrió a pesar del hecho de que los hombres primitivos no tenían dentistas ni medios para quitarse los dientes por sí mismos.[213]*

Muchas antiguas osamentas encontradas alrededor del planeta aún conservan la mayoría de sus dientes firmemente enraizados. Por lo tanto, la pérdida dental por enfermedad de la encía era o escasa o inexistente en nuestros antepasados.

La placa dental y la gingivitis

La placa ocurre cuando la química de tu cuerpo está en desequilibrio. La placa a la que me estoy refiriendo es la acumulación de restos de alimentos que se pegan a tus dientes de una manera malsana. En especial, las proteínas animales cocinadas que no han sido completamente digeridas parecen ser las causantes de la placa dental.

Los cálculos son causados por un alto nivel de calcio en la sangre.[214] El nivel de calcio en tu torrente sanguíneo está relacionado con el tipo de fuente alimenticia de calcio que consumes, así como con la capacidad de tu cuerpo para metabolizarlo. El cálculo aparece cuando existe un exceso de calcio en la sangre en comparación con el fósforo.[215] El aumento de los cálculos puede deberse a que el tipo de calcio en tu dieta no es absorbible. El calcio no absorbido crea calcio libre en tu torrente sanguíneo.

Lo que esto significa es que la placa no es la causa raíz de la enfermedad de la encía. Sino que la placa aparece en los dientes cuando la química interna del cuerpo está alterada. Esto es causado por una dieta pobre, exceso de azúcar, granos enteros preparados incorrectamente y un ambiente de estrés y toxinas.

Gingivitis, sangrado, inflamación y vitaminas solubles en grasa

La piorrea es un estado avanzado de la enfermedad de la encía, en la cual los ligamentos y los huesos que soportan los dientes se inflaman e infectan. Es en parte resultado del proceso en el cual los nutrientes importantes no son depositados en las encías porque no se encuentran en nuestra dieta. Cuando nuestra química corporal se desequilibra debido al consumo de alimentos dulces y procesados, o el bajo consumo de minerales o el aumento de material tóxico en el cuerpo, puede aparecer la gingivitis. El Dr. Price explicó:

> Mucho de lo que creíamos sobre la llamada piorrea, en la que el hueso de alrededor del diente se pierde progresivamente, provocando que estos se aflojen, constituye una de las fases más comunes del proceso de endeudamiento. Este tejido y su defensa disminuida, rápidamente llega a infectarse y pensamos en el proceso mayormente en términos de esta infección. Parte del proceso local incluye el depósito de los así llamados cálculos y sarro sobre los dientes. Estos contienen sustancias tóxicas que irritan enormemente la carne, comenzando una reacción inflamatoria. La piorrea es, a la

luz de nuestro nuevo conocimiento, en gran medida un problema nutricional.[216]

Según el Dr. Page, una deficiencia de calcio o un exceso de fósforo en la sangre es la causa más específica de la enfermedad de la encía.

La piorrea, condición inflamatoria de las encías, ocurre generalmente cuando las glándulas no funcionan correctamente, causando un nivel alto de fósforo. Mediante la reducción del fósforo a su relación adecuada con el calcio, la inflamación puede ser eliminada.

Cuando el nivel del fósforo en la sangre es demasiado alto en proporción con el calcio, habrá fósforo libre en la sangre, que puede causar tanto cálculos como la irritación de las encías. Cuando el nivel del fósforo se reduce para estar en equilibrio con el nivel de calcio en la sangre, la irritación (gingivitis) generalmente se cura.[217] La vitamina D soluble en grasas tiene el efecto de reducir el fósforo en la sangre y elevar el calcio. La deficiencia de vitamina D es la responsable de los problemas con las áreas duras de las encías, tales como el hueso alveolar que comprende la cavidad del diente.[218]

Curiosamente, el Dr. Mellanby averiguó en sus experimentos con perros que la vitamina A controla el proceso y el desarrollo de los tejidos de la encía. Si los cachorros son alimentados con dietas deficientes en vitamina A, los tejidos de la encía pueden llegar a hincharse y a crecer de más. Una vez que el tejido de la encía se inflama, se pueden encontrar microorganismos presentes.[219] La vitamina A estimula ciertos factores de crecimiento y quizás esto explique el efecto de la vitamina A en los tejidos de las encías.

Una clave estratégica en tu tratamiento de la enfermedad de la encía es utilizar ambas vitamina A para los tejidos blandos y vitamina D para los tejidos más fuertes y huesos. Si crees que la vitamina A es más importante, te recomendaría comer hígado.

La gingivitis está también relacionada con una sobreactividad de la glándula pituitaria anterior. Uno de los papeles de ésta es producir hormonas de crecimiento; esta glándula se equilibra con testosterona o estrógeno. Por lo tanto, la falta de productividad de hormonas del crecimiento está íntimamente conectada con la gingivitis. La testosterona y el estrógeno se pueden aumentar mediante el ejercicio moderado, asegurándote de que tu peso es el ideal, una variedad de remedios herbales y evitando el alcohol.

La gingivitis, la vitamina C y el escorbuto

Los conejillos de Indias que mantienen una dieta deficiente de vitamina C causante de escorbuto, desarrollan signos de gingivitis. Sus dientes se alargan a partir del encogimiento de las encías, que se enrojecen y se hacen esponjosas. De la misma manera, los informes exitosos sobre la sanación de la gingivitis implica la suplementación de la vitamina C, como con la baya camu camu (se parece a una uva originaria en Suramérica, Brasil, Perú). Otros alimentos con alta concentración de vitamina C son la baya amalaki, la cereza acerola y la baya del espino de rosa. Toma al menos dos cucharadas en polvo de bayas ricas en vitamina C por día. La vitamina C sintética en forma de ácido ascórbico puede ser efectiva en la curación de la gingivitis, pero no se sabe hasta qué punto. Dos cucharadas de bayas ricas en vitamina C proveen aproximadamente 225 miligramos de vitamina C. Para el mantenimiento de la encía saludable una dosis mucho más pequeña también funciona. Es también posible que una dosis más pequeña de vitamina C natural funcione si no existen demasiados granos enteros en tu dieta.

Un tratamiento temprano para el escorbuto infantil era la leche y la carne cruda. Ambos alimentos contienen formas altamente digeribles de fósforo. Estos alimentos también ayudarán a curar la gingivitis. No tienes que comer carne cruda. Otra opción es la carne cocida en guiso de caldo de huesos.

La increíble técnica del blotting y la curación de la gingivitis por medios naturales

Olvídate de costosas cirugías para la gingivitis. El difunto dentista Joseph Phillips descubrió un tratamiento efectivo para ésta. Además pronunció unos interesantes comentarios sobre las causas de la gingivitis. En lugar de creer que la enfermedad era el resultado de la formación del sarro, el Dr. Phillips estaba convencido de que era al revés: el sarro es, en realidad, el resultado de la gingivitis. [220] El Dr. Phillips llegó a afirmar que "la verdad del asunto es que el cepillado y el hilo dental causan la enfermedad periodontal." Con el tiempo, el Dr. Phillips creyó que cuanto más cepillado y limpieza con hilo dental, más daño se hace a la encía. Esto es porque con el movimiento del cepillado, el sarro se concentra en la base del diente, donde se queda y se pudre. La línea de la encía conocida como el surco gingival es siempre la más sucia después del cepillado.[221] Las sustancias irritantes que están en contacto continuo con los tejidos de la encía causan que las encías retrocedan y se inflamen con el tiempo. Cuando esta área no se limpia cuidadosamente después del cepillado o mediante el enjuague oral, el mismo cepillado contribuye a la gingivitis.

Como realizar el blotting en casa

La técnica del blotting es tan efectiva que se pueden apreciar resultados notables en tres semanas, en la mayoría de los casos. Parte de esta técnica es la limpieza de todas las superficies del tejido blando de tu boca con un cepillo de encías. La técnica completa es bastante difícil de explicar con exactitud por escrito sin un video que lo acompañe, por lo que he creado un video online gratis para mostrar cómo realizar el proceso desde casa. Si quieres aprender a hacerlo, visita este sitio web.
www.lasaluddental.org/limpieza

Sal marina para tus encías

El dentista Robert Nara descubrió que al tratar la gingivitis en el ejército, en lugar de recurrir a la cirugía, si sus pacientes se cepillaban los dientes y se enjuagaban la boca con una solución de sal marina, sus problemas normalmente mejoraban e incluso sanaban por completo. Esta labor le llevó a escribir *Como convertirse en auto suficiente dentalmente* La premisa del libro es que una buena higiene oral, incluyendo el uso del enjuague oral y la sal marina, prevendrá o reducirá significantemente la mayoría de los problemas dentales y de encías.

El uso de dispositivos de irrigación oral como Waterpik® es altamente efectivo en el tratamiento de la gingivitis. Por si no queda claro, un irrigador oral es un dispositivo que dispara un chorro de agua presurizada por una pequeña boquilla que puede limpiar alrededor de los dientes, por debajo de la línea de la encía. El uso de seda dental no alcanza estas partes. Los irrigadores se encuentran disponibles en la mayoría de las farmacias.

El método más efectivo para la curación de los problemas de las encías es enjuagar tu boca con agua templada salada utilizando un irrigador oral. El uso de sal marina o un equivalente de alta calidad es ideal para esto; no uses sal comercial de mesa. El uso de sal marina templada con un dispositivo de irrigación es una de las mejores protecciones contra la gingivitis. He oído que la sal marina puede acortar el periodo de vida del irrigador. Esto puede ser verdad, pero los beneficios superan el costo. Alternativamente una cucharadita o dos de vinagre de sidra de manzana diluida en agua en el irrigador oral también pueden ayudar con la salud de las encías. Los líquidos de hierbas para la enfermedad de la encía pueden ser usados también junto con el irrigador oral e inyectarse en profundidad en los tejidos inflamados de la encía.

. . . .

No más mal aliento
El mal aliento es causado muchas veces por la descomposición de los alimentos atrapados debajo de la línea de la encía. La irrigación oral con agua caliente salada o la limpieza dental mitigarán o mejorarán, en muchos casos, el mal aliento al remover las partículas de alimentos podridos.

. . . .

Use un irrigador oral según las instrucciones proporcionadas. La punta de la boquilla del irrigador se dirige a la base del diente y luego el irrigador se usa alrededor del diente. Si existe dolor o sangrado en las encías, disminuir la presión. A medida que tus encías se curan y fortalecen, el mal aliento desaparecerá rápidamente.

Los resultados de este proceso son graduales. Desde unas pocas semanas a varios meses. Aunque toma tiempo, los resultados son muy satisfactorios.

Tratamientos de hierbas para la gingivitis

Mucha gente ha escrito que los tratamientos con hierbas han ido de maravilla para sus problemas de encías. Estos tratamientos pueden también ayudar a fortalecer tus dientes y los ligamientos que mantienen a los dientes en sus cavidades. Entre las hierbas que van bien para la curación de los dientes se encuentran:

Polvo de corteza de roble blanco- previene la necesidad de cirugía y cura el sangrado y las encías infectadas.

Polvo de goma de mirra- cura las infecciones de la encía.

Polvo herbal de dientes y encías si te gusta mezclar tus propias hierbas, tengo una receta de polvo dental en el capítulo 8. Si no, Holistic Dental hace y vende un excelente polvo dental que yo mismo uso en **www.lasaluddental.org**

Existen muchas otras hierbas que pueden ayudar a curar los dientes y las encías que no están aquí mencionadas. También pueden ayudar los tratamientos alternativos como puntos de masajes y acupresión.

Aceite para tus dientes y encías

Es la simple pero antigua técnica de enjuagarte la boca con aceite. Usa una cucharada de aceite orgánico. El aceite de semilla de sésamo o coco funcionan bastante bien, y el de oliva es otra opción. Haz circular el aceite por tu boca tanto como puedas. 10-20 minutos es suficiente, pero puede ser difícil hacerlo durante tanto tiempo. Escupe el aceite cuando acabes (no en el fregadero) y enjuágate bien. El aceite expulsa las toxinas de los tejidos de las encías y ayuda a eliminar los restos profundamente incrustados. Este es un gran tratamiento para los problemas de encías, el mal aliento y la mejora general de tu salud oral.

. . . .

El mercurio y tus encías
Un síntoma común de la toxicidad del mercurio es el sangrado de las encías y la pérdida de dientes.[222]

. . . .

Programa para la curación de la gingivitis

Como el escorbuto y la deficiencia de vitamina C son claramente producidos por una dieta excesiva de granos enteros, yo recomiendo ser extremadamente cuidadoso con el uso del salvado y el germen del grano en la dieta, para la curación de la gingivitis. Además de estar alerta en cuanto a los factores tóxicos de los granos enteros, el evitar los alimentos tóxicos ya mencionados en los capítulos anteriores te ayudará en tu lucha contra la gingivitis. Si algún alimento citado aquí ya forma parte de tu dieta, no necesitas tomarlo dos veces. Cuando tu gingivitis desaparezca, estudia y escoge los aspectos de este programas que más te gusten.

1-2 cucharaditas de vitamina C concentrada de base alimenticia, como la baya camu camu, cereza de acerola, amalaki o baya del espino de la rosa. Holistic Dental elabora una vitamina C herbal de alta calidad que se puede adquirir en **www.lasaluddental.org**

2 cucharaditas de baya camu camu proporcionan unos 225 miligramos de vitamina C natural.

¼–½ cucharadita 2-3 veces al día para adolescentes y adultos, por un total de ½-1½ cucharadita por día del aceite de hígado de bacalao fermentado Blue Ice™ (disponible en **www.aceitebacalao.com**) para restaurar las vitaminas A y D solubles en grasas en tu dieta para la salud de la encía.

Leche cruda y/o carne cruda (la carne en guisado es la siguiente mejor opción).

Evitar los granos enteros a menos que estén recién molidos, fermentados y apropiadamente tamizados para eliminar el salvado y el germen.

Usar la técnica de blotting y/o un irrigador oral con agua cliente y sal marina al menos dos veces por día.

Practicar el enjuagado con aceite al menos una vez por día.

Elegir una hierba tópica o un tratamiento para apoyar la salud de tu encía, como el polvo de dientes a base de hierbas de **lasaluddental.org**

Comprueba si tienes envenenamiento por mercurio de los empastes de amalgama y considera reemplazarlos. (el envenenamiento por mercurio será visto en el capítulo 8).

Comer alimentos con alto contenido en hierro, así como alimentos que incrementen la absorción del hierro, como carne de ternera, cordero, hígado, almejas y vegetales de hojas verdes.

Evitar los enjuagues bucales antibacterianos que contengan sustancias químicas. No hay que matar la bacteria buena.

Evitar el cepillado dental normal que irrita las encías.

Capítulo 8

La odontología y su elevado precio

La odontología moderna es un profundo fracaso. La magnitud del sufrimiento y las enfermedades causadas por la odontología es tan grave que va más allá de la comprensión. La odontología se basa en la premisa falsa de que la bacteria causa la caries. Sus métodos de tratamiento de taladrar y rellenar son altamente nocivos para los dientes. Los materiales utilizados en la odontología son extremadamente tóxicos y han sido relacionados con enfermedades severas, dolorosas y extensas. La odontología tradicional ha colocado grandes cantidades de venenoso mercurio en las bocas de cientos de miles de personas. La exposición al mercurio por parte de los dentistas y el sufrimiento causado por la odontología explica, en parte, por qué los dentistas tienen una de las más altas tasas de suicidio de cualquier profesión. Se han realizado cientos de miles de tratamientos de conducto innecesarios. La odontología moderna ha taladrado profundamente en partes sanas de millones de dientes debido a la política del tratamiento fallido de "extender para prevenir". Este ha causado un daño irreversible en la pulpa de millones de nervios dentales con un taladro de perforación que gira demasiado rápido. El sistema de la odontología motivado por el beneficio económico ha llevado a millones de miles de procedimientos dentales innecesarios. La odontología moderna ha envenenado a decenas de millones de niños al promocionar el uso tópico e interno del venenoso floruro. Y ha matado lentamente, en algunos casos, a niños inocentes por los efectos secundarios de la cirugía dental, por la ingesta accidental de floruro, y por los efectos secundarios de los metales implantados en sus bocas. Si esta masacre dental hubiera proporcionado algún beneficio, se podría exonerar. Pero no es así. Después de los sesenta años, el promedio individual de una persona es que tiene más de la mitad de sus dientes afectados por la caries. Y después de esta edad, ha perdido más de ocho dientes, sin incluir las muelas del juicio.

Muchos de nosotros estamos literalmente soportando un trauma dental por los empastes de mercurio de esta guerra contra la bacteria. Yo también soy una víctima. Durante mi adolescencia se me colocaron siete empastes hechos con mercurio. Ninguno de estos dientes me dolía con anterioridad a la carnicería del taladro dental. Durante una revisión se me abrieron grandes hoyos innecesarios porque unas radiografías mostraron unas diminutas partículas en mis dientes.

Cada uno de estos dientes están ahora dañados permanente e irrevocablemente por las excavaciones del taladro dental. Discutiré el desastre de la ortodoncia moderna en el próximo capítulo.

A la luz de todo esto, cuando la gente duda en acudir al dentista o tiene miedo, no me sorprende en absoluto. **¿Cómo no vas a tener miedo al dentista?**

En este capítulo aprenderás a navegar por el pantano de la mala odontología, cuales son sus riesgos y como evitarlos.

La odontología tóxica

Los dentistas convencionales taladran huecos en tus dientes a cambio de dinero, y colocan una sustancia venenosa en tu boca (empastes de mercurio) para prevenir la bacteria que agujerea tus dientes.

La odontología convencional es tan mala que muchos dentistas serios están haciendo lo que pueden para que esto se sepa publicamente. La mayoría de los dentistas que han llegado a seguir una orientación holística no comenzaron con ella. Generalmente su transformación fue inspirada por medio de un doloroso toque de atención, como sus propios síntomas de envenenamiento por mercurio, o por ver los horribles resultados del pobre cuidado dental en sus pacientes o en ellos mismos. Como resultado, muchos de ellos sienten remordimientos por sus años de practicar una odontología tóxica. Y algunos de ellos realizan un gran esfuerzo para informar al público sobre enfermedades causadas por la odontología. Algunos incluso han escrito libros donde informan sobre el peligro que puede estar latente en nuestras bocas. Estos libros incluyen la *Odontología de cuerpo entero* por el dentista Mark Breiner, publicado en 1999; *Consentimiento uniformado* por el dentista Hal Huggins, publicado en 1999; *la Clave para lo Mejor de la Salud* por Ellen Brown y el dentista Richard Hansen, 1998; *Esta todo en tu cabeza: el enlace entre la amalgama de mercurio y la enfermedad* por el Dr. Hal Huggings, 1993; *¿Te están envenenando tus empastes dentales?* por el dentista Guy Fasciana, publicado en 1986; *Infecciones dentales* por Weston Price.

Enfermedades y mercurio

El primer caso documentado de linfoma de Hodgkin ocurrió en 1832 poco después de que se comenzaran a usar los primeros empastes de amalgama. El Dr. Olimpio Pinto le presentó el tema de la toxicidad del mercurio al Dr. Hal Huggins en 1973. Cuando terminó su máster en la Universidad de Geortwon, el tópico de la tesis del Dr. Pinto fue la toxicidad del mercurio. Su tesis nunca fue publicada porque el Instituto Nacional de Investigación Dental, parte del Instituto Nacional de la Salud, se enteró de su proyecto y lo detuvo.[223] El Dr. Huggins finalmente publicó el material él mismo en el *Diario de la Academia Internacional de Medicina Preventiva* en 1976.

Que los empastes de mercurio son altamente tóxicos es incuestionable. Según la Agencia para el registro de sustancias tóxicas y enfermedades del Gobierno de los Estados Unidos, el mercurio ocupa el tercer lugar en la lista de sustancias químicas y metales más tóxicos del planeta. El arsénico y el plomo están por delante de él, pero el cloroformo, el cianuro y el plutonio son menos tóxicos que el mercurio para los humanos.[224] Los empastes de mercurio son también erróneamente llamados rellenos de amalgama o de plata para ocultar su ingrediente principal, el mercurio. En un empaste se usa un 50% de mercurio. Imagínate que si tuvieras un empaste de plutonio o de cianuro sería probablemente más seguro que el de mercurio, dependiendo de la rapidez con la que estos venenos se liberan en el empaste.

Un informe de la Agencia para el registro de sustancias tóxicas y enfermedades restringe el nivel de seguridad del vapor de mercurio para personas a 0,28 microgramos. Varios estudios informan de que el promedio de ingesta de vapor de mercurio en las amalgamas de mercurio es de entre 4-19 microgramos, en otras palabras 10-50 veces más alto que el nivel seguro del vapor de mercurio.[225] Estudios sobre empastes de 10 años de edad, muestran que una gran porción del mercurio se ha escapado y evaporado con el paso del tiempo. Ha pasado directamente al cuerpo del individuo. Lamentablemente la pérdida de mercurio no hace al empaste más seguro, ya que el mercurio escapa continuamente en la misma medida año tras año. Debido a un acuerdo de demanda relativamente reciente, la Administración Americana de Alimentos y Fármacos ha sido forzada a admitir que los empastes de plata contienen mercurio y que "puede tener efectos neurotóxicos en el sistema nervioso del niño en edad de crecimiento y del feto."[226]

El mercurio es tan venenoso que junto con otros metales y materiales de relleno dental son conocidos por causar defectos de nacimiento, fatiga crónica, indigestión, leucemia, desequilibrio hormonal, fibroma, ataques, artritis, la parálisis de bell, alergias y múltiples esclerosis. Los rellenos de mercurio están prohibidos en muchos países incluyendo Suecia, Alemania y Japón.

A pesar de esta evidencia, y mucha más sobre el peligro extremo del mercurio en el cuerpo, el código de ética de la Asociación Dental Americana prohibió específicamente a los dentistas decirles a sus pacientes que se quitaran los empastes de mercurio debido a su toxicidad.

ADA código de conducta 5.A.1 la amalgama dental y otros materiales reconstituyentes "eliminar las restauraciones de amalgama. . . . con el supuesto propósito de eliminar las sustancias tóxicas del cuerpo, cuando tal tratamiento es efectuado únicamente por la recomendación o sugerencia del dentista, es impropio y no ético." [227]

Los dentistas que son sorprendidos desobedeciendo el código de ética de la ADA pueden perder su licencia. Les está permitido quitar los empastes de mercurio a petición del paciente, de su médico o si los empastes están dañados. Pero no pueden aconsejar su extracción diciendo que son tóxicos. ¿Qué pasa con los derechos constitucionales de los dentistas de libre expresión y el antiguo juramento de los médicos "primero, no dañarás"?

¿Qué hacer sobre los empastes vigentes de mercurio?

No hay duda de que los empastes de mercurio son altamente tóxicos. Aunque muchas personas son capaces de resistir esta toxicidad durante largos periodos. La exposición más concentrada al mercurio se da cuando los empastes son colocados y cuando son retirados. Las personas sanas tienen altos niveles de glutamato y otras sustancias que desintoxican naturalmente los efectos de los empastes de mercurio. Cuando las personas envejecen o si tienen una salud pobre, su resistencia al envenenamiento del mercurio del empaste disminuye, y con el tiempo enfermarán. Si piensas que tus empastes te están enfermando, contacta con un dentista que no utilice el mercurio, un médico holístico o un doctor naturopático que pueda llevar a cabo una prueba de reacción al mercurio para ver si estás reteniendo mercurio.

Reemplazar los rellenos de mercurio debe realizarse con extremo cuidado y en el momento adecuado. Si tu dentista no sigue un protocolo de seguridad que incluya dispositivos de protección tales como: un represador dental (es una hoja de látex que se coloca en la boca del paciente para evitar que caigan residuos en su boca), aspirador al vacio para los vapores y una máscara, podrías estar expuesto a partículas microscópicas y gases de mercurio altamente tóxicos. Al menos seis personas me han contactado quejándose de los implacables dolores dentales después de que sus empastes de amalgama hayan sido reemplazados. El torno estaba demasiado cerca del nervio y lo sobreestimuló. Si tienes dientes sensibles y te taladran los dientes para quitar los empastes de mercurio podría explicar este resultado negativo. Las personas cuya mordida esté fuera de posición tendrán ya un sistema nervioso hipersensitivo. Esta hipersensibilidad se agrava con las perforaciones dentales para remover el mercurio de diversos dientes y puede abrumar el sistema nervioso.

Otro problema que he encontrado es que gente que se quita los empastes de mercurio no sienten ninguna diferencia en su salud. Deberían mejorar los niveles de energía de la mayoría de las personas, o una sensación de relajamiento. La razón más probable del por qué algunas personas no notan ninguna mejora tras la extracción de los empastes de mercurio es debido a que esto no se ha hecho correctamente, o porque el compuesto sustituto es también tóxico. Otro importante detalle en la retirada del mercurio es el orden en el cual los rellenos de mercurio son extraídos. Cada relleno de mercurio ejerce una carga eléctrica. Los rellenos crean una corriente eléctrica cuando los cinco metales del relleno se combinan con la saliva para crear un efecto de batería. La carga eléctrica es mucho más fuerte que la de nuestro sistema nervioso y puede interferir con las funciones del cerebro y del corazón.[228] La carga de cada relleno dicta el orden en el cual deben ser extraídos. Cuando la gente nota una gran mejoría tras la extracción de los empastes de mercurio es debido a un cambio en la corriente eléctrica que permite al sistema nervioso del individuo funcionar correctamente.[229]

Si, los empastes de mercurio son muy venenosos y se deben eliminar cuidadosamente. Pero para algunas personas no es el momento adecuado para reemplazarlos. Ponte en contacto con uno de los excelentes dentistas de la lista proporcionada en este capítulo para asegurarte de que cuando te quites tus empastes viejos, se haga de manera que no te haga enfermar más y en el momento adecuado. Antes de tu procedimiento dental necesitarás tomar mantequilla rica en activador X y aceite de hígado de bacalao. Pero no tomes demasiada vitamina C por vía oral, ya que interfiere con los efectos de la novocaína. Parte del protocolo holístico para la retirada del mercurio es la administración intravenosa de vitamina C, que actúa de manera diferente a la oral.

Los empastes de mercurio tienen como consecuencia las coronas y los tratamientos de conducto

Los rellenos de amalgama de mercurio llevan a los tratamientos de conducto y las coronas. Como un material de relleno, los empastes de mercurio no refuerzan la resistencia de los dientes. Con la filosofía de "extender para prevenir" se perforan partes sanas de los dientes para colocar los rellenos de mercurio en forma de cuña. Miles de casos demuestran que los dientes restaurados con empastes de mercurio son los mismos que acabarán necesitando coronas o tratamientos de conducto.[230] Cuando el 30% de un diente es taladrado para colocar un relleno de amalgama, puede perder hasta un 80% de su fuerza, y cuando el relleno de mercurio ya está en su lugar, el diente aún no ha recuperado su fuerza perdida. Nuestros dientes están bajo tremendas fuerzas de masticación. Cuando mordemos con un relleno de mercurio, el diente puede sufrir la presión sobre los puntos erróneos, causando que se rompa o se deshaga lentamente en la zona en la que el empaste de mercurio se junta con el diente. Esta pérdida de estructura junto con una dieta pobre que no permite al diente recuperarse de este estrés, causa que el diente se fracture. Sin mencionar que el mercurio filtrado del empaste envenenará las células del hueso del diente. Con el tiempo, el diente cargado de mercurio se debilitará y el daño resultante requerirá de un tratamiento igual de severo para salvar el diente, como la corona y el tratamiento de conducto.

Más peligros dentales de la odontología tóxica

Boca eléctrica

Tu cuerpo y sistema nervioso operan con una corriente eléctrica muy pequeña. Los empastes de metal pueden producir corrientes eléctricas más fuertes que las de tu cuerpo. Considerando que tus dientes están conectados con el nervio sensorial más grande en tu cuerpo, el nervio trigémino, este exceso de electricidad puede causar daños. La combinación de metales en la boca magnifíca enormemente los problemas de la corriente eléctrica. Por ejemplo, el oro y el mercurio o las coronas que están reforzadas con "acero inoxidable" pueden estar presentes en una boca que ya contenga empastes de mercurio. Distintos metales en la misma boca pueden causar problemas neurológicos como las migrañas.

Los empastes compuestos también interfieren con la corriente eléctrica natural de los dientes. En lugar de ampliarla, sin embargo, la humedecen completamente, aunque estén hechas de plástico, y el plástico no es un conductor de corriente.

Empastes de oro y coronas

El oro puro es por naturaleza muy suave, lo que lo hace un mal material dental. Necesita ser mezclado con otros metales para fortalecerlo. Si bien es cierto que no muchos sistemas inmunológicos reaccionan negativamente al oro por sí mismos, los otros metales de los empastes de oro, como el paladium, puede plantear un desafío al sistema inmunológico.[231] El oro dental tiene una afinidad por la liberación de mercurio de los rellenos de amalgama de "plata". El oro atrapa y almacena el mercurio liberado de los otros empastes. Cuando se expone al calor de una bebida caliente, por ejemplo, el vapor del mercurio tóxico se liberará de las coronas de oro.[232]

Para colocar las coronas se requiere un desgaste extra del diente. Esto se hace debido a la débil fuerza de unión del cemento dental. Los dentistas que usan nuevas tecnologías pueden evitar el colocamiento de coronas o perforar una parte más pequeña de diente para colocar una.[233]

El níquel y el acero inoxidable

El acero inoxidable contiene níquel. El níquel es utilizado en frenillos, puentes, puentes parciales (uno o varios dientes) y coronas. El níquel es un metal que es altamente tóxico para el cuerpo. Se esconde en las coronas y en las coronas de metal para las caries de los niños y crea una corriente negativa en la boca.[234] El níquel es altamente tóxico para el sistema nervioso y puede estar relacionado con la artritis y algunos tipos de cáncer como el cáncer de pulmón y el cáncer de mamas.[235] El nickel se utiliza para inducir el cáncer en los animales de laboratorio.[236]

La porcelana como material dental

La porcelana contiene aluminio en forma de óxido de aluminio. El aluminio es tóxico para los humanos. La creencia oficial en la odontología en cuanto a la estabilidad del aluminio en la porcelana es idéntica a la creencia oficial de la seguridad del mercurio en la amalgama. Se supone que el aluminio permanece unido a los otros materiales en la porcelana y no escapa, pero éste no es el caso.[237] Las coronas de porcelana son con frecuencia reforzadas con acero inoxidable de bajo costo, que con frecuencia contiene níquel.[238]

Los materiales más seguros para un empaste

Existen al menos tres paradigmas holísticos para los materiales de relleno dental seguro. No puedo determinar cuál de ellos es el mejor. Sugiero que elijas el que mejor te convenga después de haber llevado a cabo tus propias investigaciones. Tan importante como los materiales del empaste es la calidad del trabajo dental. Mi consejo en cuanto a materiales de relleno es que primero encuentres un dentista con el que te sientas cómodo y en el que confíes, y que se atenga a un paradigma biocompatible. La premisa de la odontología biocompatible es que no se coloca ningún material en el cuerpo de otra persona y se espera que todo salga bien. La odontología biocompatible está orientada a examinar y confirmar que los materiales de relleno no afectarán negativamente a tu salud. Un acercamiento sofisticado pero certero para examinar los materiales de relleno, es obtener una muestra viable del material del empaste de tu dentista y buscar un osteópata o un terapista sacro craneal que puedan comprobar cómo influyen los materiales del empaste en tu ritmo craneal/sacral. Otros métodos para determinar qué materiales son seguros para ti son la revisión electrodérmica, un análisis de sangre y un examen muscular. Los dentistas que tienen una orientación holística, por lo general se suscriben a uno de los dos siguientes paradigmas y ofrecen tratamientos en consecuencia, u ofrecen muchos de los tratamientos y deciden junto con el paciente qué perspectiva de tratamiento proseguir.

El dentista Hal Huggins- el Dr. Huggins desarrolló un detallado programa para extraer los empastes de mercurio y colocar recambios compatibles. Se basa en un exámen químico de la sangre mediante una base de datos de materiales de empastes para conseguir la compatibilidad con el sistema inmunológico.

El dentista Douglas Cook- El Dr. Cook ha examinado varios materiales de relleno y opina que el Holistore (material de relleno dental) de Den Mat para los empastes más pequeños y Premise Indirect (anteriormente BelleGlass) para las caries grandes son los mejores materiales de relleno.[239] Taladrar el diente a baja velocidad previene los daños a los dientes durante su extracción.

El Dr. Robert Marshall- la examinación eléctrica ha demostrado que los materiales combinados bloquean las corrientes eléctricas vitales del cuerpo, mientras que los metales las magnifican excesivamente y son tóxicos. Por lo que desde el punto de vista del Dr. Marshall los únicos materiales dentales seguros son los de cerámica de baja fusión, unidos con laser a los dientes. La cerámica de baja fusión y los híbridos de resina de cerámica permiten una corriente eléctrica ligera e imitan la función natural del diente. Estos materiales incluyen la cerámica Degusa, Vitablock, Luminesse, Cercon, Procera de Zirconio y compuesto de Esthet x (resina).[240]

La desventaja de la cerámica de baja fusión es que puede costar significativamente más que otros materiales para empastes y que puede requerir, en ciertos casos, taladrar más un diente.

Encontrando un buen dentista

En una conferencia hablé con un dentista que parecía entender la odontología invasiva mínima. Cuando le pregunté si podía nombrarlo en mi sitio web en una lista alusiva rehusó porque su práctica estaba ya demasiado llena. Otro dentista holístico popular en el área de los Angeles tiene una lista de espera de tres meses. El especialista dental craneal que me visita tiene una lista de espera de nuevos pacientes de un mes o más.

Los buenos dentistas se toman tiempo con los pacientes. No se apresuran en los procedimientos y están seguros de desarrollar cada paso cuidadosamente. Esto significa que no serán capaces de manejar un gran número de pacientes. Los buenos dentistas también obtienen buenas referencias porque hacen que las personas se sientan bien. Sus consultas se llenan rápidamente ya que existen muy pocos buenos dentistas. Los dentistas buenos no suelen tener una sala de espera llena de gente si son los únicos dentistas de sus consultas, porque no se apresuran de un paciente a otro de la manera que podría hacer un típico doctor en medicina. Los buenos dentistas se preocupan por la salud de sus pacientes, aunque no lo dicen. Puedes sentirlo. Te sentirás bien después de salir del consultorio de un buen dentista.

Mas allá de los buenos dentistas existen los grandes dentistas, que también comenten errores. Son humanos y mientras pueden realizar ciertos procedimientos muy bien, puede que no sobresalgan en otros. Por ejemplo, un dentista puede ser genial con los tratamientos de conducto endocal, otro podría hacer excelentes puentes, y otro podría ser bueno salvando dientes o hábil para usar poco el taladro.

Referenica dentales: solo porque un dentista está en una de estas listas no significa que él o ella practica una odontología completamente no tóxica. Además, no significa que todos los dentistas citados le darán el mejor cuidado, tienen solamente tratamientos con los que tú estarás de acuerdo o que son beneficiosos para todas las personas, o utilizan los mejores materiales biocompatibles. No todos los buenos dentistas están en una de estas listas, y no todos los dentistas de estas listas pueden ser buenos para ti. Usar estas listas, a pesar de todo, es una buena manera de incrementar significativamente las oportunidades para encontrar un buen dentista. En algunos de estos sitios web necesitarás hacer clic un par de veces para encontrar las páginas referidas. (Puede que no encuentres un dentista holístico en tu país.)

www.holisticdental.org—La Asociación Holística Dental

www.toxicteeth.org—una elección para los consumidores dentales

www.naturaldentistry.org—El Instituto de Odontología Nutricional

www.iabdm.org—La Academia Internacional de Odontología Biológica.

www.hugginsappliedhealing.com—Los Dentistas Entrenados por Hal Huggins

www.iaomt.org—La academia Internacional de Medicina y Tocología Oral.

www.dams.cc -Soluciones Dentales de Amalgamas de Mercurio

www.toothconservingdentistry.com -La Odontología Biométrica

Encontrando a un dentista que trabaje con una dieta

Algunas personas me han pedido que les recomiende a dentistas que trabajen con dietas y que entiendan lo que enseño en este libro. Existen dentistas que promueven una buena alimentación y los hábitos saludables que se presentan aquí, pero ni lo enseñan ni lo practican. Si hay dentistas que lo hacen, se lo guardan para ellos mismos. Existen dentistas que han estudiado con el Dr. Huggins, que saben cómo usar los análisis de sangre para averiguar una dieta ancestral, la cual se basa en el trabajo del dentista Melvin Page. Esto es lo más parecido que encontrarás a este libro. En la mayoría de los casos lo mejor es encontrar apoyo nutricional de un naturista de la salud y hacer que tu dentista vigile la salud de los dientes.

Odontología invasiva mínima

Los dentistas mínimamente invasivos oradan la menor cantidad posible de un diente durante un tratamiento dental. Un dentista convencional taladra y taladra, removiendo bastante más sustancia de la que necesita. Las prácticas invasivas mínimas suelen también incluir el uso de láseres u otro tratamiento tópico que limite o prevenga la perforación dental. Si se necesita la perforación, el mejor tipo de dentista hará un agujero pequeño (los láseres son buenos para esto) y luego colocará un diminuto empaste compuesto en él. Así se mantiene la integridad del diente. Debido a la capacidad de precisión del corte del láser, este tipo de odontología puede ser mínimamente invasiva. Los láseres y la abrasión son llevados a cabo sin dolor, por lo que no traumatizan al diente con la vibración del taladro.

· ·

La odontología no invasiva

Si tienes una pequeña caries el dentista no invasivo te aconsejará sobre los beneficios del aceite de hígado de bacalao." Toma dos cucharaditas al día y vuelve la próxima semana".

La mayoría de las caries se pueden remineralizar mediante una dieta.

· ·

Obteniendo una segunda opinión

Hace cinco años me dolían algunos dientes. Concerté una cita con un dentista y me hizo rayos x. Me sentí bastante mal durante este proceso, ya que noté sus efectos dañinos. El dentista me dijo que tenía cuatro caries y que debían ser empastadas. Aunque parezca mentira, los dientes que me dolían y los que tenía sensibles no aparecieron en los rayos X, y el dentista no notó nada en su evaluación. Quería perforar agujeros en los dientes que no me dolían. No se dió cuenta, a través de los rayos X, de que el esmalte de mis dientes estaba débil y cuáles eran los dientes que me dolían (yo no le informé de dónde tenía el dolor porque no quería que me pusiera más empastes). Esto fue antes de aprender sobre la odontología. Fui a otro dentista, en una comunidad universitaria, para que me hiciera una limpieza de dientes. Este dentista no tenía motivos económicos, ya que se le pagaba para enseñar higiene dental y no para colocar empastes. Me dijo, basándose en los rayos X (los cuales llevé conmigo) y por el mismo método de evaluación, que tenía una sola caries. También dijo que no necesitaba un empaste y que debería esperar para ver si mejoraba. Esto es un increíble ejemplo de cómo el dinero y la motivación económica hace que un dentista vea caries donde no las hay. El dinero parece hacer que muchos dentistas olviden que no toda cavidad necesita un tratamiento ya que podría remineralizarse y curarse. Al final, un amigo mío que es dentista me dijo, basándose en los mismos rayos X, que tenía tres caries que necesitaban ser empastadas y me las enseñó, pero yo no estaba realmente convencido de su existencia.

Si dudas de tu dentista busca una segunda opinión. Incluso si confías totalmente en tu dentista, pero no sabes qué hacer, busca otra opinión. Si tu dentista dice algo que no te suena bien, obtén otra opinión. Confía en esa voz dentro de ti que dice: "tal vez debería buscar otra opinión".

En caso de que te lo preguntes, ya no tengo ningún dolor en los dientes. No hay evidencia de caries y no he tenido un tratamiento dental en esos dientes que supuestamente tenían caries hace cinco años. Mis dientes están fuertes y saludables. Me los he examinado con rayos X digitales y, hoy en día, no tengo ninguna caries.

Tomando el mando en la consulta dental

Hay una desafiante interacción entre ser un paciente informado y confiar en tu dentista. Por un lado, tienes una buena razón para conocer todos los detalles del tipo de tratamiento que tu dentista recomienda. Por otro lado, si cuestionas todos los movimientos de tu dentista hasta el punto de no dejarle llevar a cabo sus tratamientos, no podrá realizar su trabajo, en el cual es un entendido...

La consulta dental es un lugar que da miedo. Mi mejor consejo para tomar las riendas, es llevar un amigo. Ahora tienes un testigo. Comprueba por adelantado si tu dentista acepta esto. Ya que no es un protocolo normal, excepto para padres y niños, el dentista puede tener sus dudas. Tu amigo puede hacer preguntas que a ti no se te hayan ocurrido y cubrirte la espalda en caso de que te desorientes debido a los procedimientos dentales. Que tu amigo te lleve y te traiga del dentista también es una buena idea.

Cuando estás en la consulta, sé honesto con cómo te sientes. Si sientes miedo o dudas, hazlo saber. También trata de dejar claros tus límites. Normalmente esto se puede hacer por teléfono con la recepcionista, para evitarte una situación desagradable. Puedes hacer preguntas del tipo de: "estoy buscando tratamientos biocompatibles, el Dr. Fulano de tal ¿realiza la prueba de compatibilidad del suero sanguíneo, o un examen eléctrico o muscular?" Cuando estés cara a cara con el dentista, dile lo que quieres, como por ejemplo: "Quiero un tratamiento lo menos invasivo posible; ¿lo puede hacer?" o "por favor, sea claro con lo que piensa sobre mis dientes, para poder elegir la mejor opción basada en sus opiniones".

Otra opción es concertar una visita para un asesoramiento. Básicamente, pagar al dentista por su tiempo para diagnosticar tu condición y ofrecer una opinión sobre lo que hacer, pero sin esperar un tratamiento. Esto es una manera de conocer al dentista y decidir si es bueno basándose en sus diagnósticos y sugerencias de tratamientos. Puede resultar caro si consultas a varios dentistas. También es un buen momento para hacer preguntas y aprender mientras le estás pagando por su tiempo de conversación. El asesoramiento puede también ser difícil si tienes una condición seria y lo único que quieres es la opinión del dentista. Él va a querer seguir, quizás, sus obligaciones legales y morales para tratarte.

Caries y Rayos X

Uno de mis lectores estaba muy contento de haber curado sus problemas de encías. Fue a su dentista convencional para un exámen y se asustó cuando éste le dijo que necesitaba un tratamiento de conducto. "¿Cómo es posible?" se preguntó, si su diente estaba bien. El dentista le diagnosticó la caries nueva utilizando un viejo sistema de rayos x, que puede producir sombras o imágenes difusas. Las imágenes mostraban una gran mancha negra debajo de uno de sus empastes, que el dentista afirmaba no haber existido en su último exámen 6 meses atrás. Yo le aconsejé que buscara la opinión de un dentista holístico de confianza. Éste utilizó unos rayos X más modernos, con imágenes más claras. El nuevo rayo X mostraba que no tenía caries después de todo. Resultó que el dentista convencional cometió un error, confundió la sombra de un empaste con una caries severa. Estaba obviamente feliz de enseñárselo al lector, ya que suponía un beneficio económico por el tratamiento de conducto. Es muy probable que el dentista supiera que era una sombra, y que el potencial de una gran ganancia financiera le hiciera ver caries donde no las había. La conclusión que saco de esta historia y otras parecidas, es que probablemente haya decenas de millones de procedimientos dentales realizados anualmente que son totalmente innecesarios. No sólo son innecesarios desde la perspectiva de los que podrían haber sido curados por medio de la nutrición, sino completamente innecesarios al no existir condición alguna que requiera un tratamiento.

En el caso de diagnósticos erróneos, una vez que el dentista perfora un diente no es probable que diga: "oh!!! no veo ninguna caries; lo siento, he perforado un agujero en tu diente". En lugar de eso seguirá taladrando y colocará el empaste como si no pasara nada.

Como lector de este libro, ahora tienes el privilegio de un conocimiento dental que espero compartas con otros: familiares, amigos, compañeros de trabajo y primos segundos. Así ellos también sabrán cuándo evitar procedimientos dentales innecesarios. Obteniendo más de una copia de *Cure la Caries Dental* y compartiéndolas es una buena manera de difundir este conocimiento. Algunas veces los procedimientos dentales son una buena idea, y entonces es cuando los quieres; el resto de la veces, evidentemente, no los vas a querer.

Un buen dentista debería confirmar su diagnóstico con una segunda perspectiva. Esto significa que una imagen de rayos X no debería ser utilizada exclusivamente para tomar la decisión de perforar. Otros métodos de prueba incluyen un sondeo con un examinador, una inspección visual o usando herramientas eléctricas o de ultrasonido para examinar la fortaleza y salud del diente.

El Código Dental del Silencio

El código dental del silencio significa que si un dentista ve un trabajo dental mal hecho en la boca de un paciente, permanecerá en silencio en vez de informarle a su paciente de su condición. La única excepción es si el trabajo dental anterior está demasiado mal hecho, y quizás fue realizado en otro país. Lo único que aprendemos en el dentista es a tumbarnos en la silla dental y a aguantar el zumbido del taladro en nuestra cabeza, abriendo y cerrando la boca en distintos grados. No tenemos ni idea de si el dentista nos ha puesto el mejor empaste de todos los tiempos, o si está taladrando un diente sano y rellenándolo malamente. Oí que un dentista falleció recientemente. Le costaba cinco horas hacer una corona. Garantizaba que sus coronas durarían al menos 40 años. El trabajo dental de calidad toma tiempo. El código de silencio de los dentistas hace que su profesión tenga bajos estándares de ejecución, ya que sus pacientes no son informados o educados sobre el pobre trabajo dental versus el buen trabajo dental. Los malos dentistas no son detenidos y continúan ejecutando malos trabajos dentales. Los rellenos de mercurio son otro ejemplo del código de silencio de los dentistas. Cuando los dentistas rehúsan enfrentarse a la tiranía de la ética dental aceptada que enturbia la toxicidad y el daño causado por los rellenos de mercurio y metales tóxicos en la boca, están permitiendo que el sistema continúe con impunidad.

Tratamiento de conducto

George Meinig, DDS, fue uno de los fundadores de la Asociación Americana de Endodoncistas (especialistas en tratamiento de conducto). Cuando comenzó en la odontología, todo el mundo simplemente extraía los dientes con caries. El Dr. Meinig y otros dentistas tuvieron una gran idea para salvar los dientes en lugar de arrancarlos si estaban infectados. Los endodoncistas solían estar al margen de la odontología y trabajaron duro para convertirse en especialistas establecidos.

Ahora, cada año en Estados Unidos se llevan a cabo unos 30.000.000 de tratamientos de conducto. Esto es una industria de 30 billones de dólares. El Dr. Meinig, una vez defensor del tratamiento de conducto tras toda una vida realizándolo, cambio de opinión cuando leyó las 1174 páginas de investigaciones detalladas del Dr. Weston Price y sus 60 hombres. Meinig descubrió que,

> *Un alto porcentaje de las enfermedades degenerativas pueden originarse por el relleno de la raíz de los dientes. La más frecuentes son las enfermedades del corazón y circulatorias. La siguientes enfermedades más comunes son las de las articulaciones, la artritis y el reumatismo.*[241]

Lo que el Dr. Meinig quería mostrar es que, en muchos casos, el tratamiento de conducto provoca en el cuerpo enfermedades crónicas y degenerativas. Si tienes una condición degenerativa importante, enfermedad del corazón, dolores de cabeza severos, artritis y demás, un tratamiento de conducto puede estar contribuyendo a tu condición o incluso ser el causante de ella. La razón por la que el tratamiento de conducto puede ser tóxico, es que cada diente contiene aproximadamente cuatro kilómetros de tubos microscópicos. Después de un procedimiento de conducto, el fluido dentinal natural del cuerpo que limpia los tubos microscópicos se destruye. Un diente enfermo puede fácilmente desarrollar sustancias tóxicas dentro de los túbulos microscópicos. Podrían ser partículas de comida o simplemente la muerte y putrefacción de las células de los diminutos tubos. Esta sustancia altamente tóxica se puede filtrar mediante diminutas fisuras y alcanzar tu torrente sanguíneo. El Dr. Price averiguó que cuando la bacteria podría ser filtrada extrayendo sus toxinas del tratamiento de conductos, la toxina llega a ser más potente que cuando las bacterias están presentes. La bacteria de un diente al que se le ha realizado un tratamiento de conducto no es probablemente la causa de la enfermedad, pero están simplemente alimentándose y tratando de limpiar el material putrefacto. La conclusión del libro *Lo oculto del tratamiento de conducto* del Dr. George Meinig, es que los tratamientos de conducto son realmente una mala idea y pueden ser una seria fuente de enfermedades.

No todos los tratamientos de conducto llegan a infectarse y no todos los tratamientos de conducto causan problemas de salud. Los estudios más recientes sobre la media de tratamientos con éxito en un periodo de cinco y diez años, revelan un nefasto 30-40%. Durante el tiempo del Dr. Price, la tasa de tratamientos de conducto en los que no se habían observado efectos secundarios era de un 25%.[242] Los tratamientos de conducto presentan un callejón sin salida sin ser estos una buena opción. Los tratamientos de conducto que tendrán éxito con el tiempo son los que no están ya muy infectados antes del tratamiento. Estos dientes no infectados son los que habría sido más fáciles de curar naturalmente y que no necesitan los tratamientos de conducto. Los dientes muy dañados y picados son los más difíciles de curar y que probablemente necesitarán un tratamiento de conducto. Estos son casos donde el procedimiento de tratamiento de conducto falla. Básicamente, los tratamientos de conducto funcionan para los dientes que no los necesitan, y no lo hacen para los dientes que si los necesitan.

Por qué la gente padece infecciones dentales

Tu diente se infecta porque es débil y está dañado. La materia existente en tu boca entra profundamente en el diente y lo inflama. Como respuesta a un invasor extraño, el interior del diente actúa para protegerse a sí mismo. Esta protección se conoce con un abceso. El cuerpo se hincha alrededor del material extraño, y envía glóbulos blancos para detenerlo o disolverlo, o se adhieren a él y lo libera recolectándolo en pus y luego expulsándolo por tus encías. El mecanismo de protección de tu cuerpo es la inflamación, generalmente acompañada de dolor. El dolor es un mecanismo de protección adicional. El dolor evita que mastiques por esa parte, reduciendo la posibilidad de más materia entrando dentro del área debilitada. El dolor también te impide la masticación con el diente para que quede libre de la presión de la mordida.

Qué se logra con un procedimiento de tratamiento de conducto

Un tratamiento de conducto es la extracción completa de las entrañas de tu diente. Se taladra un gran agujero en la parte superior del diente y se quita la pulpa del diente. El hueco se limpia entonces con sustancias químicas. Una vez limpio, se coloca un material sintético dentro del diente, que está ahora parcialmente muerto, y una corona en la parte superior. Si esta corona está hecha de acero inoxidable u otros metales puedes tener el problema de la mezcla de metales en tu boca. Es comprensible por qué nadie está contento con un tratamiento de conducto. No te suele hace sentir muy bien.

Con los tratamientos de conducto el dentista está realizando la limpieza del interior del diente que tu cuerpo, debido al desequilibrio, es incapaz de hacer por sí mismo. Las infecciones no ocurren normalmente en personas sanas; pero si ocurre, el cuerpo rápidamente la cura. En la personas enfermas o que tienen una salud moderada pero una dieta pobre, las infecciones no se curan. Por ello, se necesita un dentista para ayudar a sus cuerpos en la curación de la infección. Las infecciones raramente ocurren en personas que tienen una buena mordida, debido a que el morder correctamente pone menos estrés en el diente.

El problema con el tratamiento de conducto es que no trata la razón de la infección. La causa de la infección podría ser una dieta pobre, y la infección puede surgir por debajo de la raíz del diente, quizás sin ser notada al principio. El diente puede estar traumatizado o dañado por la excesiva presión de la mordida. ¡Limpiando el interior del diente no se llega a la raíz del problema!

¿Se debería extraer un diente que tiene un tratamiento de conducto?

Casi todos los dientes con tratamiento de conducto contienen material tóxico. En una minoría de personas, su cuerpo puede blindar esta fuente de infección y pueden no ser afectados, relativamente, por el tratamiento de conducto. Si sufres de un problema de salud serio o debilitamiento crónico, considera ver a un profesional que puede ayudarte a determinar si tu tratamiento de conducto está causando esos problemas de salud. Un tratamiento de conducto infectado, con frecuencia pasa desapercibido a los rayos X y puede causar estragos en el cuerpo. El peligro de cualquier tratamiento de conducto que ya tengas está probablemente relacionado con el estado de salud del diente antes de la operación. Los tratamientos de conducto pueden ser examinados con una prueba TOPAS, un dispositivo eléctrico o examen muscular, para ayudar a identificar si el tratamiento de conducto está dañando tu salud.

El procedimiento de tratamiento de conducto tapa el dolor de la infección; no llega hasta dentro del hueso o a la punta de la raíz del diente, donde la infección puede existir. El procedimiento tampoco trata la razón causante de la infección en primer lugar. Por ello las infecciones escondidas pueden acechar al tratamiento de conducto.

Si tu salud no se ve notablemente afectada muchos dentistas te aconsejarán mantener tu tratamiento de conducto.[243] Actualmente no existe un reemplazo real natural para tu diente. Y aunque tenemos los medios para hacer un sustituto del diente sano y natural, no espero que esta tecnología esté disponible, sea exitosa o accesible por al menos otros 20 años más. Una vez que extraes tu diente no hay vuelta atrás.

Tu mordida y tu habilidad para masticar son influenciadas por tu diente, incluso si tiene un tratamiento de conducto. Muchas personas me han dicho que se arrepienten de haberse quitado el tratamiento, ya que su mordida o masticado se ha visto afectado. Una alternativa a extraer el diente es reesterilizar el tratamiento con las más modernas tecnologías, como EndoCal 10. Dicho esto, hay un momento y un lugar para que ciertos tratamientos de conducto en los dientes sean extraídos y con ello sean salvadas las vidas de algunas personas.

Tratamiento de conducto más seguro y evitar los tratamientos de conducto en la consulta dental

El EndoCal 10, anteriormente conocido como Biocalex, es una forma de óxido de calcio. Los dentistas con una orientación holística han dado parte de buenos resultados al utilizar este material. La raíz del diente necesita ser cuidadosamente sellada antes de usar este material.

Como alternativa al tratamiento de conducto, los dentistas pueden usar con precisión un láser para vaporizar la infección en los dientes sin traumatizar el nervio dental.[244]. Este tratamiento puede también salvar los dientes de los tratamientos de conducto y las coronas. En lugar de extraer completamente el nervio de tu diente, se puede intentar curarlo y dejarlo en su sitio. Las infecciones dentales pueden también ser aliviadas, algunas veces, con inyecciones homeopáticas para estimular la curación en un área específica de la mandíbula. Estas ideas son mucho mejores que los tratamientos de conductos.

¿Necesita tu diente un tratamiento de conducto?

Un tratamiento de conducto es un valiente último recurso para ahorrarte la extracción del diente, cuya vida hubiera finalizado. Se realiza para limpiar la materia peligrosa y la inflamación que no se cura por medios naturales. Si no hay dolor o inflamación, tu diente, aunque tenga caries, puede tener aún una salud relativa. Por ello no es bueno quitar la parte superior y sus entrañas, a menos que no quede otra opción.

La gran mayoría de los tratamientos de conducto son innecesarios. No los recomiendo. Sin embargo, cuando no queda otra opción, tendrás que decidir junto con tu dentista o médico, si quieres que se te realice el tratamiento de conducto o si deseas que se te extraiga el diente. Si no estás en una situación de "no tener otra opción" no necesitas un tratamiento de conducto. Un tratamiento de conducto no es necesario cuando el diente está roto y se puede arreglar, o en caso de inflamación en la zona del diente, que podría ser una infección de la encía, y no del diente. Si tu diente nunca ha tenido un tratamiento dental, y no ha sido severamente traumatizado, existe una probabilidad muy alta de que no necesites un tratamiento de conducto. Si tu diente esta inflamado, la inflamación se puede tratar con una buena dieta y a base de hierbas. Los dentistas con orientación holística también tienen herramientas para calmar una infección, como inyecciones homeopáticas y láseres para estimular la curación. Si te han dicho que necesitas un tratamiento de conducto pero no sientes ningún dolor, inflamación o hinchazón, tendrás más posibilidad de no necesitar este tratamiento.

Mi consejo para cuando necesites determinar si necesitas un tratamiento de conducto o no es preguntarte a ti mismo: "¿de verdad necesita mi cuerpo este tratamiento?" y "¿contribuiría un tratamiento de conducto a mejorar mi salud?"

Cómo curar la inflamación o la infección dental (abscesos) y evitar el tratamiento de conducto (no aplicable para niños)

Muchos dientes inflamados o infectados se pueden curar naturalmente. Pero en algunos casos esto no es posible y se necesita la ayuda de un dentista para proteger el diente y poder sanarlo. En concreto, los dientes con coronas excesivamente traumatizados o con empastes de mercurio son muy difíciles de curar sólo mediante la alimentación. Esto es porque estamos ante un diente que ha sufrido traumas durante años y años. El trauma ha sido provocado por la fuerza de la masticación, el bruxismo nocturno (hábito involuntario de apretar o rechinar las estructuras dentales sin propósitos funcionales) o chirrido de dientes y una dieta pobre. Tras años de abuso los dientes sucumben. Es un gran reto sanar un diente tan maltrecho sólo con una buena nutrición, ya que tardaría meses en reconstruir su estructura.

Cuantas más recomendaciones de esta lista puedas seguir, más oportunidades de curación tendrás.

Consejos para la curación de una infección dental (absceso)

1. Toma la fórmula para la infección (capítulo 6)

2. Toma dos cucharaditas de aceite de hígado de bacalao o de Blue Ice™ Royal Blend al día.

3. Reduce la fuerza de la mordedura con un protector nocturno

4. Reduce el estrés de la mordida con tratamientos suplementarios que incluyan osteopatía craneal, tratamiento quiropráctico de la mandíbula, acupresión, acupuntura y liberación miofacial, por mencionar algunas.

5. Evita los granos.

6. No comas fruta ni dulces.

7. Utiliza tratamientos tópicos de hierbas (ver "curación de dolor dental" en este capítulo).

8. Natto (semillas de soja especiales fermentadas) o la enzima del natto, la natokinasa incrementa la circulación sanguínea y puede ayudar a reducir las infecciones.

9. Reza

Lo que hay que entender aquí es que si tienes una infección estás en un punto muy delicado en lo concerniente a tu salud. Si la infección empeora, cosa que puede ocurrir con rapidez si no tienes cuidado, tu salud estará en peligro. Por favor, ten en cuenta que las probabilidades de curar una infección dental serán más bajas que las de curar una caries, ya que la infección es una indicación de un desequilibrio más severo. Comer grasa animal cruda y proteínas incrementa considerablemente las probabilidades de curación de una infección dental.

Por otro lado, si tu salud está comprometida por una enfermedad crónica o debilitamiento, por favor, busca la ayuda de un dentista con una técnica invasiva mínima, ya que los remedios aquí vistos pueden no ayudarte de manera significante.

Si estás haciendo lo correcto la infección del diente se detendrá y el dolor no irá en aumento. Puedes esperar una mejora moderada en un plazo de 12-24 horas y una mejoría significativa, con reducción del dolor, en 24-48 horas. Si no notas ninguna mejora, necesitas inmediatamente una intervención dental.

Entender las infecciones dentales

Existen diferentes tipos de infecciones, por lo que puede que no se incluya la que tú tienes. Las fases de una infección dental son:

1. Enrojecimiento e inflamación de las encías por encima del diente.

2. Bultos o hinchazón adicional en la encía sobre el diente.

3. Formación de pequeñas bolas blancas de pus

4. Grandes bolas de pus en la encía.

5. Inflamación en la cara y el cuello.

6. Fiebre e inflamación severa en la cara, cuello y otras partes del cuerpo.

Puedes saber fácilmente si tienes una infección por la cantidad de dolor que sientes. La inflamación y el dolor agudo son signos de infección dental. La infección puede progresar o regresar a través de distintas etapas. Cuando la infección no es visible y no se percibe por medio de rayos X, ha desaparecido desde la perspectiva de necesitar un tratamiento dental. La infección aún puede estar latente, pero para llevar a cabo una completa resolución serán necesarias hierbas, dietas, homeopatía y/o terapias manuales.

Tratamientos tópicos para la infección dental

Las probabilidades de curar una infección dental aumentan con el uso de tratamientos suplementarios de hierbas.

1. **El llantén**- colocar una hoja fresca y triturada de llantén directamente en el área infectada e inflamada. El llantén silvestre es la mejor elección. Para usar el llantén, mastícalo y colócalo en el área inflamada. El llantén extrae la materia muerta y enferma.

2. **Tintura de echinacea** coloca la tintura de echinacea en el área inflamada. La echinacea ayuda a curar infecciones. También se puede tomar internamente, como se describe en la botella.

3. **Patata para abscesos**- coloca una rebanada de simple patata blanca cruda contra el abceso y déjala reposar durante varias horas.

Focos de infección

La teoría del foco de infección dice que una infección en un lugar del cuerpo puede viajar e infectar otro lugar distinto del mismo cuerpo. Es la propagación de las toxinas por medio del torrente sanguíneo, o por otros medios. Se ha demostrado que los focos de infección están relacionados con varios problemas de salud, como de la sangre, digestivos, dolor de espalda, infertilidad, artritis, abscesos e infecciones en el cuerpo o en la piel, enfermedad cardíaca, alergias, problemas de riñón, tumores cerebrales, cáncer, neuralgia trigeminal e incluso la muerte.[245]

Los focos de infección con frecuencia comienzan en la boca. Son causados por encías inflamadas, la muerte de los dientes, sobre todo bajo un tratamiento de conducto y la descomposición del hueso de la mandíbula, conocido como una lesión NICO (neuralgia inducida cavitacional osteonecrosis, es un agujero en el hueso que causan dolores faciales entre otras cosas). Las infecciones escondidas en la boca pueden también residir en cavidades, que son agujeros en el hueso donde un diente, sobre todo la muela del juicio, ha sido extraído. Esta zona escondida puede contener pus, toxinas y huesos podridos. Lo que sucede es que una parte de la boca se está pudriendo, o que existen sustancias podridas en lugares que el cuerpo no puede limpiar. Menciono esta condición porque, aunque comas bien, querrás estar seguro de que no existen materias infecciosas podridas en tu boca que puedan causar infecciones en otras partes de tu cuerpo. No quiero que la gente viva con infecciones no tratadas. Muchas infecciones se pueden tratar con la alimentación. Pero en algunos casos, la infección no se curará correctamente sólo a base de una nutrición particular, como cuando el diente ya ha sido dañado por la odontología a base de empastes, coronas o tratamientos de conducto. En estos casos vas a necesitar una buena alimentación en combinación con inyecciones homeopáticas o cirugía para limpiar y proteger el área contra la infección.

Las extracciones del diente debido a las infecciones

Al extraer los dientes se desestabiliza la mordida, se debilita la mandíbula y se pueden formar cicatrices en el tejido.[246] Los dientes son con frecuencia extraídos debido a una infección, pero el hueso de debajo del diente, infectado muchas veces, no se limpia después de la extracción. Esto puede convertirse en un foco de infección y llevar a un dolor crónico de cadera o de espalda junto con migrañas.[247] En mi opinión, debido a la importancia de tener una mordida funcional, los dientes deberían ser extraídos solamente como último recurso, y no debería ser un tratamiento generalizado contra la infección.

Implantes dentales

El post (implante de endooseo o endo-oseo son tornillos o clavijas incrustados en el hueso de la mandíbula) de un implante dental deja hueco para que las toxinas entren dentro de la encía, porque el ligamento periodontal y el tejido de la encía no se ensamblan lo suficiente como para sellar el espacio. Apenas hay evidencia disponible en cuanto a los efectos a largo plazo de los implantes de titanio. Colocar un metal directamente dentro del hueso de la mandíbula, supone un gran riesgo de provocar una reacción del sistema inmunológico en el paciente.[248] El cuerpo reacciona mal a cualquier implante de metal. Estudios llevados a cabo por el Instituto de Karlinska en Suecia, demuestran que la mayoría de los humanos desarrollan rápidamente alergias a cualquier metal colocado dentro de su cuerpo, incluyendo el mercurio, el titanio y el oro. Un problema que no se considera comúnmente con los implantes de titanio es el efecto batería de la combinación del titanio con otros metales en las restauraciones dentales de la boca.

El circonio es un material no metálico utilizado para implantes en otras partes modernas del mundo. Su uso ha sido aprobado recientemente en los Estados Unidos. Si decides que quieres un implante, por el mismo precio de uno de titanio aquí puedes volar a otro país como Nueva Zelanda y conseguir un implante de circonio allí.

Como con cualquier procedimiento dental, debes sopesar los beneficios y los costos para determinar si es el correcto para ti. Claramente queremos esforzarnos en conservar nuestros dientes, ya que las otras alternativas no son completamente satisfactorias y si muy costosas.

Abuso dental

Con muy pocas excepciones, la odontología moderna es un sistema inhumano. Muchos dentistas coaccionan a sus pacientes para obtener tratamientos que no necesitan. Parte de este sistema de coacción es tachar a los pacientes de fracasados en la vida, porque no fueron capaces de prevenir sus caries debido a una mala higiene dental. Estas acusaciones pueden debilitar la autoestima de los pacientes y conseguir que sucumban a un procedimiento dental innecesario. Sabes que un dentista ha abusado de ti si te sientes enfermo en su presencia, o si te intenta convencer de obtener un tratamiento del que no estás muy seguro. La gran mayoría de los dentistas están en el negocio para hacer dinero. Y este aspecto del negocio ha corrompido a muchos de ellos, haciendo que se comporten de manera irresponsable.

El abuso dental es también un abuso físico, ya que los tratamientos dentales innecesarios perjudican a tu cuerpo. Los tratamientos dentales que utilizan metales tóxicos causan enfermedades, dolor y sufrimiento. Esto es también una forma de abuso físico y no es ético.

Sugerencias para la curación de abuso dental

1. **Admite el trauma** que fue infringido en tus dientes cuando pecaste de ingenuo. Siéntelo al máximo. Siente lo mal, desorientado, abusado, injustamente tratado o entumecido que te encuentras. Deja que estos sentimientos formen su propio espacio o voz. Siente el sufrimiento profundo que la odontología causa en las personas. Míralo directamente a los ojos.

2. **Perdona.** Una vez que el problema está reconocido, pide curación y perdón. ¿Existe una manera de encontrar esa diminuta chispa en ti que es capaz de perdonarte a ti mismo por ser víctima y perdonar al

dentista por su extrema ignorancia y arrogancia? Por cierto, perdonar no significa que no responsabilices al dentista o a la odontología por su comportamiento negligente.

3. **Edúcate.** Una vez que hayas superado el pasado en términos de odontología, es el momento de aprender sobre la buena odontología que puede reparar la odontología tóxica. Busca dentistas que practiquen una odontología menos tóxica y mínimamente invasiva.

4. **Educa a tus amigos y familia.** Curarse del abuso de la odontología significa que tu comunidad necesita ser educada sobre los problemas severos de la odontología convencional. Parte de tu propia sanación del abuso dental provendrá de educar a tus amigos y familia sobre los peligros y riesgos prevalentes en la odontología.

En el aspecto práctico, si no te sientes bien con tu dentista, dilo. Si aún te sientes confuso e inseguro, vete de la consulta inmediatamente. Busca una segunda opinión.

¿Tengo Caries? Entendiendo la caries

Una caries es un deterioro en la estructura del diente que crea sensibilidad a las fuerzas ambientales de la boca, como la saliva, alimentos, y la masticación. Una caries es cualquier debilidad estructural de un diente que causa que el diente no funcione como debiera. Los resultados de la caries son: el dolor, la disconformidad, encontrar cosas blancas y a veces negras en tus dientes, la sensibilidad al calor o al frío y el no querer masticar. Para la mayoría de las personas la forma más simple de saber si tienes una caries es ir a un buen dentista. Para la minoría, se puede hacer en casa. Muchas personas se sienten mejor si cuentan con un dentista para el diagnóstico, por su experiencia en la caries. Es aquí donde un dentista puede ser tu aliado.

Las siguientes orientaciones te darán una idea general del tipo de problema dental al que te estás enfrentando. Estas sugerencias no garantizaran un diagnóstico preciso del problema pero pueden ayudar en el entendimiento de tu experiencia. **Si necesitas un diagnostico más preciso, busca, por favor, un profesional dental.**

Dolor del Diente: *sensibilidad temporal a los alimentos calientes o fríos, sin haber tenido una intervención dental reciente.*

Significado: caries activa. El esmalte del diente está debilitado y las sensaciones viajan más rápidamente por el nervio. También puede ser el primer síntoma de gingivitis.

Dolor del diente: *sensibilidad duradera y más consciencia constante de los alimentos calientes o fríos, sin haber tenido una intervención dental reciente.*

Significado: la pulpa del diente podría estar infectada, el diente podría estar quebrado o astillado o es el comienzo de una gingivitis.

Dolor del Diente: *sensibilidad temporal a los alimentos calientes o fríos después de un tratamiento dental reciente.*

Significado: un trabajo dental puede causar inflamación en la pulpa del diente, lo que causaría un dolor intenso pero breve. La pulpa del diente debería curarse tras 2-4 semanas después de un tratamiento dental.

Dolor del diente: *sensibilidad duradera o prolongada y una consciencia constante de los alimentos calientes o fríos después de un tratamiento dental reciente.*

Significado: la caries puede haber estado tan cerca de la pulpa del diente, que el tratamiento dental no protegió la pulpa lo suficiente. Esto es un problema común y desafortunado de una imprecisa labor dental o demasiada perforación.

Dolor Del Diente: *dolor agudo al masticar alimentos.*

Significados posibles: empaste suelto, caries, diente roto o fracturado, diente infectado.

Dolor del Diente: *dolor severo y constante con presión, inflamación de la encía y sensibilidad al tacto.*

Significado: absceso del diente o de la encía (infección del diente).

Dolor: *el diente duele cuando le das un golpecito con tu dedo por el lado.*

Significado: el ligamento periodontal se está degenerando o está inflamado.

Dolor del diente: *dolor sordo, dolores de cabezas, sensibilidad al calor y al frio que dura más que unos pocos segundos.*

Significado: el nervio del diente está dañado o muriendo. Puede existir una infección escondida.

La caries: *en la parte superior del diente o el sarro dental.*

Significado: demasiado calcio en la sangre, el calcio no está siendo usado eficientemente. La forma del calcio puede no ser absorbible.

Caries: *que está cerca o debajo de la línea de la encía o encías enrojecidas, blandas o inflamadas.*

Significado: demasiado fósforo libre en la sangre; tu cuerpo no está usando el fósforo con eficiencia. Esto también podría deberse a un exceso en la mordida, causando estrés en las raíces del diente.

Supervisión de la caries y la remineralización del diente

Animo a los lectores a supervisar su caries junto con los dentistas. Aunque no es necesario trabajar con un dentista, si así lo deseas, pienso que puede ser de gran ayuda la presencia de un dentista de confianza con conocimiento y capacidad. Cuando observas el progreso de la caries, puedes determinar si los cambios en la dieta que has realizado te están o no ayudando. Si no lo están haciendo, deberás realizar otros cambios o considerar la cirugía dental. Examinar tus dientes con frecuencia te ayuda a estar al tanto de la realidad de tu salud dental. Los programas de este libro no tratan solamente de llevar una dieta sana y no fijarse en su eficacia. Tratan sobre cobrar consciencia de la salud de tus dientes y prestar atención a los cambios que se puedan producir. Unos rayos x digitales pueden ofrecer documentación convincente de cómo se remineraliza la dentina.

Los dentistas buscan caries mediante la examinación por rayos X y el uso de una herramienta llamada explorador. Con el explorador, el dentista estudia las zonas suaves o pegajosas de los dientes. También alrededor del cuello del diente para buscar caries escondidas.

Hay varios métodos para supervisar la remineralización de tus dientes y la gente usa diferentes estrategias. Una de las formas es tomar una pequeña porción de ciertos alimentos o beber agua caliente o fría que causan dolor dental. Otra, es presionar tus dientes en varios puntos con tu uña. Si quieres ser más preciso puedes adquirir un explorador dental en la farmacia y utilizarlo con precaución. Si encuentras un punto blando o experimentas dolor al utilizar el explorador dental, tienes caries. Las zonas cariadas suelen ser pegajosas o tener el tacto de madera podrida. Algunos dentistas hacen un análisis de saliva para determinar si la caries está activa. Por medio de estos métodos puedes supervisar y controlar el progreso de los cambios en tu dieta, observando si tu diente está o no más fuerte.

También te animo a realizar un examen visual de tus dientes. Puedes hacer esto con una buena luz y el espejo del cuarto de baño. Un pequeño espejo dental puede ser útil también para inspeccionar tus dientes desde diferentes ángulos. Una inspección visual puede ayudarte a determinar si tus dientes están saludables. Toma una fotografía digital de tus dientes, si es posible, y etiquétala para la comparación.

Debes tomar la responsabilidad del control de tu salud dental. Apoyo la participación activa en el programa de recuperación dental. No recomiendo el uso repetitivo de los rayos X, debido a la exposición a la radiación. Los rayos x digitales emiten menos radiación que los convencionales, pero emiten algo. Mediante la supervisión del progreso, se puede determinar si la dieta que estás siguiendo está funcionando o no, y además puedes encontrar los problemas a tiempo.

Entendiendo la remineralización dental

Tu cuerpo está siempre tratando de curar y reparar tus dientes para encontrar y mantener un equilibrio. Describí esto con anterioridad como vis medicatrix naturae (la fuerza natural de curación). Tu objetivo es alinearte a ti mismo y a tus acciones con esta función natural. Todos los dientes se pueden remineralizar en potencia. Si te resulta confuso pensar en la curación de los dientes, piensa en la de los huesos. La curación de los dientes es parecida a la curación de los huesos. Cuando tu dieta alcanza un cierto umbral de minerales y vitaminas solubles en grasas, tus dientes blandos se vuelven duros e incluso vidriosos las grietas se cierran y los ligamentos se fortalecen. Tu cuerpo producirá, dentro del diente, una segunda dentina nueva para proteger la pulpa interna del diente. Como con los huesos, si hay un agujero en tu diente, no se rellenará. Las zonas de alrededor del agujero se harán más fuertes y extremadamente duras. La estructura del diente perdido no se suele reemplazar. Los agujeros de los dientes no pueden rellenarse y volver a tener su condición original, incluso con una nutrición especial. Sin embargo, se pueden sellar y su duro esmalte protegerá la pulpa de tu diente contra infecciones.

Como tratar tus dientes cariados

Muchas veces me preguntan qué hacer en casos específicos de caries. Mi respuesta es muy simple. Hacer un esfuerzo con la alimentación. Y luego evaluar junto con tu dentista si tu diente necesita de un tratamiento cosmético o quirúrgico. En cualquier caso, siempre es bueno mejorar tu dieta.

Qué hacer con la caries depende de la gravedad de ésta. La severidad viene determinada por el dolor que se experimenta, si existe una gran cavidad visible en el diente y si el diente ha sido perforado o traumatizado en el pasado. Entender el pasado de tus dientes te conducirá al tipo de tratamiento que necesitas, bajo una dieta destinada a la remineralización del diente, tal y como se propone en este libro. Este consejo no sirve para aquellos que deciden ignorar la ingestión de vitaminas solubles en grasas en sus dietas y que consumen muchos alimentos que producen la caries.

Los problemas dentales de dientes que han sido perforados por dentistas suelen necesitar una reparación llevada a cabo por un buen dentista. La costumbre de taladrar grandes agujeros de acuerdo con la premisa "extensión para prevención" traumatiza a los dientes. El diente con un grande o mediano empaste de mercurio ha perdido su fuerza estructural gracias al taladro. Algunos empastes compuestos antiguos pueden también mostrar esta peérdida de integridad estructural si están unidos al diente de forma débil. Estos dientes se pueden comparar a una casa sin tejado. Sin él, todo tipo de clima espantoso sería capaz de entrar a la casa. De igual manera, los dientes que han sido taladrados son como una casa sin techo. Tu cuerpo tiene que trabajar muy duro para limpiar, reparar y mantener al diente dañado y para protegerlo del medio ambiente de tu boca. Si tu casa no tiene tejado, ¿tendría sentido seguir limpiando cada vez que llueva o nieve? No. Tendría más sentido reparar el techo para prevenir el problema. Asimismo, la odontología mal realizada necesita repararse con una buena práctica odontológica. Los dientes que tienen empastes de mercurio, coronas tóxicas o tratamientos de conductos convencionales son como casas sin tejados.

Con dientes que ya han sido objeto del taladro del dentista, no importa cuál sea su condición: adolorida, sensible a la temperatura, quebrado o infectado; el tratamiento requerido es la labor de un profesional del diente, el dentista. Los grandes dentistas pueden unir dientes, salvar los nervios inflamados y restaurar la integridad estructural de tu diente con la cuidadosa utilización de cerámicas o sus combinaciones. Una vez que el diente está a salvo y no está siendo traumatizado, se puede curar más rápido. Lo delicado viene cuando vas al dentista con una gran cantidad de caries, ya que normalmente querrá quitar toda la parte cariada del diente, incluso aquella que puede remineralizarse. El tiempo que hay que esperar para remineralizar el diente, cuánto hay que taladrarlo, si hace falta, y si deberías colocarte un empaste temporal o permanente mientras el diente sana, es todo decisión tuya junto con, con suerte, el consejo de tu dentista.

Los dientes que nunca han sido taladrados suelen responden muy bien a la intervención dietética. Se puede notar una mejoría en cuanto al dolor y la sensibilidad a los pocos días. Una vez que el diente haya endurecido podrás decidir con tu dentista si necesitas el soporte extra estructural de un empaste. En este caso podría ser un empaste sin perforación si hay un agujero grande que necesita ser sellado. No recomiendo dejar grandes agujeros sin tratamiento, aunque algunas personas hacen esta elección por razones personales. Las caries diminutas, las que la mayoría de la gente sufre, no necesitan ningún tipo de perforación o empaste una vez que los dientes se han remineralizado. Todo lo que quede será, normalmente, una muy pequeña pero dura decoloración o punto negro en el diente. Algunas veces, incluso la decoloración de una caries desaparece completamente con una dieta excelente.

Con una dieta excelente tus dientes ahora estarán constantemente tratando de curarse por sí mismos. Si tu condición dental ha durado años, la remineralización completa podría tardar semanas e incluso meses. Si tu diente es constantemente importunado por el bruxismo, el chasquido dental, una débil mordida o un trabajo dental que se está cayendo a pedazos, el proceso de curación será muy lento si es que progresa en absoluto. Por otro lado, si te duele mucho el diente, puede resultarte difícil o imposible esperar semanas y meses para que tu cuerpo lo sane a base de una buena nutrición, hasta que deje de doler. La única manera de saberlo es mediante la implementación del programa de la infección explicado con anterioridad en este capítulo. Si tu diente duele o está inflamado y no mejora en un periodo de 24-48 horas, probablemente necesitas un tratamiento dental.

Ejemplos específicos de cómo tratar la caries

Asumiendo que has cambiado tu dieta por una mejor, tus dientes estarán fuertes y duros. Puede que aún existan agujeros, que se llegarán a recubrir con un nuevo esmalte duro, pero no se rellenarán. La teoría del tratamiento general en los dientes es que menos es más. Debes realizar lo menos traumatizante y el tratamiento menos invasivo posible. Los dentistas con orientación holística pueden ayudarte en este proceso. Tendrás que decidir por ti mismo cual es el tratamiento menos invasivo en tu caso. Cuando alguien me pregunta qué debería hacer con su condición dental, yo siempre le respondo que lo que quiera hacer. Aparte de la estructura de salud que proporciono en este libro, no puedo decirte o aconsejarte qué hacer con tus dientes. No puedo sustituir tu propia sabiduría y el conocimiento interno de lo que es correcto para ti. Trataré de ofrecerte algunos consejos para ayudarte a tomar una buena decisión.

La caries blanda y curtida no suele ser remineralizada, pero todos los otros tipos de caries si. Tu dentista te aconsejará sobre el tipo concreto de empaste adecuado para tu diente, basándose en su observación del diente dañado. Si la caries es muy severa, no necesitará perforar mucho, si es que necesita perforar algo. Todos los tratamientos de caries y sus resultados se incrementarán cuando sigas los pasos para corregir la mordida y aliviar la presión del nervio central craneal de tu mandíbula, el nervio trigeminal. Esto se verá en el próximo capítulo. La curación de los dientes mediante la nutrición se puede complementar con la utilización de tratamientos tópicos, como hierbas, homeopatía, enjuagues bucales con sal marina, limpieza de encías y enjuague con aceite (ver capítulo de la enfermedad de la encía).

Caries laterales y caries regulares. Responden bien a los ajustes nutricionales. Después de que una caries pequeña ha sido curada, deberás decidir si quieres o necesitas algún tratamiento dental sin perforación para restaurar la estructura o la apariencia particular del diente.

Caries grandes. Realiza cambios en tu dieta y luego rellena la caries con un empaste sin perforación o que requiera sólo una pequeña perforación. Esto sólo se puede hacer cuando la caries esté remineralizada. Alternativamente, la caries se puede raspar cuidadosamente sin utilizar un taladro y luego colocar un empaste temporal o permanente, mientras mejoras tu dieta. Los dientes pueden remineralizarse bajo de los empastes. Las partes del diente que han sido perforadas son un obstáculo más grande a la hora de remineralizar que un empaste sobre un diente.

Caries bajo empastes. Algunas veces responden bien a la nutrición, y otras no. Esto depende del nivel de estrés del diente y de la severidad de la caries. Primero debes determinar si tu empaste está permitiendo a los alimentos y la saliva entrar con profundidad dentro del diente. Si es así, debes limpiarlo y sellarlo con un empaste temporal o permanente. Si el empaste está bien puesto lo primero que vas a tener que considerar es si te han ofrecido un diagnóstico erróneo. Si no lo es, muchos de estos dientes responderán bien al tratamiento nutricional. Asegúrate de evitar masticar con el diente durante 1-14 días, dependiendo de tus deseos y quizás incluso usar un protector nocturno para liberarlo del estrés. Espera una mejoría significante en 1-2 semanas. Si el empaste está dañado, una vez que el interior del diente se haya curado, considera hacerte un empaste nuevo no tóxico para fortalecer la estructura de tu diente.

Dientes fracturados y astillados. Un diente fracturado es casi siempre una señal de una dieta perjudicial o de un desequilibrio en la salud. Se supone que los dientes no se rompen, ni siquiera en los ancianos. Los granos enteros y el abuso de edulcorantes son los principales errores dietéticos que causan las fracturas o astillamientos. Los dientes fracturados se pueden arreglar con un buen dentista. Tendrás que reducir el estrés de la mordida y darle bastante tiempo para sanar. Ayudará para reducir el estrés de la mordida un protector nocturno, masticar por el lado contrario, y tratamiento alternativo en la mandíbula o la cabeza. Para que no te olvides, un diente quebrado o astillado no necesita de un tratamiento de conducto.

Dientes con empastes temporales. Deberás encontrar una solución segura y permanente, y no mantener empastes temporales en tu boca por mucho tiempo

Dejar grandes caries sin empastes. Pocas personas osadas no quieren tener materiales de relleno en sus bocas, incluso si sus dientes tienen grandes agujeros. No te recomiendo esta opción si lo haces para ahorrarte dinero.

Una boca llena de caries o no sabes qué hacer con tus caries. Lo que siempre les digo a las personas que se sienten inseguras es esforzarse en mejorar sus dietas. Independientemente del tratamiento dental que sigas, siempre será beneficioso la mejora de tu dieta. Merece la pena probar.

La sensibilidad lateral de los dientes en los puentes alveolares. Llamada abfraccion o abrasión, es debido a las fuerzas de la mordida. Una dieta mejorada fortalecerá el diente contra su pérdida o daño, causados por las fuerzas de la mordida. La curación completa de esta condición puede requerir un tratamiento adicional para ajustar tu manera de morder.

¿Aún no estás seguro? Habla a tu diente

Aunque esta sugerencia puede sonar ridícula, te aseguro que no me he vuelto loco. Quiero que sepas que estoy compartiendo esta sugerencia contigo porque muchas personas tienen verdaderas dificultades para decidir cómo cuidar de un diente doloroso y este proceso puede ser explanatorio.

Incluso tras leer y considerar toda información, aún te puedes seguir sintiendo confuso y desorientado sobre qué hacer con tu diente dolorido. Puedes preguntarte si aún hay esperanza. Muchas veces, en estas situaciones, hay donde elegir. Y hace falta relajar la mente crítica para saber cuál es la mejor opción para ti.

Imagina comenzar un diálogo interno con tu diente. Es muy parecido a hablar con un niño. Aquí hay algunos ejemplos. " ¿Cómo estás, diente?" "¿Qué te hace sentir mejor?" "¿quieres ver a un dentista?" "¿quieres un tratamiento de conducto?" "¿quieres probar con hierbas?" "¿quieres una comida especial?" "¿quieres ser extraído?". Estarás asombrado en como tu cuerpo puede en realidad comunicar lo que necesita de ti. La gente recibe alguna clase de respuesta a estas preguntas, en forma de sentimiento, de conocimiento interno o de voz, o como un deseo de hacer algo. Si no obtienes respuesta, no te preocupes. Ya aparecerá de alguna manera cuando tu mente se relaje. Sigue preguntando. Una opción de tratamiento puede también provocar un sentimiento de estrés o tensión (implicando que es una mala opción) y un sentimiento de alegría y tranquilidad en la respuesta para otro tratamiento (implica que es una buena elección). Si este ejercicio es demasiado abstracto, coloca un objeto cerca de ti para representar a tu diente dolorido. Háblale como si fuera tu diente. Esto puede ser terapéutico y ayudarte a discernir qué es lo mejor para ti. Por ejemplo, podrías expresar enfado, ira, tristeza, decepción o frustración con tu diente o contigo mismo, por el dolor. Si puedes permitirte un poco de diversión, podrías obtener una idea de cómo proceder.

• •

Misterio Dental-La caída de dientes adultos

Aproximadamente el 3% de la población exhibe una condición en la cual algunos de los dientes primarios o permanentes han desaparecido. Esta condición es llamada hipodoncia y está relacionada con factores genéticos o ambientales. El problema con los dientes primarios y los de adultos que no aparecen se han visto en casos de raquitismo, sífilis y experimentos con animales de laboratorio con una dieta de muy alto contenido de azúcar. La sífilis congénita está relacionada con la perdida dental. Sus síntomas en el sistema esquelético son muy parecidos a los del escorbuto y el raquitismo.[249] El escorbuto en los niños fue tratado con carne picada cruda, leche fresca de vaca y jugo de naranja. Quizás la perdida dental esté relacionada con la carencia de vitamina C o la carencia de vitamina D soluble en grasas en la dieta, durante etapas importantes del crecimiento, incluyendo la vida dentro del útero. La causa exacta de la pérdida de los dientes aún permanece como un misterio.

. . . .

El circulo vicioso y la caries

Una escuela de pensamiento propone que las emociones son la causa principal de la enfermedad física. Vamos a tratar de aclarar este problema para que puedas cuidar de tus dientes de la forma más saludable posible.

Las emociones y el estrés pueden afectar rotundamente tu salud. La manera en que la afectan es, principalmente, a través de una mala elección de alimentos cuando te sientes mal o triste, y de una buena elección cuando te sientes bien. Las emociones tales como la tristeza, la rabia y el dolor pueden también interferir con la habilidad de tu cuerpo para digerir los alimentos.

Las emociones afectan a la química interna del cuerpo, lo que puede alterar el equilibrio de calcio y fósforo. Las emociones fuertes pueden crear conflicto o provocar respuestas de ataque o huída en tus glándulas (suprarrenal, pituitaria, tiroides, etcétera). Esta respuesta causará la secreción de sustancias venenosas en tu torrente sanguíneo para prepararte para el ataque o correr para salvar tu vida. Si bien muchas situaciones de nuestra vida moderna pueden sentirse como situaciones de lucha o de huida, la realidad para la mayoría de las personas es que **no vivimos situaciones de vida o muerte en nuestro mundo moderno.** Muchas personas se comportan como si las vivieran, pero esto es una realidad artificial creada por los medios. Si te comportas como si cada noticia, atasco o mirada de desprecio por parte de un extraño es el fin del mundo, tu cuerpo estará utilizando cantidades tremendas de recursos para nada.

He notado que algunas personas que experimentan caries severas llevan una vida muy estresada. Siempre con prisas, corriendo, posponiendo sus necesidades hasta el último momento. Cuando alguien viene a mí y veo no puede reducir su ritmo, tomarse un respiro y echarse un vistazo a sí mismo por un segundo, sé que probablemente fracasará en la remineralización de sus caries. Esto es lo que se conoce como el círculo vicioso. Los eventos difíciles de nuestra vida nos desafían y en lugar de facilitárnosla, la vida nos envía más cosas difíciles. El ciclo también funciona constructivamente para ciertas personas en ciertas etapas de sus vidas, como la típica persona que consigue un buen trabajo detrás de otro o una fortuna económica después de otra.

Tu labor es transformar el ciclo negativo de la salud dental en un ciclo positivo. La manera para que esto ocurra es mediante la invitación de sentimientos y experiencias positivos, a la vez que se encuentran y se reconocen las experiencias negativas El estrés es causado principalmente por una negación de los sentimientos. En la sociedad moderna, nos enfrentamos a situaciones para las que nuestros cuerpos no están física ni emocionalmente preparados, como comer un sándwich mientras conducimos o hablar por el móvil. Como resultado, experimentamos esa clase de tensión desagradable a la que llamamos estrés. Para reducir el estrés, uno debería tomarse las cosas con calma, respirar profundamente y reconocer los sentimientos del momento. La simple pregunta de "¿Qué sucede aquí ahora?" nos ayuda a enfocarnos en el momento. Uno podría también preguntar "¿Cómo me siento ahora?". Estas son algunas herramientas que ayudan a realzar la conciencia. El yoga, la meditación, el tai chi, el chi kung y muchas otras formas de meditación, movimiento o terapia nos ayudan a reducir el estrés, a aclarar la mente y a convertirnos en personas más sanas.

Relájate y confía en el proceso de curación de tus dientes. Esto significa confiar en que te pondrás bien, tanto si obtienes un tratamiento dental como si no. Siente o imagina un sentimiento positivo de que vas a vencer la caries. Si tienes una voz negativa de duda, reconócela y sonríele.

Por medio de la práctica del yoga comencé a notar cómo mi cuerpo estaba siendo afectado negativamente por los alimentos que tomaba (alimentos de la lista "a evitar" antes de saber nada de esto, concretamente "las barritas sanas" y el tofu.). Esto me motivó para mejorar mi dieta. Llegué a ser profundamente consciente de las consecuencias físicas de una pobre elección de alimentos. Incluso hoy, superviso muy de cerca mi dieta y soy muy disciplinado, para no volver a caer en los malos hábitos del pasado. Te animo también a repasar el comienzo del capítulo sobre la curación de la caries en los niños para obtener más información sobre la curación a partir de los sentimientos.

La oculta necesidad de estar enfermo

Puede que encuentres esta sección difícil de creer, lo plantearé aquí porque quiero desafiarte para que des lo mejor de ti para curar tus dientes. Aunque muchas personas desean tener dientes saludables muy pocas tienen en realidad un deseo de todo corazón al 100% o la intención de estar sano. Un profesional de la salud al llegar a esta página de mi libro se dio cuenta de la cantidad de sus pacientes que, en realidad, querían estar enfermos.

La mayoría de nosotros tenemos sentimientos encontrados en cuanto a nuestra intención de estar sanos. Al igual que la luna, tenemos nuestro lado de luz y nuestro lado oscuro. Pero cuando nos concentramos en el de la luz e ignoramos el lado oscuro nos perdemos lo que hace a la vida hermosa y equilibrada. Nuestra parte de luz quiere estar saludable, y el lado oscuro lo contrario. El resultado es el conflicto interno de desear que se curen nuestra caries sin hacer el esfuerzo para repararlas. Esto es lo que ha concedido tanto poder a la odontología moderna. La odontología nos permite no enfrentarnos a nuestro lado oscuro que desea estar enfermo. La odontología convencional nos dice que no hay nada que hacer contra la caries, que todo es culpa de la bacteria y de lo que la bacteria come.

El resultado de la aparición del lado oscuro aquí y allí cuando nadie lo espera, es que inconscientemente relacionamos el estar sanos con el sufrimiento. El sufrimiento asociado con el esfuerzo que se necesita para estar saludable puede manifestarse de muchas maneras: quejarse sobre el ejercicio, creer en la información desmotivante o no querer pagar extra por los alimentos saludables o por un dentista mejor. Este comportamiento es el resultado de la interacción entre tu lado de luz que quiere estar saludable y tu lado oscuro que no te cuida y que no quiere la salud.

Comprometerse más y utilizar más energía para alcanzar tus metas de salud requiere sentimientos positivos, creencias y buena voluntad. Si no estás completamente comprometido con este resultado positivo, debe existir alguna negatividad escondida. Este sentimiento escondido del lado oscuro dice que tienes que sufrir. No quiere lo mejor. El lado oscuro puede hacerte difícil el cuidado de ti mismo. Para ayudar a transformar el lado oscuro no puedes simplemente ignorarlo y apartarlo. Esto no haría más que crear más oscuridad. De la misma manera que no hay nada malo en el lado oscuro de la luna, tu propio lado oscuro no es malo; es simplemente una parte de la vida que necesita ser aceptada. La manera de llevar a cabo la transformación es traer la luz (la conciencia) a la oscuridad (inconsciencia). Para ayudar a curar este oculto dilema interno, sugiero tres cosas:

1. Reconoce y encuentra el deseo inconsciente de no querer vivir o no querer estar sano.

2. Medita al respecto u ora para pedir ayuda o discute con amigos tu lado oscuro. Encuentra maneras de sacar el lado oscuro a la luz.

3. Comprométete con la excelencia. Sin obligarte, comprueba si estás dispuesto a hacer el simple compromiso de "quiero lo mejor para mi" o "me merezco lo mejor de la vida".

Hacer un compromiso nuevo contigo mismo o con la vida es el primer paso hacia la ruptura con el círculo vicioso de la caries. Entonces podrás comenzar a ver el tesoro escondido de tu sufrimiento y que hay lecciones importantes, significado y propósito en la vida, y si estas dispuesto a abrazarlas.

Acabando con el mito de que la comida pegada en los dientes causa la caries

Dentistas, es hora de abandonar el arcaico concepto de que la fermentación de los carbohidratos en los dientes es devorado por una bacteria productora de ácido que provoca la caries. Esta teoría es como decir que la lluvia causa las goteras de tu techo. Cuando el techo de tu hogar esté sellado y bien mantenido, no habrá goteras, tanto si llueve como si no. Asimismo, cuando el esmalte de tu diente esta fuerte y sano tus dientes no serán afectados por las condiciones cambiantes de tu boca. W.D Miller, el creador de la teoría bacteriana de la caries, lo dijo él mismo en 1883, "lo que podríamos llamar el diente perfecto *resistiría indefinidamente* al mismo ácido ante el que un diente en condiciones opuestas sucumbiría en pocas semanas". Debido a que la bacteria está en todas partes, tratar de eliminar la bacteria de tu boca para prevenir la caries sería como tratar de eliminar la lluvia del cielo para prevenir una gotera en el techo.

Muchas de las culturas que el Dr. Weston Price estudió, basaban una porción importante de sus dietas en los carbohidratos, incluyendo la leche y los productos de granos ricos en carbohidratos, y a pesar de ello no sufrieron prácticamente de caries. Los gaélicos saludables de las Hébridas Exteriores que consumían aproximadamente 1.000 calorías de avena bien preparada al día no tuvieron casi caries (0,7%-1,3% de un total de dientes afectados). Los suizos del aislado valle de Loetschental, que comían aproximadamente 800 calorías al día de pan de centeno bien preparado tuvieron poca evidencia de caries (0,3%-5,2% de un total de dientes afectados). La cifra de 5,2% proviene de la región Visperterminen donde se utilizaban las patatas y el vino; los otros suizos aislados, con una inmunidad más alta a la caries, no consumían vino y puede que tampoco patatas. Estos suizos, con una inmunidad casi total a la caries, jamás utilizaron cepillos de dientes y tenían depósitos normales de alimentos en sus dientes todo el tiempo, sin presentar caries alguna.

Los indígenas de todo el mundo no se cepillaban ni enjuagaban los dientes. El Dr. Price hace un comentario sobre la imposibilidad de mantener los dientes limpios mediante el cepillado y el enjuague:

> *Entre las dificultades de la aplicación de esta interpretación, está la imposibilidad física del mantenimiento de los dientes bacteriológicamente limpios en el ámbito de la boca. Otra dificultad es la realidad de que **muchos grupos primitivos tienen los dientes manchados por alimentos feculentos casi constantemente** y no hacen esfuerzo alguno para limpiarlos. **A pesar de esto no tienen caries.**[250] (énfasis añadido).*

La teoría de que la bacteria de nuestra boca produce ácidos que causan la caries, es una conclusión falsa. La saliva tiene un PH básico para neutralizar los ácidos

rápidamente. Las enzimas digestivas de nuestra saliva disuelven los carbohidra-
en la boca. Por ejemplo, el pan puede convertirse en líquido después de ser masticado varias veces. A propósito, esta sección no ha sido escrita para alentar a
la gente a abandonar la limpieza de sus dientes y sus bocas. La práctica de una
higiene dental oral tiene muchos beneficios sociales.

Cuidado del diente

Curando el dolor

Cuando el programa nutricional es exitoso, el dolor disminuirá y los dientes se
notarán más firmes en la boca. En algunos casos tus dientes necesitarán ayuda
extra tan pronto como sea posible. Los tratamientos siguientes no son remedios completos, sino más bien tratamientos intermedios que ayudan a detener el
dolor. Aquí hay siete de los tratamientos más exitosos para acabar con el dolor
dental. Cada tratamiento funciona independientemente o puedes probar varios
juntos:

1. Coloca aceite de clavo o clavo en polvo en el diente adolorido.

2. Enjuágate la boca con aceite orgánico de semilla de sésamo o de coco
   durante 5-10 minutos y escúpelo luego. Esto es lo que se llama tirar
   el aceite y es también un buen método para la limpieza general del
   cuerpo y mejorar la salud oral.

3. Coloca Goldenseal (sello de oro) en polvo en o cerca del diente
   adolorido.

4. Coloca aceite de orégano en el diente.

5. Disuelve una pequeña cantidad de sal natural en una pequeña cantidad de agua y enjuágate la boca durante al menos un minuto. Repetir
   varias veces a lo largo del día.

6. La equinacea, también conocida como "la planta del dolor de diente"
   puede ser aplicada tópicamente en el diente y/o tomada internamente
   utilizando la forma en polvo o la tintura.

7. La suplementación con vitamina B5, ácido pantoteico. Los alimentos
   ricos en B5 incluyen: el hígado; las semillas de girasol, hongos shitake
   y huevos.

Selladores Dentales

Muchos selladores dentales contienen químicos que alteran las hormonas, incluyendo el Bisfenol A.[251] Existen dos supuestos métodos menos tóxicos; uno es una

resina selladora hecha por Ultradent, y la otra es un sellador ionómero de vidrio. El problema con los selladores de resina es que no permiten a los fluidos o minerales pasar por la superficie del diente, impidiendo que fluya la dentina. Debido al tiempo necesario para que se afirme el sellador son difíciles de colocar correctamente y lo ideal sería colocarlos uno por visita. Si un diente ya tiene una caries, colocarle el sellador encima no resolverá el problema. Esto significa que cada diente tiene que ser cuidadosamente examinado con un dispositivo como el diagnosticador de caries, Diagnodent™ para buscar pequeñas áreas ocultas de caries. Los selladores no impiden que la caries se desarrolle, pero ralentiza su proceso, siempre que sean colocados adecuadamente. Mi conclusión es que los selladores benefician a ciertas personas en situaciones especiales, siempre que se eviten los que tienen químicos que alteran las hormonas. En general, a menos que de verdad sientas la necesidad de colocarte un sellador, éste parece ser innecesario.

Limpieza de dientes en el dentista

Una de las preguntas más comunes que me hacen es si los dientes tienen que ser limpiados por un dentista. Como a muchas de las preguntas que me formulan, mi respuesta es que es tu elección. No hay nada **que tengas que hacer**. La pregunta que te tienes que hacer es: "¿es esto lo mejor para mi salud?". El propósito de una limpieza realizada por el dentista o el higienista, es para retirar la placa y los depósitos en el diente y su alrededor. Mi experiencia personal es que tener mis dientes limpios con una sonda de metal es extremadamente incómodo.

Una pregunta mejor, es si limpiar los dientes mejora la salud dental, o si hay más aspectos positivos que negativos. En mi experiencia personal, después de limpiar mis dientes con un limpiador ultrasónico, me siento muy ligero. Como ahora estoy utilizando un irrigador oral y la técnica del blotting, además de los mejoramientos continuos de mi salud digestiva, espero no necesitar ninguna limpieza en el futuro. Personalmente evito la sonda de metal que raspa y limpia los dientes. Cualquier tipo de limpieza tiene el potencial de hiperestimular los nervios de tus dientes y mandíbula.[252]

Hay una clara evidencia de que el cepillo de dientes puede causar un ligero desgaste en los dientes y en algunos casos incluso sin pasta dental. El poder de abrasión de la pasta dental en combinación con el cepillo pueden causar definitivamente daños al esmalte del diente.[253] Y ese concepto de que el esmalte es tan duro como el diamante y que nada puede dañarlo es falso. Si las pequeñas cantidades de gravilla de la pasta dental pueden dañar el esmalte del diente está claro que la limpieza dental a base de fuerza y la sonda de metal afilado raspará definitivamente, en algunos casos, el esmalte del diente. En este momento soy incapaz de encontrar una evidencia específica en la literatura dental de que la limpieza dental con una sonda de metal sea segura o no.

Blanqueamiento dental en el dentista y en casa

Los indígenas sanos tenían los dientes blancos naturalmente, incluso sin cepillarse. Un lector tras leer mi libro, dejó el azúcar por un año. Al final, sus dientes habían pasado de amarillentos a blanco brillante. No todo el mundo consigue dientes blancos siguiendo los consejos de este libro. Los dientes se decoloran por dos razones. Una razón son los alimentos, como las hierbas, el té negro o el café. Otro tipo de diente decolorado es el diente amarillo. Creo que esto es una forma de icteria en el diente. Esto significa básicamente que tu cuerpo está un poco intoxicado y tu hígado no está funcionando correctamente. A medida que el hígado se recupera con una dieta más saludable, ejercicio y tratamientos terapéuticos como las hierbas, tus dientes pueden gradualmente volverse más blancos.

Existe una gran variedad de tratamientos blanqueadores disponibles en el dentista. Algunos de ellos son relativamente seguros, mientras que otros remueven la estructura saludable del diente. Basándote en el principio de elegir el tratamiento menos invasivo para tus dientes, en la medida de lo posible, deberías evitar cualquier material blanqueador dental que contenga algún tipo de compuesto ácido o grabado, y todos los tipos de laminados de porcelana. Evitar cualquier procedimiento blanqueador que suponga alguna perforación o que elimine el esmalte saludable. Solicita a tu dentista, antes del sometimiento a cualquier procedimiento blanqueador, que utilice materiales no ácidos ni grabados.

Blanqueador natural del diente

Pon una pequeña cantidad de aceite orgánico esencial de hierbabuena en tu dedo (mucho menos que una gota), frotar tu dedo en tu cepillo de dientes, y luego cepíllate normalmente. Para mucha gente, el aceite del árbol de té orgánico proporciona beneficios maravillosos. Otra sugerencia es el carbón. Ten en cuenta que algunos de estos métodos son ligeramente abrasivos para los dientes.

· ·

Consejo dental para dientes más blancos
Para quitar naturalmente las manchas y blanquear los dientes puedes frotar tus dientes utilizando un hisopo de algodón húmedo sumergido en bicarbonato de sodio. Con un poco de presión, frotar solamente el esmalte del diente, evitando las encías. Este consejo fue proporcionado por Rupam quien preparo un jabón dental grandioso.

· ·

Cepillado, hilo dental y pasta dental

Cuando la superficie del diente está débil mantener el ámbito de la boca limpio es una buena idea. Mi experiencia personal es que mantener la boca limpia ayuda en gran medida a la reducción del impacto de la caries. Limpiar tus dientes ayuda a prevenir la caries cuando el fluido dentinal está fluyendo en la dirección equivocada. En esta situación de desmineralización las sustancias de dentro de la boca pueden entrar al diente. Limpiar el diente cambia el medio ambiente de la boca y puede frenar el problema, pero no detendrá la causa original de la caries. Si la limpieza de los dientes detiene la caries, ¿por qué el 90% de nuestra población las padece?

Pasta dental tóxica

Muchas marcas de pasta de dientes llevan la siguiente advertencia. "ADVER-TENCIA: manténgase fuera del alcance de niños menores de 6 años de edad. Si accidentalmente tragas más de lo utilizado para el cepillado, buscar asistencia profesional o contactar con un centro de control de envenenamiento inmediatamente." Si algo es así de peligroso donde un poco más que una pequeña cantidad es considerada un veneno no quiero estar poniéndolo en mi cuerpo todos los días.

La pasta dental es regulada como un producto cosmético y no como un alimento. Supongo que la racionalidad detrás de esto es que la pasta dental no es para ser tragada y que no se absorbe dentro del cuerpo. Como resultado, los estándares de seguridad para la pasta dental son muchos más bajos que nuestros ya bien bajos estándares de seguridad para los aditivos en los alimentos. Ya que la pasta dental no es un alimento casi todo es válido en lo que concierne a sus ingredientes. Las pastas dentales generalmente contienen ingredientes como la sílice hidratada, sorbitol, sacarina sódica, dióxido de titanio, glicerina, lauril/laurato de sulfato sódico y fluoruro de sodio.

> **Sílice Hidratado** hecho de cuarzo y arena, es un abrasivo en la pasta dental. Como ya he mencionado, la arena en la pasta dental puede causar que el diente se desgaste con mucho cepillado.

> **Sorbitol y sacarina** ambos son edulcorantes y son utilizados en la pasta dental. Incluídos en la lista de sustancias a evitar.

> **Dióxido de titanio** es un pigmento utilizado para proporcionar brillo y blancura. Se utiliza como quitamanchas y blanqueador. El dióxido de titanio es cancerígeno para los humanos. Puede ser tóxico para las células de tu cuerpo y absorberse por medio del contacto.[255]

La Glicerina se añade a la pasta dental para darle su consistencia "pastosa" y ayuda a que no se seque. Supuestamente, la glicerina necesita de 27 enjuagues para desaparecer de los dientes. Esta película de glicerina podría crear una barrera en los dientes que los impediría ser más duros y fuertes. Generalmente, pequeñas cantidades de pasta dental son ingeridas o absorbidas directamente dentro de tu torrente sanguíneo por medio de las encías a través de un proceso llamado difusión.

El sulfato de sodio Lauril es utilizado como una agente de espuma y un desengrasador. Se utiliza también para lavar coches y limpiar los suelos de los garajes. Es absorbido por el cuerpo y puede dañar o afectar a las células. Este se ha relacionado con el afta (son pequeñas protuberancias blancas o llagas rodeadas por una zona enrojecida en la boca).

Limpiadores naturales del diente

1. Sal marina. Aplica una pequeña cantidad en tu cepillo dental.

2. Dentífrico casero (receta probada).

3. Dentífrico de hierbas a base de hierbas disponibles en **lasaluddental.org**

4. Cualquier tipo de agente limpiador que utilice hierbas o líquidos sin sustancias químicas o ingredientes en la etiqueta que no puedes ni siquiera pronunciar o plantar en el jardín.

El cepillado dental

Como aprendimos del Dr. Phillips en el capítulo sobre la gingivitis, el cepillado dental puede ser bueno para los dientes si las cerdas son suaves y no existe demasiada abrasión, pero puede degastar las encías con mucha rapidez e incluso causar gingivitis. Esto es porque el cepillado empuja a la placa dentro del surco gingival, donde las encías se encuentran con los dientes. Para que el cepillado dental sea saludable hay que utilizar la técnica del blotting o por lo menos un irrigador oral después del cepillado para remover la placa en la línea de la encía.

Los cepillos dentales suaves con acabados redondeados ayudan a evitar erosionar el esmalte dental. Los cepillos eléctricos tienen un componente electromagnético que les permite realizar un trabajo mayor de limpieza, pero pueden acarrear una exposición menor al EMF (electro magnetic field) (campo electromagnético). Con estos cepillos eléctricos, existe también el riesgo de dañar las encías debido a la alta velocidad de las vibraciones. Si utilizas uno, ten cuidado.

Curación del diente y la encía

Mientras que los productos líquidos limpian los dientes, los productos hechos con hierbas pueden curar los dientes y las encías de diferentes maneras. Las hierbas pueden eliminar las toxinas y nutrir las encías. El dentífrico de hierbas se puede encontrar en algunas tiendas de alimentos sanos (asegúrate de que no llevan ningún aditivo tóxico). Un polvo herbal recomendado para dientes y encías es el Polvo para Dientes de Holistics Dental, el cual se encuentra disponible en: www.lasaluddental.org Te animo a probar varios productos de limpieza dental y a decidirte por uno que te vaya bien. También puedes hacer tu propio dentífrico en casa.

Receta de polvo dentífrico con hierbabuena

2 cucharadas de bicarbonato de soda (solamente bicarbonato de sodio puro)

1 cucharada de sal marina finamente molida

5-6 gotas de esencia de aceite de hierbabuena orgánica (disponible en tiendas naturales o en línea)

El bicarbonato de sodio y las encías

El bicarbonato de sodio alcaliza la boca. Cuando la boca es demasiado ácida se puede presentar la caries. Cuando la boca es demasiado alcalina puede contribuir a la enfermedad de la encía. He obtenido informes encontrados sobre el bicarbonato de soda y las encías. Algunos dicen que el bicarbonato de soda irrita las encías. Otros, que han curado sus abscesos dentales con bicarbonato de soda.

Receta de polvo dentífrico para el diente y la encía

Con la siguiente receta se obtiene un dentífrico fabuloso. Compro las hierbas en la tienda de hierbas local y las muelo en un molinillo de café. La receta es del difunto maestro herbolario, el Dr. John Christopher.

3 partes de corteza de Roble

6 partes de raíz de consuelda

3 partes de hierba de cola de caballo

1 parte de Lobelia

1 parte de Clavos

3 partes de Hierbabuena

Hay que ser consciente de qué hierbas se usan y usarlas con precaución. (El uso prolongado y exclusivo de este dentífrico puede causar alguna ligera decoloración en el diente). Yo alterno el uso de esta fórmula de hierbas con la del bicarbonato de soda. El dentífrico dental y de encías se puede usar también en las encías para su curación.

El uso del hilo dental

El uso del hilo dental es literalmente un arma de doble filo. Como muchos de nosotros no tenemos los dientes perfectamente alineados la comida puede quedarse entre los dientes. La desventaja del uso del hilo dental es que es muy fácil cortarte las encías. Dañar tus encías todos los días no parece ser una práctica que promueva la salud de los dientes y encías. La ventaja del uso del hilo dental es que puedes extraer restos de entre tus dientes, que de otra manera se hubieran quedado ahí para pudrirse.

Si utilizas hilo dental ten mucho cuidado de no cercenar tus encías. El dentista y especialista en higiene Robert O Nara recomienda el uso de cinta dental, una versión más ancha y gruesa del hilo dental. Hay evidencias por parte del Dr. Phillips de que el hilo dental no forma parte de una buena salud dental. El método del blotting para sacar los alimentos con un cepillo dental ultra suave, o un chorrito de agua (irrigador oral), parecen ser mejores sugerencias.

La decepción del fluoruro

El fluoruro no cura la caries. Existen varias formas de fluoruro y el que se pone en el agua es generalmente ácido hidrofluosilico. En 1986-1987, un estudio con 39.207 niños de edades entre 5-17 no mostraban diferencia alguna en estadísticas de caries por haber consumido agua no fluorada o agua fluorada.[256] Según los datos publicados en el *Diario de la Asociación Dental Americana* de Julio del 2009, las tasas de caries en niños eran parecidas tanto si el agua estaba fluorada como si no.[258]

El fluoruro es peligroso. La mayoría del fluoruro utilizado en el suministro de agua es un desperdicio tóxico de la industria de los fertilizantes.[259] La Agencia de la Unión de Empleados de Protección al Medio Ambiente (que comprende aproximadamente 1.500 científicos, abogados, ingenieros y otros profesionales) se opone a la fluoracion. La unión EPA dice:

> *La literatura científica documenta el incremento de la exposición descontrolada al fluoruro, la ausencia de beneficios para la salud de la ingestión de fluoruro y los riesgos para la salud humana de dicha ingesta.*[260]

El fluoruro es un inhibidor de enzimas y hormonas que afecta al sistema nervioso y a la digestión. El fluoruro es el mayor causante de la debilidad de huesos y dientes y produce manchas blancas, gris claro o marrones en el esmalte de los dientes. El fluoruro altera la creación biológica del esmalte y produce un esmalte falso y más frágil. Este esmalte falso no es mejor que el natural para la prevención de la caries a largo plazo. La barrera más fuerte contra la bacteria no es la que mantiene la caries a raya, sino una química interna equilibrada a base de buenos hábitos alimenticios.

El fluoruro puede causar daños en el cerebro y en el hígado, un descenso en el C.I. y puede filtrarse en la placenta de mujeres embarazadas. El agua fluorada también ha sido relacionada con el cáncer. En 1977 el Dr. Dean Burk, antiguo jefe químico del Instituto Nacional de Cáncer de los Estados Unidos, y el Dr. John Yiamouyiannis, presidente de la Fundación de Agua Segura probaron que la fluoración del agua incrementa el riesgo de cáncer. Sus estudios concluyeron que:

> *Una decima parte de las 350.000 muertes de cáncer por año en los Estados Unidos están relacionadas con la fluoración artificial del agua pública.*[261]

El congreso de los Estados Unidos solicitó experimentos con animales para confirmar estos resultados y los estudios salieron a la luz en 1990 mostrando una clara evidencia de que el fluoruro causa cáncer.[262]

En la mayor parte de Europa no se utiliza la fluoración del agua y nosotros tampoco deberíamos hacerlo. Los países que rechazaron la fluoración del agua basándose en que su uso no es ético y que impone riesgos innecesarios para la salud incluyen: Austria, Bélgica, Dinamarca, Finlandia, Francia, Alemania, Holanda, Hungría, Italia, Islandia, Luxemburgo, los Países Bajos, Noruega, Suecia y Yugoslavia.

La naturaleza nos ha proporcionado el esmalte dental perfecto, impermeable a la caries. Podemos mantener una inmunidad alta a la caries sin el fluoruro, siempre que obedezcamos las leyes de la naturaleza, tengamos una dieta apropiada rica en calcio, fósforo y vitaminas solubles en grasa y evitemos el exceso de alimentos procesados desprovistos de nutrientes. El fluoruro sintéticamente derivado no puede reemplazar o reproducir la armonía total del producto de la naturaleza.

No recomiendo tomar agua fluorada o el uso de un dentífrico fluorado. No te sometas a tratamientos dentales que contengan fluoruro. Debido a los efectos perjudiciales del fluoruro en el sistema glandular es posible tener un esmalte débil; contacta con tu junta local de agua para averiguar si tu suministro de agua está fluorada. Si lo está, necesitas adquirir un filtro especial de fluoruro o disponer que te despachen agua sin fluoruro.

Poner fluoruro en la pasta dental y dentro del suministro de agua es un crimen. No es ético debido a que nunca se ha demostrado que el fluoruro sea seguro y efectivo. De hecho se ha comprobado lo contrario. Te insto a apoyar los esfuerzos para erradicar el uso de fluoruro en los Estados Unidos. Por favor, visita la Red de Acción del Fluoruro, fluoridealert.org, y el Proyecto de Educación sobre el Fluoruro, poisonfluoride.com/pfpc.

La caries no es una enfermedad infecciosa

Ya he mostrado como se ha comprobado científicamente que la bacteria no es la causa principal de la caries con el trabajo de toda una vida del dentista Ralph

Steinman sobre la explicación del mecanismo de transporte del fluido dentinal. Cuando el dentista Percy Howe trató de inocular la bacteria en los conejillos de India para causar la caries o la enfermedad de la encía, no pudo. Sólo pudo causar caries con un cambio de dieta. La teoría bacteriana de la caries se justifica con la afirmación de que la caries es una enfermedad infecciosa. Esta teoría es falsa por varias razones:

1. Los antibióticos que matan la bacteria no detienen la caries.

2. La gente no desarrolla anticuerpos contra las caries.

3. Los enjuagues bucales antibacterianos no previenen efectivamente las caries.

4. Una vez que estés infectado con caries no desarrollarás una inmunidad a menos que tu dieta sea mejorada drásticamente.

La bacteria existe simbióticamente en nuestras bocas en todo momento y se desarrolla y cambia con nuestra salud. Por ello, ningún remedio antibacteriano curará jamás la caries.

Más allá de la odontología dolorosa

La verdad sigue siendo que la gran mayoría de los tratamientos dentales importantes son innecesarios cuando la dieta se cambia y los dientes se remineralizan como biológicamente están diseñados para hacerlo. La gran pregunta que permanece sin responder es ¿por qué la odontología moderna no nos ha dicho la verdad? La investigación de Weston Price sobre las dietas indígenas fue publicada hace muchos años en el *Diario de la Asociación Dental Americana,* osea que los hallazgos de sus investigaciones estaban ampliamente disponibles.

En este capítulo revisaremos el alto precio que hemos pagado por la odontología moderna. La odontología moderna es un fracaso inequívoco. Los tratamientos de la odontología convencional son altamente tóxicos y generalmente promueven la enfermedad, como el fluoruro, los empastes de mercurio, el tratamiento de conducto con escapes y los empastes de metal. Los dentistas holísticos y biológicos ofrecen alternativas más naturales y menos tóxicas a la odontología moderna. Esto es una mejora enorme, pero muy pocos de ellos ofrecen la cura real, a través de una dieta y el equilibrio de la química del cuerpo.

No estoy tratando de destruir la profesión dental. La profesión dental es destructiva y se destruye a sí misma. Lo que pido a la profesión dental es que cambie y evolucione. El futuro de la odontología se encuentra en la prevención de la enfermedad por medio de la nutrición apropiada y el balance químico del cuerpo, además de métodos mínimamente invasivos para corregir los problemas del arco dental y de la mordida. Imagínate ser capaz de prevenir una caries antes de que aparezca, y poder remineralizarla con una intervención nutritiva.

Tenemos la habilidad y la tecnología para realizar esto hoy día; pero simplemente carecemos del deseo, el cuidado, la buena disposición y el marco legal para proporcionar este nivel de tratamiento al público. Eso debería ser la odontología real: encontrar y prevenir la caries de una manera completamente orgánica antes de que se pierda el esmalte y de que ocurran infecciones. Los dentistas aún podrían ganar sueldos muy decentes mediante la realización de análisis químicos de sangre, evaluación de los dientes, ofreciendo consejos nutritivos y reparando las mordidas desequilibradas sin cirugía. Mientras los ingresos de un dentista dependan de la ejecución de tratamientos invasivos, donde los tratamientos más severos equivalen a ganancias más grandes, el estado actual de la odontología moderna permanecerá siendo una profesión podrida.

Hacer que el trabajo de la odontología funcione para todos significa cambiar las reglas de la profesión. El dentista del futuro no se centrará en realizar complicada cirugía dental. Será una especialidad. Todo lo que un dentista preventivo deberá saber es cómo encontrar caries y cómo ayudar a la gente a intervenir con su dieta utilizando los métodos más modernos y científicamente probados (como el aceite de hígado de bacalao fermentado) Y podrán curar muchas caries incluso antes de que ocurran. Imagínate ver a un DPD, un dentista preventivo, o un DDH, un doctor de la salud dental, que te ayuden a mantener tus dientes sanos y fuertes naturalmente con una dieta, suplementos, hierbas y homeopatía.

Un alto porcentaje de nuestra población sufre de una salud pobre, estrés físico y una pérdida de vitalidad por los desordenes de la mordida. Existe un amplio mercado sin explotar de métodos holísticos para devolver la mandíbula superior e inferior a su estado de armonía y equilibrar la estructura facial, a la vez que se curan los dolores de cabeza, cuello y mandíbula.

El problema con la odontología moderna es que para licenciarte tienes que pasar la mayor parte de tus estudios aprendiendo cirugía dental. Aunque lo que realmente importa en esta nueva escuela de dentistas holísticos que propongo en este libro es la prevención de la caries y la reparación de la mordida sin cirugía y con métodos holísticos. Pero estos métodos no se enseñan en la facultad de odontología. Los estudios de las escuelas dentales no proporcionan a los futuros dentistas los cimientos necesarios para aconsejar sobre una efectiva nutrición y reparación de la mordida. Además, es necesaria la existencia de un modelo de cuidado integral, que enfatice la salud del cuerpo entero, para que el arte y ciencia de la odontología pueda complementar y funcionar sinérgicamente con todas las otras profesiones de la salud.

No existe razón para que la población tenga caries. Únete a mí para hacer un llamado urgente a cambiar la manera en que administramos la salud oral en nuestro país. "Odontología, necesitamos que cambies!"

Capítulo 9

La mordida:
Una causa oculta de caries
Otra perspectiva sobre la Ortodoncia y TMJ

Quiero presentarte a un mundo extraordinario que está literalmente debajo de tus narices: tu mordida. Tu mordida tiene una relación sustancialmente estrecha con tu salud en general, tu fortaleza, tu vitalidad, tu nivel de atractivo, así como con tu susceptibilidad a la caries. Los súper atletas conocen estas verdades y suelen utilizar protectores bucales como el Pure Power Mouthguard™ (Puro poder de defensa bucal) que desliza la mandíbula hacia una posición más correcta ósea y muscular. Estos ajustes incrementan la fuerza muscular y la resistencia en general.

En este capítulo descubrirás las razones del Trastorno de la Articulación Tempomandibular (TMJ en inglés), un entendimiento más profundo de los mecanismos de las ortodoncias y los frenillos y la importante conexión entre la posición de tu mordida, la caries y tu salud en general. Aún mejor, descubrirás como mejorar tu salud por medio de la corrección de la posición de la mordida. Las teorías sobre el tratamiento y la alineación de la mordida son con frecuencia poco claras por su controversia, una mentalidad cerrada y visión limitada. Por lo tanto, prepárate para enfrentarte a dicha actitud por parte de muchos profesionales de este campo si les proporcionas información que está mas allá de sus creencias reales, tales como lo que aquí se presenta.

La posición ideal de tu mandíbula y el disfrute de la vida

Para entender el alineamiento ideal de nuestra mandíbula y cráneo vamos a ver algunos ejemplos de desarrollo físico ideal como patrón. Los nativos de todo el mundo que mostraron inmunidad a la caries también poseían lo que Weston Price llamó "arcos dentales magníficamente formados."[236] El arco dental se compone del maxilar, el paladar superior y la mandíbula, el hueso de la quijada. En general, cuanto mejor sea la nutrición del individuo a lo largo de su vida, desde antes de su concepción, más anchos serán sus arcos dentales (mandíbula superior e inferior). Arcos más anchos significan rostros más anchos y redondeados, lo que

Cráneo antiguo revela una oclusión perfecta

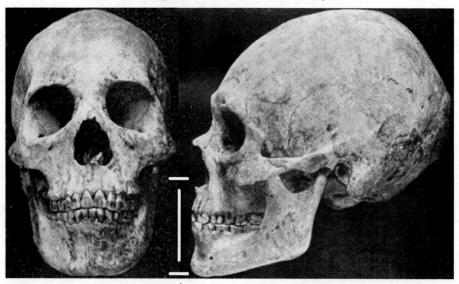

|——————| **Altura O Dimension Vertical**
Anchura del Arco Dental   **de La Mandibula Y El Maxilar,**
Adolescente   **Adulto**

subconscientemente asociamos con una salud fuerte y atractivo natural. Estas cualidades pueden influir en cómo una persona elige a su compañera para que sea una buena madre con excelentes capacidades reproductoras, ya que normalmente un arco dental ancho indica que el canal pélvico también será lo suficientemente ancho para asegurar un parto fácil. Esto está explicado con más detalle en mi libro sobre la preconcepción, el embarazo y la salud dental de los niños llamado *Curando a nuestros niños*. Puedes aprender más sobre esto y adquirir el libro en **www.healingourchildren.org**

Al observar esta foto de dos cráneos humanos, seguramente asumes que son simplemente dos cráneos humanos ordinarios y no ves nada especial. En lo que quiero que te fijes es en cómo los dientes del maxilar y la mandíbula están alineados. La dientes frontales de arriba y de abajo están alineados unos con otros y coinciden "punta a punta". No hay sobremordida ni mordida baja. Todos los dientes parecen estar en contacto unos con otros. Aunque no es visible en las imágenes, en una mordida ideal debe existir un espacio tan fino como el papel en los dientes frontales para que no exista una presión entre ellos en la posición relajada de la mandíbula. Estos cráneos nos muestran el modelo terapéutico para el desarrollo humano natural. La mayoría de nosotros no tenemos esta posición cuando nuestras bocas están cerradas. Esto no ocurre por una predisposición genética, sino porque una dieta pobre y otras toxinas nutritivas y del medio ambiente han impedido que la mayoría de la población tenga unos maxilares (paladar superior) y una mandíbulas (mandíbula inferior) completamente formadas.

Genética versus herencia interceptada

La caries no es una condición genética. Es un factor del medio ambiente y general-mente el factor ambiental primario es una nutrición pobre. Cuando la naturaleza no puede cumplir su ideal potencial, tenemos una situación llamada bloqueo o herencia interceptada. Los dientes torcidos y las muelas del juicio que no se ajustan (además de la sobremordida y la mordida baja) **no son rasgos genéticos**. Estos problemas ocurren debido a la carencia de un bloque de nutrición adec-uado. Más documentación sobre este hecho se encuentra en el libro de Westom Price, *Nutrición y degeneración física*. Cuando nuestros cuerpos carecen de los ingredientes adecuados para la formación de los huesos o existe una alteración en el metabolismo del calcio y el fósforo, nuestros cuerpos no estarán perfecta-mente formados para cumplir con nuestro potencial hereditario. La estructura y la mineralización de nuestras mandíbulas y dientes sufren como resultado de las deficiencias de nuestro programa nutricional moderno. Esto es parecido al cre-cimiento de una planta en suelo infértil. La planta no florecerá completamente. Para la formación de huesos y dientes sanos se requiere una dieta compuesta de alimentos completos y sin refinar, cuidadosamente desarrollados y preparados, y una dieta alta en vitaminas solubles en grasas y fósforo. Weston Price explica cómo los aborígenes de Australia tenían mandíbulas perfectamente desarrolladas durante incontables generaciones, hasta que cambiaron su dieta.

> *Es muy extraordinario y debería ser uno de los hechos más desafiantes que acontecen a nuestra civilización moderna, que tales razas primitivas como los aborígenes de Australia, se hayan reproducido de generación en generación durante muchos siglos- nadie sabe por cuantos miles de años- sin desarrollar diversas irregularidades en sus arcos dentales. A pesar de ello, en la generación que adoptó los alimentos del hombre blanco, un gran porcentaje de niños desarrollaron irregularidades en sus arcos dentales con notables deformidades faciales. Estos patrones de deformidad son similares a los de civilizaciones blancas.[264]*

Por qué los dientes se superponen y las muelas del juicio están mal alineadas

Cuando el desarrollo físico se entorpece principalmente por una dieta pobre y deficiente, el modelo natural del maxilar (paladar) y mandíbula (quijada) que-dan incompletos. Como resultado el maxilar y la mandíbula no son tan anchos

Mordida saludable y Mordida desalineada

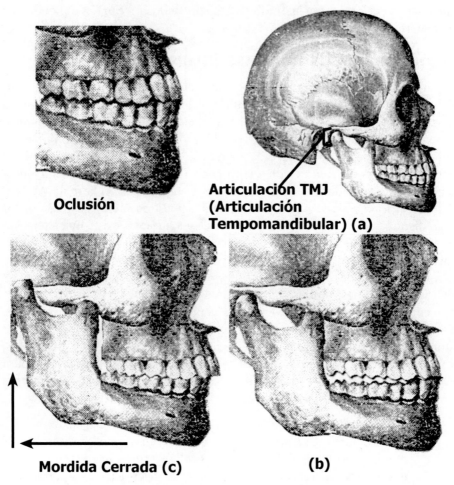

Oclusión

Articulación TMJ (Articulación Tempomandibular) (a)

Mordida Cerrada (c)

(b)

como deberían y no hay espacio suficiente para todos los dientes. Cuando salen los dientes, se amontonan. Por lo tanto no existen los dientes demasiado grandes, sino mandíbulas demasiado pequeñas. Esta condición también hace que las muelas del juicio salgan torcidas, o que se incrusten las raíces de las muelas del juicio.

· ·

La oclusión:
La oclusión es cuando nuestros dientes se juntan cuando masticamos y cuando nuestra boca está en reposo.

· ·

Tu mordida y el dolor TMJ, bruxismo y caries

El nervio trigémino es el nervio más largo de tu cabeza. Tiene una red de fibras que recorren tu cara en forma de matriz intrincada. El nervio trigémino tiene tres ramas principales: el nervio mandibular (mandíbula), el nervio maxilar (paladar superior) y el nervio óptico (el ojo). El sistema del nervio trigémino se despliega a lo largo de la cara entera y contiene sensores de dolor, posición y movimiento (sensorial y motor) y mecanismos de control. Los nervios de cada diente están conectados a la rama mandibular o a la maxilar del nervio trigémino. Cuando tienes dolor de dientes, el dolor del nervio pasa directamente por el nervio trigémino y se comunica directamente con tu tálamo y corteza cerebral. Esto explica por qué el dolor de dientes es tan intenso. El nervio trigémino está conectado con el cerebro límbico, relacionado con las emociones y las funciones mentales.[265] La manera en la que muerdes está directamente relacionada con cómo te sientes.

Cuando tu boca está cerrada, tu mandíbula debería estar en una posición cómoda y relajada. La posición correcta de la mandíbula y los dientes se muestra en ambas figuras (a) y en la figura etiquetada como Oclusión. En la figura (a), los molares tocan de forma natural y cómoda toda la superficie cuando la mandíbula está cerrada, en posición relajada. Cuando los molares posteriores se tocan con comodidad, al sistema nervioso del cuerpo se le envía una señal constante de relajación por medio del nervio trigémino. Debido a la relajación de este nervio, una persona con un contacto molar confortable y relajado, envejecerá más lentamente, sanará más rápido, tiene una perspectiva positiva de la vida y generalmente se siente bien.

Tómate un momento y mírate en el espejo. Puedes comprobar si tu mandíbula está naturalmente en la posición a. Si no lo está, no te sorprendas, ya que más del 95% de la población tienen una mandíbula desalineada. El término para una mordida desalineada es *maloclusion*. Cuando tu mandíbula está desalineada el sistema sensorial del nervio trigémino se activa.[266] Una mandíbula clásica desalineada se llama una mordida cerrada. Cuando el punto de unión de la mandíbula se cierra por medio de un movimiento natural como en la figura b, los molares no se tocan, sino que los dientes frontales chocan unos con otros. Esta circunstancia desafortunada es debida a que el hueso de la mandíbula no se ha desarrollado por completo y los molares posteriores son demasiados bajos. Debido a que los molares posteriores superiores o los inferiores no se desarrollaron completamente, la mandíbula no podrá relajarse en la posición neutral cerrada mostrada en la figura (a).

Una mandíbula cerrada y relajada como se muestra en las fotografías de los cráneos y en la figura (a), es especialmente importante durante el sueño. El cuerpo se regenera mientras dormimos. Pero si los molares no se tocan cómodamente, como en la figura b, aparecen los efectos secundarios tales como el bruxismo.

Con el bruxismo, si los dientes se encuentran en la posición (b) o (c) se pueden desgastar con rapidez o estar excesivamente estresados ya que los molares no están soportando confortablemente la boca. Esto explica exactamente por qué los dientes se infectan y erosionan. Esta condición puede también estar relacionada con los ronquidos y la pérdida del sueño reparador.

Lo que también ocurre en la condición ilustrada por la figura (b) es que el sistema nervioso del cuerpo recibe mensajes, por medio del nervio trigémino, de que la mandíbula no está relajada. El cuerpo entonces trata de hacer que los molares se toquen unos con otros para tomar la posición de relajo. Pero para que el cuerpo encuentre la posición natural de la mordida y para que los molares se toquen como de la forma que fueron diseñados para hacerlo, la mandíbula debe irse hacia atrás y hacia arriba como se muestra en la figura (c). Como el cuerpo busca la relajación, y el masticar y comer requiere que los dientes frontales eviten colisionar mientras los molares pican el alimento, lo que ocurre es que la mandíbula se debe girar de una manera forzada para compensar. Si bien la articulación de la mandíbula es capaz de deslizarse hacia adelante y hacia atrás, se supone que no se debe deslizar hacia atrás todo el tiempo. En la figura (c) puedes ver la posición final de la mordida cerrada; los molares se están tocando, pero la mandíbula se atasca hacia atrás. Al mismo tiempo, los dientes frontales pueden estar en contacto uno con otro erróneamente y desgastándose. Con el tiempo, el punto de articulación de la mandíbula en la posición no natural sobrecarga con tensión el fino disco de fricción de la articulación temporomandibular y se produce el dolor, los chasquidos y los chirridos en la escala suave de los síntomas. Lo peor de esta condición es que el cuerpo raras veces, o nunca, es capaz de relajarse completamente, curarse y regenerarse. En su lugar, hay una constante experiencia de tensión.

· ·

Campos electro-magnéticos y caries
Algunas personas experimentan dolor de dientes cuando se exponen a campos electro-magnéticos como un televisor o el monitor de una computadora. La conexión entre nuestro sistema nervioso y nuestros dientes podría explicar por qué sucede esto.

· ·

Tratamientos de conducto, infecciones dentales y la mordida

Una proporción importante de infecciones dentales tienen como origen un componente no reconocido de la disfunción de la mordida. El buxismo nocturno y el estrés durante el día de los molares que no se tocan cómodamente, causan tensión en dientes específicos dependiendo de cómo la mandíbula esté desalineada. El bruxismo es además una de las principales causas de abrasiones-los puntos elevados de la línea de la encía y la sensibilidad de los dientes causada por el implacable estrés de la presión de la mandíbula que los desgasta.

Cuando la mandíbula no puede cerrarse cómodamente como en las figuras b y c, ciertos dientes pueden llegar a desgastarse o traumatizarse. Al cuerpo le cuesta mucho reparar esos dientes específicos, porque están siendo constantemente golpeados y estos son los dientes que llegan a estar doloridos e infectados. Una mordida pobre es una de las principales razones por las cuales las personas desarrollan infecciones dentales.

La sustancia "siéntete bien" P

Los neuropéptidos son un tipo de molécula que nuestro sistema nervioso utiliza para comunicarse. *La sustancia P* es un neuropéptido que estimula la inflamación y que funciona en la transmisión de las señales de dolor en el sistema nervioso. Cuando tienes un dolor de dientes, hay un incremento de la sustancia P. Si tienes una herida en tu cuerpo, la sustancia P se incrementará en el lugar de la herida. Tras ser liberada por tus nervios, la sustancia P permanece en tu cuerpo durante un rato.[267]

El nervio trigémio tiene tan alta densidad de fibras de dolor que puede tener un efecto dramático en los niveles de la sustancia P de tu cuerpo. La sustancia P es en realidad buena para nosotros. Estimula el crecimiento celular y promueve la curación de las heridas.[268] Pero cuando la mordida de alguien está fuera de alineamiento, tal como se mostró en la figura c, el nervio trigémino, que recorre la mandíbula (quijada), envía señales de dolor por medio de la sustancia P en grandes cantidades. Quizás esto sucede porque el cuerpo relaciona la desalineación de la mandíbula con una herida física. La constante liberación de la sustancia P desde el nervio trigémino con el tiempo, causa la sobreestimulación o hiperactividad de nuestro sistema sensorial. Esto luego reduce sustancialmente la habilidad de nuestro cuerpo para enviar sustancia P a las partes de nuestro cuerpo que requieren curación y regeneración. Por consiguiente, cuando nuestra mordida está desalineada nos curamos más lentamente. Demasiada sustancia P en el sistema lleva a que el sistema nervioso se queme. Puede causar hiperactividad en los niños. El exceso de sustancia P por el desequilibrio de la mordida conduce a la hipersensibilidad al tacto, olores, luces y ruidos altos, así como a la irritabilidad en general.[269] Las condiciones que responden bien a la mandíbula alineada incluyen la fibromigalgia, el síndrome de colon irritable, autismo, asma y todos los desordenes autoinmunitarios.

Cuando la mandíbula está relajada, la sustancia P no se libera porque tu mandíbula está alineada. La sustancia P puede entonces realizar su trabajo de curar y regenerar otras partes de tu cuerpo. Una mandíbula relajada con una mordida correcta hace que tu cuerpo se relaje y se regenere a sí mismo. Una mordida relajada nos mantiene jóvenes, nos ayuda a sanar bien y nos proporciona fortaleza y energía cuando la necesitamos. Este es el poder de tu mordida.

Mordida y Vitalidad

El exceso de sustancia P liberada por una mala mordida explica, en parte, por qué las funciones neurológicas y físicas normalmente mejoran dramáticamente cuando la mandíbula está en una posición relajada y neutral como en la figura a. Los protectores bucales que mejoran la fortaleza y vitalidad de los atletas mueven la mandíbula dentro de una posición más correcta biológicamente. El cuerpo siente, a través del nervio trigémino, que todo está alineado, el sistema nervioso se relaja y el cuerpo funciona más óptimamente.[270]

Como consecuencia la fuerza, la resistencia y el tiempo de reacción aumentan. Existen estudios iniciales que indican que el apretamiento de la mandíbula y la masticación tienen un efecto antiestrés y son mecanismos contra el estrés, siempre que la mordida sea correcta.[271]

Como TMJ y la mordida afectan a la caries, las infecciones dentales y dolores de dientes

Cuando tú mordida no está alineada tu cuerpo recibe una señal de dolor vía sustancia P. Una mordida desalineada afecta a la caries y el dolor dental de tres maneras. Primero, el sistema nervioso de la mandíbula se híperestimula, lo que inhibe la respuesta natural del cuerpo para la curación de los dientes dañados. Segundo, cuando la mordida está desequilibrada, algunos dientes específicos se estresan excesivamente debido a las fuerzas mecánicas de la mandíbula. Tercero, con una mordida mala, el nervio trigémino se hipersensibiliza. Bajo estas condiciones un dolor de dientes será mucho más agudo de lo normal. Lo que significa es que si tienes un dolor de diente o una infección dental, cualquier tipo de terapia corporal para relajar el estrés de tu sistema nervioso, concretamente el nervio trigémino, puede ayudar dramáticamente a la salud de tus dientes. Quizás más de la mitad de las infecciones dentales y dolores de diente se pueden curar simplemente con relajar la mandíbula y colocar la mordida en una posición más correcta.

Efectos intensos del trastorno de la articulación temporomandibular (TMJ) y de una Mala Mordida

La disfunción TMJ (TMD) puede presentar síntomas tales como dolor detrás de los ojos, dificultad para abrir y cerrar la boca, zumbido en los oídos, bruxismo, apretamiento de los dientes, desgaste de los dientes, dolores de cabeza e incluso problemas de vista. Si a la mandíbula se le permite moverse naturalmente, y no es forzada en una posición de mordida cerrada como se muestra en la figura c, los síntomas del TMD pueden solucionarse si la articulación no está excesivamente dañada. El método para la curación del TMD es generalmente algún tipo de aparato dental que ayudará a la mandíbula a que funcione correctamente. El dolor de la TMD es causado por el exceso de trabajo de los sistemas nerviosos y musculares, ya que deben funcionar de una manera no natural para juntar los dientes en la masticación y la posición natural para apretar las mandíbulas. Con el tiempo, los músculos se cansan y se distienden, y pueden producir dolor de mandíbula, nuca, cabeza y oídos.[272]

El sistema nervioso hiperestimulado tiene algunos sorprendente efectos secundarios. Por ejemplo, el ortodoncista ortopédico Dr. Brendan Stack cree que la base de la mayoría de los síntomas del Síndrome de Tourette es, esencialmente, una desalineación de la mandíbula en la base del cráneo. Mediante la corrección de la posición de la mandíbula con un aparato dental, el parpadeo intermitente del ojo, del parpado, de la boca, la cabeza, el encogimiento de hombros y los temblores de la cabeza, desaparecen. El Dr. Stack tiene videos en su sitio web que parece que fueran grabaciones de milagros. Pero las recuperaciones milagrosas están basadas en un correcto entendimiento de cómo la mandíbula y el sistema craneal deben funcionar. Puedes ver personas inmovilizadas que caminan durante unos minutos en **www.tmjstack.com**

Muchas enfermedades, particularmente las enfermedades neurológicas como el autismo, tienen un componente sintomático importante donde la mordida del individuo afectado está severamente comprometida. Los síntomas de una mordida desalineada son una cara torcida, crecimiento inapropiado facial, la boca abierta, la lengua fuera, y existe una mala postura. No todas las mordidas desalineadas son tan obvias. Un desequilibrio tan pequeño como $\frac{1}{8}$ de una pulgada, puede causar maloclusion y problemas de salud.[273] El tratamiento y la solución de enfermedades que tienen componentes del sistema nervioso pueden requerir una corrección terapéutica de la mordida. Lamentablemente, la conexión entre las enfermedades neurológicas y la mordida se ignora frecuentemente.

Ortodoncias

Ahora aprenderemos por qué los frenillos son generalmente innecesarios y, de hecho, perjudiciales. Primero dos definiciones:

Ortodoncia es la práctica de obligar a los dientes a permanecer alineados mediante aparatos dentales permanentes, como los frenillos.

Ortopédica dental es un modelo médico centrado en la estructura y alineamiento de los huesos craneales con la intención de alinear la mandíbula hacia su estado de desarrollo normal. "Ortodoncias funcionales" es otro nombre para esta modalidad.

Muchas personas eligen usar ortodoncias como método para hacer que sus dientes parezcan rectos, cuando lo que realmente necesitan es ortopedia, la corrección del desarrollo físico hacia un estado normal y saludable. Estos términos nos confunden sobremanera porque existen ortodoncistas convencionales, ortodoncistas-ortopedistas y ortopedistas dentales. Para hacerlo más claro, me referiré a los profesionales que sólo se dedican a poner los dientes rectos y que toman una aproximación mecanicista que va en contra de la función normal del cuerpo, como ortodoncistas convencionales. Los ortopedistas son profesionales dentales que alinean la mordida, incluso si algunos ortopedistas se llaman a sí mismos ortodoncistas.

La ortopedia dental es el arte de reconstruir la mordida con aparatos dentales. Esto implica algo más que un simple proceso mecánico, pero supone una reconstrucción craneal no quirúrgica. La ortodoncia convencional es un sistema mecanicista que no considera el modelo de desarrollo normal del cuerpo.

Yo, como muchos otros, he experimentado resultados negativos como consecuencia de ortodoncistas convencionales. Cuando era niño, mi mandíbula estaba en la posición que muestra la figura c, también referida como sobremordida. Porque el objetivo de los ortodoncistas (quienes practican la ortodoncia, no la ortopedia) es enderezar los dientes sin, necesariamente, hacer que el contacto entre ellos sea el correcto, su aproximación es, en resumen, hacer que tus dientes estén rectos POR CUALQUIER MEDIO NECESARIO. El ortodoncista convencional cree que las mandíbulas están atascadas en una posición y que no se pueden mover. En el mejor de los casos, lo que el ortodoncista ve es lo que muestra la figura etiquetada con *oclusión:* una fila de dientes. El ortodoncista, al igual que el dentista convencional, también ve una fila de dinero. Recuerdo que mi ortodoncista tenía hermosos cuadros en las paredes de su oficina en su mansión, y que su familia veraneaba mucho en Hawai. El enfoque del ortodoncista convencional fue diseñado como un modelo de negocio y es una manera fácil y conveniente de mover a muchos pacientes en una línea de ensamble a la moda. En el proceso, el ortodoncista convencional maneja grandes beneficios mientras ignorantemente frustra el proceso de desarrollo normal del cuerpo.

Para enderezar mis dientes y que mi mandíbula se viera de cierta manera (o conseguir que mis dientes se tocaran de cierta manera; la idea nunca me fue explicada), por cualquier medio necesario, tenía que ponerme un aparato en la cabeza. La teoría (errónea) es que cuando los niños están creciendo (yo tenía ocho años) empujar el maxilar (paladar superior) en contra de su dirección de crecimiento natural con un dispositivo de tortura que se lleva por las noches, causará que la mandíbula (la quijada) quede a la misma medida. Con la esperanza de que los dientes se toquen correctamente (oclusión). Como dice el cuento, todos fueron felices y comieron perdices y el ortodoncista hizo 5.000 dólares.

Sin embargo, quince años después, cuando tenía 23 años, mis dientes no coincidían de un modo natural. Desarrollé el trastorno TMJ (TMD) al llegar a los 30, mis dientes inferiores se torcieron y mi mandíbula nunca se movió hacia adelante de la manera que se suponía según el protocolo del tratamiento. El modelo ortodoncista convencional de detener el desarrollo del maxilar está equivocado, ya que el cuerpo raramente o nunca desarrolla en exceso una parte de sí mismo, si no que otras partes del cuerpo no crecen por completo y el maxilar parece que sobresale, pero esto es bastante normal.

El resultado de dos años de tortura fue mucho dinero gastado, pero ninguna consecuencia positiva. Conozco a muchas personas que han tenido un tratamiento similar y que padecen TMD y otros problemas serios como consecuencia de ello. El problema empeora con el tiempo debido a que nuestra mandíbula continua creciendo, o los desequilibrios empeoran, mientras que la articulación TMJ se desgasta. Muchas personas no llegan a darse cuenta de que tienen TMD hasta que, tristemente, la articulación está degastada casi por completo. De alguna manera, he tenido suerte. He pasado tanto tiempo investigando los problemas dentales que mi investigación me llevó a concentrarme en la mordida, y al final me di cuenta de que mi cuerpo estaba en un estado constante de estrés porque mis molares no se tocaban apropiadamente. No te preocupes si esto te recuerda a tu situación; enseguida explicaré como tratar este problema.

La ortopédica dental se centra en el desarrollo normal

La ortodoncia convencional persigue el objetivo equivocado, hacer que los dientes estén rectos POR CUALQUIER MEDIO QUE SEA NECESARIO. Sin embargo, para crear una mordida saludable, la mandíbula y el cráneo deberían estar alineados en posición y tamaño natural. Este es el objetivo de la ortopedia dental. Si tienes una mordida cerrada como se ilustró en la figura c, el tratamiento ortopédico podría incluir la inserción de un aparato dental con un separador plástico que se coloca encima de las muelas, como el bloque gemelo o un Omni2. Esto se ve en la figura donde la altura de la mordida se ha restaurado con el espaciador plástico. Esto le permite a la mandíbula estar cerrada cómodamente en una posición natural, incluso si los molares no se tocan naturalmente. Lo que es asombroso sobre el uso de tales aparatos es que cuando hay tal espacio que ciertos molares no se tocan, los molares empiezan a acercarse unos a otros a medida que el hueso de la mandíbula crece debajo de ellos.

Al final de un tratamiento de entre dieciocho meses y tres años, todos los molares habrán sido guiados para encontrarse unos con otros y hacer que la altura de la mordida sea correctamente funcional y se mantenga sin más necesidad de un aparato dental.

Las prácticas de la Ortodoncia convencional dañan los rostros

Las prácticas de la ortodoncia convencional dañan la estética facial.[274] También daña la funcionabilidad de la mordida, como hemos visto en los casos deTMD de solo un pequeño grupo de personas que han recibido tratamiento ortodoncista

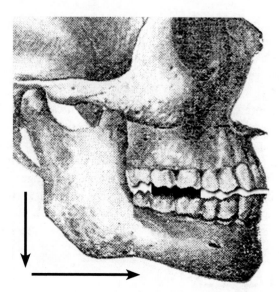

Altura de la Mordida Restaurada

convencional. Los aspectos más dañinos de la ortodoncia son las extracciones dentales y el uso del aparato en la cabeza.

A muchos padres o familiares no se les informa adecuadamente sobre los daños causados por la ortodoncia antes del tratamiento.[275] En particular la reabsorción de las raíces del diente es un resultado común y algunas veces altamente dañino del uso de frenillos. La reabsorción de la raíz es la pérdida o el daño a la raíz provocado por la fuerza de empuje de los frenillos. Cuando mueves los dientes con frenillos, el diente no se desliza simplemente a su nueva posición. La figura del diente en el capitulo tres muestra como el diente es rodeado por el hueso. Para mover un diente, los frenillos tiran de los dientes y éste es empujado en el hueso alveolar. Esto es algo parecido a un bote viajando a través de una capa gruesa de hielo. Como el diente es empujado en una dirección, el hueso de la mandíbula debe disolverse en un extremo del diente y rellenar el otro lado para que el diente se mueva. Cuando las raíces del diente se empujan contra el hueso de la mandíbula con un aparato dental fijo, como los frenillos, el 93% de ellos son dañados; algunos severamente.[276] Aproximadamente 72-84% de los dientes que han sido tratados con un aparato fijo (frenillos) han sufrido daños clínicos significativos.[277] Como consecuencia muchos dientes sufren daños permanentes. La aparición de la gingivitis, más tarde en la vida, en combinación con las raíces que están dañadas por los frenillos y son, por lo tanto, mucho más cortas, lleva a la pérdida temprana del diente. Las formas de consentimiento estándar y de renuncia de responsabilidad que los pacientes deben firmar antes de la aceptación de los aparatos correctivos como tratamiento, explican los daños conocidos causados por los aparatos correctores. Estos daños incluyen dolor de mandíbula (al empujar la mordida fuera de su alineación), la reabsorción de la raíz, la inestabilidad del diente o la mandíbula, resultados pasajeros debido al crecimiento físico, la inflamación de la encía y resultados inesperados. Mientras que con el modelo ortopédico no se sufren ninguno de estos efectos colaterales, porque este modelo ortopédico trabaja con la forma natural del cuerpo, ayudándolo a funcionar y crecer apropiadamente.

Si le colocas aparatos correctivos a un niño en edad de crecimiento, incluso sin intentar mover o empujar los dientes, con el crecimiento de la mandíbula del niño sus dientes se moverán en el hueso de la mandíbula. La reabsorción de la raíz es peor en los niños más mayores que en los pequeños.[278]

. . . .

Extracción premolar

La extracción premolar ejecutada por la ortodoncia convencional en niños y adolescentes colapsa la estructura de la cara, haciendo el rostro más estrecho y menos atractivo. Este lamentable resultado ha sido demostrado en estudios comparando los distintos enfoques de la ortodoncia con gemelos idénticos. Con el tiempo, el gemelo cuyos dientes no fueron extraídos pero al que se le amplió su arco dental, desarrolló los rasgos faciales más atractivos. La extracción premolar sacrifica dientes perfectamente sanos y bellos para los objetivos defectuosos de la ortodoncia convencional.[279] Sin mencionar el hecho de que la extracción de dientes puede causar un trauma emocional, ya que los niños sienten que han sido desfigurados o que les pasa algo malo.

. . . .

La ortodoncia no trata las causas fisiológicas de los dientes torcidos

Las dientes torcidos son el resultado de un maxilar (paladar superior) demasiado estrecho.[280] Esto resulta en que un niño tenga la cara más estrecha y que se vea menos atractivo. Hablando desde el punto de vista práctico, una cara más ancha significa más espacio para la lengua y una facilidad más grande para la respiración, además de un montón de espacio para todos los dientes incluyendo las muelas del juicio. Lo que la ortodoncia convencional hace es conseguir más sitio para los dientes empujándolos, en lugar de ayudar a que la mandíbula desarrolle su potencial por completo, que es el enfoque ortopédico. En su afán por hacer que los dientes se ajusten, los ortodoncistas los extraen. Sin embargo, la extracción de dientes conduce a rasgos faciales alterados, en detrimento del paciente.[281] El otro método convencional para ajustar los dientes, aparte de las extracciones, es empujarlos hacia adelante. Parte del problema de la mordida en un individuo con una sobre mordida (mordida cerrada), es que no hay suficiente altura en los molares para que la mandíbula se mueva hacia adelante naturalmente y que los molares que se toquen cómodamente. Cuando los dientes son desplegados hacia afuera con los aparatos correctivos, los molares de atrás permanecen a la misma altura baja y entonces la altura de los dientes de adelante también se reduce al ser presionados hacia afuera.

En lugar de trabajar con el modelo terapéutico correcto descrito anteriormente, y la dirección natural del crecimiento del cuerpo, los ortodoncistas convencionales trabajan en su contra. En lugar de traer la mandíbula hacia adelante, la ortodoncia convencional empuja el maxilar (paladar superior) hacia atrás, agrava el problema y demás le impide al maxilar inferior (mandíbula) su crecimiento.[282] La ortodoncia convencional reduce la altura de los dientes que no necesitan ser rebajados, extrae dientes que están perfectamente saludables, empuja los dientes hacia el hueso de la mandíbula y causa que sus raíces se reduzcan. **Decir que la ortodoncia convencional es un desastre masivo es quedarse corto.**

Los cables en los aparatos de ortodoncia contienen níquel y pueden causar cambios en la personalidad, tales como la falta de afecto o la inteligencia baja. Los remedios homeópatas para el envenenamiento por níquel pueden resolver esta situación.

Ortopedia Funcional

Las buenas noticias es que casi todos los problemas causados por la ortodoncia pueden ser corregidos, hasta cierto punto, con la ortopedia. Encontrar un profesional que entienda de todos los aspectos y el cuidado integral requerido para los cambios de la ortopedia dental puede ser difícil, ya que la ortopedia dental requiere la especialidad de tres o más áreas de experticia. Como resultado, la combinación de un dentista que practica la ortopedia junto a terapias físicas es lo que hace falta para obtener un buen resultado. La ortopedia dental no requiere solamente el entendimiento de, sino también la manipulación física del hueso craneal, del hueso de la mandíbula, de la articulación TMJ; de la fascina, tejido fibroso que rodea los músculos, los nervios y la dura mater, que rodea al cerebro y la medula espinal. Cuanto más joven sea el paciente y cuanto menor sea su desequilibrio, menor experiencia de los diversos campos se requerirá para obtener resultados.

La Craneopatía

La craneopatía tiene su origen en un viejo sistema de quiropráctica. Cuando respiramos, los huesos de nuestra cabeza respiran y se expanden. La cabeza humana contiene un juego de 23 huesos interconectados. Existen ocho huesos craneales y catorce huesos faciales. Cuando nacemos, mucho de nosotros tenemos pequeños desequilibrios en los huesos de nuestro cuerpo, especialmente, en los del cráneo. Esto crea una distorsión de nacimiento en la base del cráneo. Con el tiempo, estas distorsiones o malformaciones óseas del cráneo o la vértebra cervical pueden conducir a distorsiones en la mordida, concretamente desequilibrios izquierda/derecha, donde un lado de la mandíbula se desarrolla más completamente que el otro. Las lesiones y otros traumas en la vida pueden también causar que los huesos craneales se atasquen, lo que con el tiempo puede causar problemas fisiológicos.

El otro aspecto importante que hay que entender sobre los aparatos correctores o cualquier otro aparato ortopédico funcional es que cada vez que mueves un diente, algunos o todos los 23 huesos craneales se mueven con él. Esto se debe a que el diente está pegado a la mandíbula. La dura mater y la fascina también se mueven cuando lo hacen los dientes.

El resultado de la interconexión de los huesos craneales y los dientes es que es posible pasar por una ronda entera de ortopedias y ortondoncias y tener una mandíbula y una mordida perfectas, y aún así seguir teniendo un sistema craneal distorsionado. Si esta deformación se corrige con el movimiento de los huesos craneales, los huesos interconectados del cráneo sacarán a la mordida de su sitio, y se tendrá que volver a llevar a cabo el tratamiento dental. La moraleja de esta historia es que ningún trabajo hecho en los dientes para corregir los desequilibrios de la mordida debe involucrar terapias adicionales significativas para mantener el alineamiento de los huesos craneales. Puedes encontrar craneopatas certificados en la Sociedad Internacional de Investigación Sacro Occipital **www.sorsi.com.**

Alineamiento de la mandíbula por medio del trabajo corporal

Existen modalidades que ayudan a tu mandíbula, cabeza y mordida a sentirse más cómodas y a funcionar mejor. Asombrosamente, cada una de las modalidades que presento aquí, y que he experimentado personalmente, tiene una perspectiva única por la que es importante. Cada modalidad normalmente pasa por alto algo que para un profesional de otra modalidad es importante. Por ejemplo, después de ver a varios expertos incluyendo un osteópata, varios quiroprácticos de distintas modalidades y dos terapeutas sacro craneales diferentes, ninguno de ellos descubrió una realidad simple, que mi articulación TMJ (articulación temporomandibular) izquierda estaba atascada. El siguiente quiropráctico que vi, un craneopata, fue capaz de liberar la articulación bloqueada con uno o dos rápidos ajustes.[283] Si bien creo que todas estas distintas modalidades pueden aprender una de la otra, y que los especialistas podrían todos estar involucrados y aprender, la realidad es que la mayoría de los profesionales no ven las cosas como son, y lamentablemente, muchos de ellos son de mente cerrada y están

sumidos en la limitación de sus creencias, aunque ofrezcan tratamientos terapéuticos excelentes.

El primer paso para la ortopedia funcional es, casi siempre, efectuar
tratamientos corporales. Esta es mi opinión. No es ninguna recomendación
oficial de ninguna organización. Cuantos más tratamientos, mejor. Recibí un
tratamiento de trabajo corporal con un craneopata, un quiropráctico direccional
sin fuerza y un osteópata biodinámicao durante 8 meses antes de ponerme un
aparato dental. [284] Seguí recibiendo los tratamientos hasta que éstos ya no eran
útiles porque necesitaba un soporte extra para mi mordida, un aparato dental.
Existen, claro está, otras modalidades de trabajo corporal y formas de trabajo
quiropráctico que no se mencionan aquí que pueden ayudar o incluso curar
completamente cualquier disfunción de la mordida.

> **www.cranialacademy.org** Osteópatas especializados en el campo cra-
> neal.

> **www.nonforce.com** quiroprácticos direccionales sin fuerza, especial-
> mente buenos con la alineación de las vertebras.

> **www.myofascialrelease.com** enfocados en liberar la tensión en la fas-
> cina, muchos Rolfers (Rolf es un servicio de la escuela de manipulación
> suave del tejido fundado por Ida Pauline Rolf, también se le llama inte-
> gración estructural) también trabajan con la fascina.

Aparatos funcionales y profesionales de la salud

Cuando comencé a buscar dentistas u ortodoncistas funcionales que me ayu-
daran a corregir mi mordida, estaba determinado a encontrar un profesional
que usara un aparato específico. Fue la manera equivocada de enfocar el problema. La ortopedia dental es una forma de arte. Lo que necesitas es un ortopedista funcional que sepa cómo utilizar sus herramientas. Tener una buena sierra
o un torno de alta velocidad no te hace un manitas (o un buen dentista). Asimismo, utilizar una tecnología de alta reputación para la corrección de la mordida no significa necesariamente que sepas todo lo que hay que saber sobre ésta.
Es difícil explicar esto hasta que se ve en la práctica. Los mejores de los mejores
ortopedistas funcionales son superlativos debido a que saben cómo utilizar sus
herramientas para producir un resultado, no porque sus herramientas sean
avanzadas o especiales. Lamentablemente, sin una educación de fondo sustancial
en el cuidado quiropráctico, terapia física, craneopatía y osteopatía, los dentistas
estarán muy pobremente equipados para corregir las disfunciones de la mordida
debido a que nunca aprendieron cómo funciona el cuerpo como un organismo
completo. No se les ha enseñado como examinar y reparar la funcionalidad por
medio de la manipulación física del cuerpo del paciente. Por ejemplo, un quiro-

práctico podría realizar un examen muscular al paciente y buscar los indicadores de ciertos huesos desalineados. El quiropráctico entonces ajusta el cuerpo como corresponde y los huesos son realineados. Sin manipular directamente el cuerpo y sin el entrenamiento quiropráctico o osteopático sobre el trabajo corporal, el dentista convencional está, en cierta manera, trabajando a oscuras. Nada de esto se enseña en la facultad de odontología. Por el contrario, los quiroprácticos y los osteópatas están limitados en su capacidad para corregir el sistema craneal y la mordida del individuo, debido que tienen muy poco o ningún entrenamiento en aparatos ortopédicos para superar los obstáculos fisiológicos.

Las mejores modalidades de tratamiento disponible son, por lo tanto, aquellas en las que el dentista trabaja simultáneamente o en estrecha proximidad con un experto craneal, como un osteópata. Esto significa literalmente que un osteópata estará en el consultorio trabajando con el dentista, ayudándole a afinar el aparato dental para el paciente. Esto asegura que el aparato dental sea colocado de una manera beneficiosa para el cuerpo del paciente. Sin los tratamientos corporales complementarios, los pacientes pueden llegar a desarrollar tensión crónica y dolor, ya que sus cuerpos luchan para adaptarse al aparato dental.

Objetivos funcionales del aparato dental

Mi opinión es que la más saludable e ideal corrección de los desequilibrios de la mordida es la que corrige su altura y su anchura. La mejora de la altura y la anchura en profundidad está en armonía con nuestro modelo terapéutico del cráneo que muestra un arco dental completamente desarrollado. La altura correcta de la mordida permite que la mandíbula se mueva hacia adelante en la posición en la que los dientes frontales estén completamente alineados y con los molares tocándose cómodamente, como vimos en la figura a. La anchura correcta de la mordida amplia el maxilar y la mandíbula para permitir que quepan todos los dientes, incluyendo las muelas del juicio. Algunos críticos se quejan de que la corrección de la altura de la mordida está equivocada porque hace a la cara muy larga. Sin embargo, si combinas la altura con la anchura el rostro tendrá un aspecto equilibrado, y la cabeza y el cuerpo funcionarán de una manera más saludable.

La mayoría de los trabajos ortopédicos realizados en niños se centran en el ancho de la mordida, lo cual es muy importante, pero normalmente se ignora el aspecto de la altura vertical. Si un niño tenía una buena altura vertical al comienzo, como una sobre mordida mínima, tendrán una probabilidad más alta de un resultado exitoso de la expansión de la mandíbula. Los niños con sobre mordidas más severas, donde la altura molar es un problema, tendrán un peor resultado de únicamente la expansión de la mandíbula.

Encontrar un ortopedista funcional

Tienes que tener cuidado, ya que hay algunos ortopedistas funcionales pesimos por ahí, y algunos aparatos que no funcionan con la estructura natural del cuerpo. Incluso aunque su paradigma de tratamiento es más correcto que el de los ortodoncistas convencionales, puedes aun así sufrir de los resultados de malos tratamientos. Ensanchar demasiado la mandíbula, hacerlo en el ángulo equivocado, o ensancharla en el sitio equivocado, pueden desestabilizar el sistema craneal. Es importante que los profesionales entiendan sus herramientas y su forma de arte, y que no usen cualquier aparato después de un curso de 40 horas. Otra clave para encontrar un buen ortopedista funcional es investigando los resultados de sus tratamientos. ¿Son los rostros de sus pacientes estéticamente armónicos? ¿Se ven relajados y naturales? Desgraciadamente hay muy pocos ortopedistas funcionales buenos y muchas veces la gente debe viajar grandes distancias para ver a los pocos buenos disponibles. Si tu búsqueda es larga, frustrante o no te sientes cómodo con el profesional, no estás solo; puede ser un proceso difícil.

> **www.alforthodontics.com** profesionales que instalan aparatos de alambres livianos (lightwire) funcionales avanzados, algunos de ellos trabajan juntos con los osteópatas.

> **www.aago.com** La Academia Americana de Ortopedistas Gnatológicos (es el estudio del sistema de masticación, incluyendo su fisiología, sus perturbaciones funcionales y tratamiento)

> **www.aacfp.org** La Academia Americana del Dolor Facial Craneal.

> **www.orthotropics.com** Ortotropistas, orientación sobre crecimiento natural.

Existe también nuevo aparato muy interesante que no muchos profesionales utilizan, llamado Aparato Ortodóntico Tablilla Miofuncional (SOMA) **www.wholisticdentestry.com.au**

El fin de los frenillos

Los aparatos correctores son buenos para rotar los dientes que puedan estar torcidos y mirando en la dirección equivocada, pero no son buenas herramientas para ampliar la mandíbula. Los dientes torcidos existen en una boca que necesita más espacio. Cuando el espacio se establece por medio de la expansión con un aparato funcional, los dientes por lo general se enderezaran por su cuenta. Esto es trabajar con el cuerpo, en lugar de coaccionar a los dientes para que se muevan al lugar en el que el ortodoncista convencional considera que deben estar. Existen algunos ortodoncistas que combinan la expansión del arco dental con los aparatos correctores. Algunos de los casos resultantes de estos profesionales son aceptables. Como ya dije, es la destreza y el entendimiento del profesional más que el aparato utilizado lo que marca la diferencia. Pero existen soluciones mucho más elegantes que utilizan aparatos correctores para casi todo tipo de trabajo ortodóntico.

El buen juicio de conservar tus muelas del juicio

Las muelas del juicio son importantes. No están ahí por casualidad. Como los alimentos se desplazan hacia atrás por la posición de tragado, los molares de atrás mastican y trituran los alimentos. Ya que las muelas del juicio son nuestros terceros molares, carecer de muelas del juicio es como perder 25-33% de la superficie de masticación total. Los huecos de donde se extraen las muelas del juicio se suelen convertir en lugares de infecciones ocultas.

Con el ensanchamiento del arco dental, la mayoría de las muelas del juicio pueden salvarse haciendo espacio para ellas con un aparato dental funcional. El concepto de la odontología de mínima invasión es realizar la mínima cantidad de cirugía y, en consecuencia, causar la mínima cantidad de trauma a la mandíbula y la boca. Extraer los dientes de cualquier clase no es una opción sabia, al menos que exista una infección dental severa que amenace la salud o una perturbación irreparable causada por las muelas del juicio. Si se dejan las muelas del juicio en su lugar, sin haber suficiente espacio para ellas, pueden producir una presión innecesaria en tu nervio trigémino. Cuando eliges conservar tus muelas del juicio, si existe algo de apiñamiento, lo que es muy común, sería una buena idea controlar cómo crecen sus raíces o expandir la mandíbula para estar seguro de que caben.

Existen casos en los cuales la extracción de las muelas del juicio parece ser un requisito médico, pero generalmente la expansión de la mandíbula es un enfoque más prudente. Definitivamente requiere más esfuerzo y compromiso sufrir la expansión de la mandíbula que sacar las muelas del juicio mediante cirugía. Mantener las muelas del juicio te ayudará a mantener tu capacidad de masticación, la estructura de la cara y tu vitalidad.

Recobrando la salud dental

Mi entendimiento de la mordida y de cómo tratar una que está desalineada es un trabajo en progreso. De la misma manera, el campo de la ortopedia funcional es una disciplina que está evolucionando y que aún tiene muchos puntos ciegos y espacio para el crecimiento. El potencial para la corrección de las mordidas imperfectas es vasto y el mejoramiento en la salud y vitalidad cuando se hace correctamente, valen la pena. Nuestra mordida está conectada con casi todos los procesos de enfermedades del cuerpo, debido a como nuestro sistema nervioso se ve afectado por una mala mordida. Como la odontología convencional, la ortodoncia convencional nos ha fallado tristemente. Muchas veces, los ortodoncistas convencionales han empeorado malas condiciones dentales al trabajar en contra de la fisiología y el crecimiento natural del cuerpo.

Tu mordida cambia tu aspecto. Separa a los súper atletas de los individuos mundanos, debido a sus efectos en el sistema nervioso. La mordida, cuando funciona apropiadamente, puede ayudar a la remineralización de los dientes y puede destruirlos cuando está desalineada. El estatus de una mordida puede ser la diferencia entre una vida plena llena de salud e inmunidad a casi toda enfermedad y una vida plagada de incomodidades y enfermedades.

Capítulo 10

¡Tus dientes pueden sanar naturalmente!

La evidencia y prueba de que la caries puede remineralizarse y curarse

El Dr. Price escribe con respecto a los rayos X en las páginas siguientes:

> *Las cámaras de la pulpa y los tejidos de la pulpa de los tratamientos de conducto se muestran como rayas oscuras en el centro del diente. Las caries grandes que había decalcificado el diente hasta la cámara de la pulpa se muestran como zonas oscuras en la corona. Los empastes temporales tuvieron que ser colocados debido al dolor producido por la presión del alimento en la pulpa debajo de la dentina careada. Después de que la nutrición fue mejorada, los tejidos de la pulpa reconstruyeron una segunda dentina, desarrollándose en una cámara cerrada.[285]*

El Dr. Price escribe sobre la habilidad de los dientes para remineralizarse como resultado natural de una dieta de alto contenido en vitaminas y minerales:

> *Un relleno progresivo de las cámaras de la pulpa puede ser notado por la deposición secundaria de la dentina, haciendo un techo sobre la pulpa y de esa manera dando protección, que permita a la pulpa mantenerse útil y vital durante un largo periodo de tiempo. Esto es frecuentemente experimentado como consecuencia del reforzamiento de la dieta con altos contenidos de vitaminas y activador elevado de la mantequilla, junto con la reducción de la ingesta de carbohidratos a un nivel normal como el suministrado por los alimentos naturales y por el incremento de los alimentos que proveen la construcción del cuerpo y la formación de los minerales dentales, en muchos casos con el resultado de una superficie dura e inclusa vidriosa.[286] (énfasis añadido)*

El Dr. Price también compartió el ejemplo de una niña de 14 años de edad cuyo dentista recomendó la extracción de todos sus dientes. Después de 7 meses de un programa de nutrición especial, sus dientes fueron salvados y no se le extrajo ninguno. (En este caso, se realizaron restauraciones cosméticas y 4 tratamientos de conducto, pero los dientes se salvaron.)

Dientes antes (izquierda) y después (derecha) de un tratamiento Nutricional

Esmalte

Caries Grandes

Pulpa desprotegida

Tratamientos de Conductos

Empastes Temporales

Nueva Segunda Dentina

Pulpa Protegida

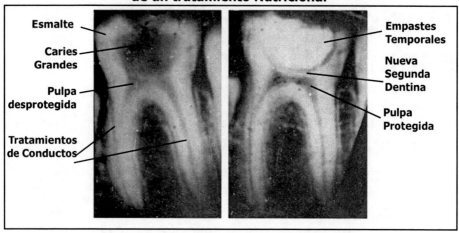

© *Fundación de nutrición Price Pottenger, www.ppnf.org*

Cuando la nutrición se mejora adecuadamente, la naturaleza puede cerrar una exposición de la pulpa (debido a la caries dental) mediante la construcción de una pared de protección dentro de la cámara de la pulpa.[287]

Molar infantil antes (izquierda) y depués (derecha) del Programa Nutricional

Caries Grandes

Dentina Careada

Pulpa Expuesta

Empaste Temporal

Nueva Dentina

Pulpa Protegida

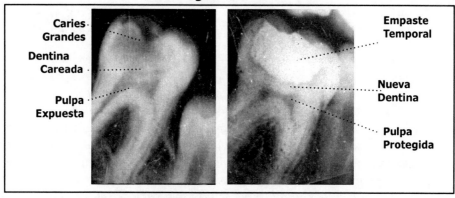

© *Fundación de nutrición Price Pottenger, www.ppnf.org*

(Foto izquierda) este es un diente careado de un niño en la edad en que los dientes nuevos comienzan a salir. Esto es antes de un programa nutricional. El diente es un primer molar permanente. Puedes ver la zona oscura donde se encuentra la caries grande. La pulpa está expuesta al medio ambiente bucal, creando dolor mientras se mastica. (Foto derecha) este es el mismo diente después de un periodo de tratamiento nutricional. (el Dr. Price no especificó la duración exacta del tratamiento, pero si menciona que los periodos de prueba fueron generalmente de tres a cinco meses). Nota como la nueva dentina ahora recubre la cámara de la pulpa de los dientes.

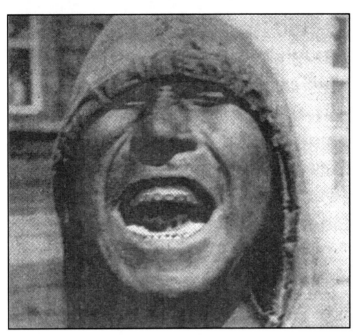

© *Fundación de nutrición Price Pottenger, www.ppnf.org*
Típico esquimal nativo de Alaska. Nota el ancho de la cara y el ancho de los arcos
y que no tiene caries dentales.[288] (captura original)

Los Inuit característicamente deterioraban sus dientes como una consecuencia natural de su modo de vida, como puedes ver en la fotografía. Este deterioro no es a consecuencia de la caries, sino de masticar el cuero para suavizarlo, y por la costumbre de comer pescado y otras carnes que habían reunido pequeños trozos de arena y gravilla mientras se secaban al viento. Debido a su excelente dieta, los dientes de los Inuit se reparan continuamente a sí mismos, así como las cámaras de la pulpa y los nervios de los dientes que están muy bien protegidos. Este mecanismo de reparación no está evidente en los Inuit que abandonan su dieta natural cambiándola por una consistente en alimentos comerciales modernos.

Esta imagen sirve como una evidencia más de que bajo circunstancias nutritivas excelentes los dientes se reconstruyen y protegen a si mismos- el diseño de la Naturaleza.

Curando la caries- palabras de despedida

En varios ejemplos por todo el libro hemos demostrado que la caries no es el resultado de malos genes. Más bien es, principalmente, el resultado del tipo de alimentos que comemos y la pobre administración de la ecología de nuestro cuerpo. La salud adecuada se restaura, generalmente, a través de una dieta curativa, como la basada en la de los indígenas saludables de todo el globo. Podemos reclamar nuestra inmunidad a las caries y obtener otros beneficios a la vez, como mejorr nuestra salud general, la fortaleza y la vitalidad.

Puede que te haya convencido para comenzar a tomar más responsabilidad por tu salud y tus hábitos de vida. Y espero haberte convencido de la verdadera causa de la caries- una deficiencia de nutrientes, no la carencia de fluoruro o del cepillado.

Aquí están mis sugerencias de cómo empezar a practicar estos hábitos:

- Alінéate con tu intención de salud, para el máximo beneficio tuyo y de tu comunidad. Recuerda esto varias veces al día, si es posible.

- Adquiere un buen libro de cocina, o dos, para ayudarte a preparar comidas saludables. El libro *Tradiciones Nutritivas (Nourishing Traditions)* por Sally Fallon contiene recetas basadas en alimentos completos, y para aquellos que gustan de alimentos animales crudos, les recomiendo el libro Recetas para vivir sin enfermedades (Recipe for living without Disease) por Aajonus Vonderplanitz.

- Localiza fuentes de confianza de alimentos especiales (como mantequilla amarilla, leche cruda, hígado y tuétano de animales de pasto, pescado entero incluyendo la cabeza y algunos órganos, ostras, etc.).

- Eliminar los alimentos de la lista "a evitar" y comenzar a reemplazarlos con alternativas de alimentos completos como describí en el protocolo completo de curación de la caries.

Consigue apoyo

Para llevar a cabo los cambios en tu dieta y mejorar tu salud, debes conseguir apoyo adicional. Este puede provenir de un buen dentista, un buen profesional de salud alternativa y/o de amigos o familiares que toman alimentos saludables con regu- laridad. La Fundación de Weston A. Price ofrece ayuda para encontrar alimen- tos frescos de granja, y puedes conocer a personas que cocinan de manera más saludable. Encuentra tú capitulo local en: **www.westonaprice.org/localchapters** (Algunos países de habla española no tiene capítulos locales.)

Ayuda con temas específicos dentales

Por favor, ten en mente que mi experticia es la curación y prevención de la caries de manera natural mediante la nutrición. Si tienes un diente dolorido o difícil, te he ofrecido la mejor información disponible sobre como curar los dientes naturalmente. Mi consejo general es tomar un enfoque dual para mejorar tu dieta lo mejor que puedas, y consultar con un buen dentista sobre si un diente dañado en concreto necesita o no un tratamiento dental y de qué tipo. Los recursos para encontrar un excelente dentista se han visto en el capítulo de la odontología. No puedo sustituir la experiencia práctica de un buen dentista que se requiere para llevar a cabo el tratamiento.

Lista de emails de lectores

Los lectores de este libro pueden inscribirse en una lista especial de emails solo para ellos, para poder enviaros los últimos consejos, entrevistas e importantes actualizaciones que te ayuden a permanecer a la cabeza de tu programa de curación de caries. **www.lacariesdental.com**

Dar apoyo

Los lectores como tú pueden marcar una diferencia en el mundo. Algunas partes de este libro no existirían si los lectores no hubieran presentado y compartido conmigo su propio conocimiento e historias sobre la curación de la caries. Existen muchas maneras de devolver el favor. Puedes enviarme tu feedback del libro, incluyendo tus testimonios personales y experticias, o hacerme saber si hay alguna parte confusa en el texto. Puedes compartir este libro o el conocimiento que hayas aprendido de él con tus amigos y familia. Puedes mostrar mi libro a gente de los medios de comunicación o escribir artículos, o compartirlo en línea en sitios de redes sociales para ayudar a difundir al mundo sobre la curación de la caries de forma natural. Puedes dar presentaciones y enseñar a la gente a curar sus caries. Para cualquiera de estos tópicos pertinentes, por favor escríbeme a: ramiel@lacariesdental.com Leeré todos los email que reciba, aunque puedo tardar cuatro semanas o más a contestarte, dependiendo de si estoy viajando o no.

Los dientes saludables son un derecho de nacimiento

Permíteme recordarte las palabras del pionero de la nutrición, el Dr. Weston Price:

> *La caries no es solo innecesaria, sino una indicación de nuestra discrepancia con las leyes fundamentales naturales de la vida y la salud.*[289]

Es verdad cuando el Dr. Price dice que, "gran daño se ha hecho, a mi juicio, con la venta y uso de los sustitutos de alimentos naturales."[290] No hay otra forma, que yo sepa, de estar saludable sin una aproximación directa a los problemas dentales por medio de una mejora del estilo de vida y hábitos alimenticios. Se ha hecho gran daño a nuestros dientes y huesos porque meras copias de comida han reemplazado a alimentos reales, ricos en nutrientes.

En ausencia de un sistema dental que valore el cuidado, la concienciación y la salud, es el sistema dental convencional del sufrimiento, que valora el secretismo, el esconder evidencias, las falsas verdades y los tratamientos en apariencia dolorosos. Esta cansina y destructiva manera de proveer cuidados dentales está llegando a su final, y nos encontramos en una encrucijada. El quid de la cuestión es la larga historia de la humanidad y las propias creencias sobre nosotros mismos. Todavía creemos en el antiguo patrón de que tener un cuerpo humano es malo y pecaminoso, y que una realidad mejor y más saludable se encuentra en otro lugar. Basada en este sistema de creencias está la justificación de que los humanos estamos destinados a sufrir porque la existencia es imperfección. Si fuera cierto que nuestro propósito es sufrir, las enfermedades como la caries serían incurables. Y según estas creencias, los tratamientos necesariamente deben implicar sufrimiento, dolor y enfermedad.

Se está formando un nuevo patrón de creencia que afirma que el ser humano no es malo ni pecaminoso. Y que, consiguientemente, si sufrimos es debido a nuestro estado predeterminado de existencia, pero el sufrimiento es autoinfligido debido a la ignorancia humana. Nuestro sufrimiento es, hasta cierto punto, responsabilidad nuestra. Y lo que está bajo nuestra responsabilidad, lo podemos cambiar.

Estamos aquí para vivir de la abundancia de la Naturaleza siguiendo sus leyes. Si las seguimos, veremos que no existe un destino predestinado de sufrimiento, sino que el sufrimiento humano es autoinfligido al oponernos al orden natural de las cosas. Cuando nos realineamos con los principios naturales, nos conectamos a nosotros mismos, con nuestra bondad innata y poder de curación y avanzamos hacia el equilibrio.

Quiero compartir contigo las enseñanzas de nuestros amigos indígenas, los aborígenes. Viviendo en armonía con la tierra y siendo inmunes a la caries, ellos creían "que la vida consistía en servir a otros como uno desearía ser servido." [291] En ausencia de la práctica de esta filosofía, la cual también se encuentra en muchas religiones del mundo, el sistema de cuidados de la salud-incluyendo la salud dental- que ha surgido, es el que se mueve por motivos económicos, en lugar del motivo por excelencia del servicio a los demás. Todos hemos sufrido enormemente como consecuencia.

Te invito a incorporar este espíritu de servicio en tu vida y en las de tus amigos y familia. Es este liberador de bondad lo que me ha inspirado a crear y compartir contigo la posibilidad de la curación de dientes y encías. Porque yo, también, me he comprometido conmigo mismo para estar al servicio de los demás y este libro es uno de los resultados.

Podemos seguir mintiendo y deshonrando nuestra propia identidad y creer que enfermedades como la caries no tienen cura. Pero ha llegado la hora de alejarse de esta creencia limitante. La causa de la caries es conocida: una mala dieta. Usemos este conocimiento para otorgarnos el poder de tomar la responsabilidad de nuestra salud dental.

Esta decisión está en tus manos. ¿Tienes el valor de preguntarte" ¿cómo puedo servir a la vida?" lo que, por supuesto, implica cuidar de ti mismo, tus dientes y tus encías, o ¿prefieres la conveniente vieja costumbre de usar alimentos que estimulan el cuerpo en lugar de nutrirlo?

Comprométete contigo mismo, haz el compromiso de realizar cambios en tu dieta y estilo de vida y deja que los alimentos sean tu medicina. Si, cuesta trabajo estar sano y obtener alimentos de calidad. Pero te mereces una vida y una boca más saludable. Y tu comunidad, amigos y familia merecen que estés sano por su propio bien.

¡No estás aquí para sufrir; estás aquí para curar tus sufrimientos!

Ramiel

Capítulo Adicional

Remineraliza y cura la caries de tus hijos por medios naturales

Renuncia de responsabilidad para la sección sobre los niños

La salud de tu hijo es un tema delicado. Este material ha sido escrito y publicado únicamente con propósitos educativos y no pretende substituir el asesoramiento médico o dental. El autor y el editor no asumen el compromiso ni la responsabilidad con respecto a cualquier pérdida, daño o lesión causada o presuntamente causada, directa o indirectamente por la información contenida en este libro.

Sólo tú puedes decidir qué es mejor para tus hijos. Te aconsejo rotundamente que tomes parte activa y supervises cuidadosamente los dientes de tus hijos en relación con la caries.

Nota: el material de este capítulo también puede servir para adultos.

Desesperación profunda

Con nuestra hija sufriendo de caries severas, mi compañera y yo pasamos bastante miedo. Ver como sus dientes se descomponían ante nuestros ojos nos causó un gran impacto. Experimenté un terror tangible y un sentimiento de impotencia porque el cuerpo de mi hija no gozaba de una salud ideal. Esta sensación de hundimiento e impotencia ocurría muy a menudo y es una de las sensaciones más dolorosas que cualquier padre pueda experimentar. Cada vez que mi hija se señalaba la boca, a los 12-20 meses de edad, Michelle y yo pensábamos, "oh no, le duelen los dientes, ¿qué vamos a hacer?" Si sientes la mitad de este miedo por la salud de un hijo, que sepas que es totalmente normal. Nuestros hijos son un tesoro; no queremos que sufran. Sin embargo, desde las profundidades de mi desesperación, comencé a experimentar una gran fe y confianza en la insuperable verdad y seguridad de la vida, la naturaleza y el mundo.

Muchos padres se preocupan por los efectos a largo plazo que pueden causar la caries de sus hijos, si ésta no es tratada por un dentista con cirugía dental. Mi hija tiene ahora casi siete años. Sus dientes están sanos y no le duelen, y sus dientes adultos son sanos, blancos y sin caries. No es el único caso con un final feliz. Muchas veces los niños con dientes de leche careados tedrán dientes adultos saludables.

Del miedo a la fe, del sufrimiento a la paz

Estas son cinco estrategias que utilizo para ayudarme a encontrar fe, seguridad y paz con respecto a la salud dental de mi hija.

Sentir el dolor

Hay algo significatfivo en sentir lo que te está pasando, sea lo que sea. Nosotros los humanos tendemos a ignorar, negar, bloquear, luchar, controlar, manipular y hacer cualquier cosa para "arreglar" lo que sentimos. Los sentimientos como: "cometí un error" o "es culpa mía" o "ahora mi hijo sufrirá" nos hacen sentirnos horriblemente mal. Quiero que te permitas sentir esos sentimientos. Se necesita sentir lo que es estar en estado de shock, tener miedo, estar desesperado. Son lecciones de vida.

Lamentablemente, lo que hacen muchos padres es tratar de eliminar este sentimiento de miedo haciendo algo que produzca una solución rápida. Van corriendo al dentista más cercano para reparar los dientes de sus hijos. El dentista promete que ayudará al niño; los padres ahora respiran tranquilos, aliviados de no tener que sentir ese miedo y malestar interno. Muchas de las circunstancias adversas en la vida son realmente oportunidades ocultas de aprendizaje. Si ignoras tus sentimientos y simplemente intentas arreglar el problema, más adelante, otras circunstancias desencadenarán los mismos sentimientos de dolor y un círculo vicioso continuará hasta que te enfrentes y escuches a estos sentimientos internos. Esto no significa que debas evitar los tratamientos dentales; yo sólo te animo a prestar atención a tus sentimientos y tomar la decisión que creas que es la más sana. El único camino para salir del circulo vicioso es sentir el dolor, aquí y ahora. Simplemente déjate llevar y empápate del sentimiento. Nadie te va a juzgar, no hay nada bueno o malo en tus sentimientos. Es tu verdad temporal, momentánea.

Si te atascas en alguna parte de estos sentimientos, puedes probar la oración o la meditación. Una simple pero efectiva oración o meditación sería: "quiero sentir todos mis sentimientos sobre esta situación". Además, acuérdate de respirar.

Si como padre puedes tolerar el dolor (me estoy refiriendo a tu dolor emocional interno) y no sientes que tengas que "arreglarlo" por medio de procedimientos médicos, te has concedido a ti mismo espacio para parar y considerar. Si estás leyendo este libro, te has dado el suficiente espacio interno mas allá de los sentimientos de miedo, estrés, preocupación, etcétera, para al menos explorar las alternativas para intentar elegir el mejor tratamiento para tu hijo. ¡Prueba a respirar hondo en este momento!

Alimentar este espacio interno tuyo es una clave esencial para tomar decisiones informadas y solidarias para tu hijo.

Intención

¿Cuáles son tus intenciones en este momento? ¿Cuál es el propósito de la lectura de este libro? ¿Estás completamente identificado con esa intención/propósito? La intención es algo sobre lo que tenemos un poder absoluto en nuestras vidas. Es donde elegimos la dirección en la cual nos moveremos. Sé consciente de cuáles son tus intenciones para la salud de tu hijo; ¿Qué es lo que quieres para ellos? ¿Qué quieres para ti mismo? Esto es muy importante, tómate un tiempo para reflexionar. Una muestra de mis intenciones para mi hija es: "realmente quiero que ella esté sana". Otra intención podría ser, "quiero tratar la caries de mi hijo de una manera que contribuya a su salud".

Una intención positiva se refleja en tu buena disposición para buscar constantemente la mejor solución dental para la salud de tu hijo. Presta atención a tus intenciones.

A muchas personas les gusta concentrarse en intenciones positivas, pero es importante también tener en cuenta las negativas, porque puede ser muy frustrante permanecer enfocado solamente en lo positivo. La intención negativa es la intención de aislarse y actuar según el miedo interno. Algunos ejemplos de intenciones negativas son la pereza y la evasión. Es esa voz interna que dice: "no quiero esforzarme porque…no tengo tiempo…. o no saldrá bien…. no puedo hacerlo", etc. Cada persona puede tener una voz diferente o un sistema de creencias interno que puede cambiar de vez en cuando. Esta creencia negativa se resiste al flujo natural de la vida hacia la unidad, la salud y la curación. Además de afirmar tus intenciones positivas, descubre tus lugares negativos y reconócelos para que no te sigan cegando.

Presión de grupo

Muchos padres se encontrarán con la presión de grupo en relación al tratamiento de los dientes de sus niños. Por ejemplo, alguien podría preguntarte por qué no estás cepillando o cuidando los dientes de tus hijos y además te culpará por sus caries. Espero que ya hayas comprendido que aunque no eres responsable de su condición, porque la sociedad te ha enseñado falsas creencias y métodos preventivos incorrectos para la caries, ahora debes asumir completa responsabilidad. Nadie te había enseñado a prevenir la caries con una buena nutrición. Puede que no supieras que el cepillado es sólo un factor secundario en la prevención de la caries. Después de leer este libro entenderás las causas esenciales de la caries y cómo tratarlas.

Es importante saber diferenciar la culpa de la responsabilidad. La culpa no acarrea aceptación. Viene con la connotación de que alguien tiene la culpa. Los padres son con frecuencia culpados por la caries de sus hijos y se sienten culpables o negligentes. Es importante considerar a los padres responsables y responsabilizarlos por la salud de sus hijos, pero de una manera afirmativa y positiva. Eres responsable de la alimentación de tus hijos y de la manera que los nutres y los cuidas. Todo el mundo comete errores y nadie tiene el derecho de culparte.

Sin embargo, tienes que hacerte responsable del error, educarte y corregirlo de la mejor manera posible.

Los dentistas que tratan a niños también suelen culpar, coaccionar, castigar emocionalmente y acusar a los padres. Esto se hace para debilitar tu resistencia a las exigencias del dentista de llevar a cabo un procedimiento quirúrgico caro, respecto al que estás, naturalmente, en contra. Si sientes incluso el mas mínimo tipo de estrés, enfréntate al dentista y pídele que se detenga. Pregúntale que evidencia tiene para lanzar esas acusaciones. Si continúa con ese comportamiento, por favor, véte y encuentra un dentista mejor - uno que de verdad quiera ayudarte. Recuerda, le estás pagando una cantidad considerable de dinero para que asista en la curación de los dientes de tu hijo. No estás pagandole para escuchar que eres un mal padre, o para que haga dinero a tu costa mediante tratamientos que son absolutamente innecesarios.

Las personas que tienden a culparte se fijarán en cualquier cosa que hagas que no esté de acuerdo con sus creencias. Generalmente critican cosas como que no das el pecho lo suficiente o que no cepillas lo suficiente. Ninguna de estas alegaciones puede ser determinada por el dentista o por tus semejantes, como la verdadera causa de la caries. No pueden determinar exactamente que estabas equivocado en tus comportamientos y además, tal condena sólo sirve para fines destructivos.

El problema que estás experimentando por la presión de grupo es un problema de ignorancia social. Muchas personas tienen creencias rígidas sobre la odontología y la caries que aprendieron en su infancia. Todo el mundo choca con alguien en estos sistemas de creencias. Además, en lugar de expandir sus pensamientos y considerar nuevas ideas que expliquen cómo las deficiencias nutricionales son la causa primaria de la caries, permanecen atascados su creencia de que la bacteria es la culpable. Por lo tanto, te culpan por la caries de tus hijos. Estos acusadores mantienen un rígido sistema de creencias y se sienten amenazados cuando tu comportamiento pone en tela de juicio su estrechez mental. En lugar de ello, deberían ser compasivos contigo por el desafiante y frustrante problema que tienes entre manos.

También existe lo contrario a la presión de grupo, que es el evitar la presión. Muchos culpan a la "genética" por la caries de sus hijos. Los padres pueden ser perezosos y afirmar que la caries es inevitable y que no hay nada que ellos puedan hacer como padres. Este tipo de excusa es muy sutil. Permite a los padres el desentenderse de la responsabilidad de la salud de sus hijos y relegarla al poder de decisión de una figura con autoridad: el dentista.

Apariencia estética

Si los dientes de tu hija están careados, aunque sean funcionales y estén protegidos, puede que no tengan muy buen aspecto. Para tu hija, sin embargo, todo es bonito. Si sus dientes no cumplen con el ideal general de belleza, no le preocupará, siempre que sea inocente de estos ideales. Por otro lado, la condición de sus dientes le parecerá completamente natural y buena. Es en la mente del adulto donde se encuentra la demanda de una cierta apariencia estética para los dientes de nuestros hijos. Desde nuestra conciencia y visión limitada, queremos ocultar que nuestro hijo tiene caries. Quiero alentarte a encontrar la belleza en los dientes de tu hija, incluso con caries. Si sus dientes han combatido la caries, eso representa un triunfo que demuestra que esta clase de curación es posible y te recuerda de cuán importante y preciada es la salud de tus hijos. Cuando tomas la elección sobre la estética de los dientes de tu niña, toma una que honre a tu hija y sus necesidades, no una que rinda tributo al mundo adulto repleto de superficialidad.

Verdad y conocimiento

En las páginas de este libro te he proporcionado un más preciso punto de vista sobre la caries que el que generalmente se presenta al público. Está basado en los procesos fisiológicos y biológicos que ocurren en el mundo natural. Encontrar esta información me ha llevado una cantidad significativa de motivación y dedicación. He hecho todo lo posible para compilarlo en un formato fácil de entender para que puedas examinarlo por tí mismo.

He demostrado, con mi propia experiencia, que por medio de la acción y la obtención de conocimiento tenemos el poder de influir positivamente en la salud y bienestar de nuestros hijos. Puedes prevenir la anestesia general y la cirugía dental, así como evitar o limitar la necesidad de algún tipo de tratamiento dental en los dientes de tu hijo, mediante la toma de sabias decisiones nutritivas. Este proceso puede no ser el camino más fácil, pero es definitivamente posible.

El conocimiento también se puede usar para combatir el miedo. El miedo dice "algún día a mi hijo le dolerán los dientes". Pero el conocimiento te dice que ahora mismo tu hijo es feliz y no tiene caries. El conocimiento y la conciencia son parte de mi modo de enfrentarme al miedo. Sé que estoy dándole a mi hija los mejores alimentos posibles. Su caries seguirá siendo un recordatorio de la importancia que tienen los alimentos para su salud.

Me recuerdo a mi mismo que cuando le doy a mi hija esos alimentos especiales, su cuerpo construye las defensas contra el dolor, la infección, y las caries. Si experimento miedo, cuando en el mundo real no hay nada que temer, tengo que desafiar y examinar ese miedo. Si surge cuando mi hija no está experimentando dolor e incomodidad, busco su origen dentro de mí. ¿De dónde viene? ¿Cómo lo justifico? ¿De qué tengo miedo y cómo puedo mantener una presencia compasiva y consiente al enfrentarme a este miedo?

El conocimiento es también obtenido por la evaluación de la caries de tu hijo y la supervisión constante del diente. La mayoría de las personas prefieren dejar esta labor en manos de un dentista, pero entiendo la dificultad de esta postura en algunos casos y las personas que han tenido problemas buscando dentistas que les apoyen, que estén abiertos al enfoque "Mirar y esperar". "Mirar y esperar" solía ser la forma en que la caries de los niños era tratada. Si el diente se infectaba se extraía, y aunque no es un procedimiento placentero, es corto y rápido. No había drama sobre la anestesia general, ni se colocaban metales en la boca del niño y se era muy paciente en cuanto a la supervisión de una pequeña caries en el diente de leche.

La caries de los niños no es un camino fácil para muchos

Para muchos padres, incluyéndome a mí mismo, enfrentarse a la caries de sus hijos no es fácil. Puede tocarte muy profundamente. Aún me siento, de vez en cuando, muy preocupado por los dientes de mi hija. Todavía siento esa sensación de miedo dentro de mí que dice: "sus dientes no están aún sanos". Un día mi hija se quejó de un pequeño dolor de dientes. Como estaba siguiendo cuidadosamente su dieta, supe la causa y supe cómo actuar. Había estado comiendo demasiada miel cruda. La miel había causado que su nivel de azúcar se elevara, y en consecuencia sus niveles de calcio y fósforo se desequilibraron, dando lugar a la caries. Comenzamos a ser más cuidadosos y restrictivos con su consumo de miel y otros dulces. Eso ocurrió hace un año y desde entonces no le han vuelto a doler los dientes. Al retirar la miel de su dieta, la química de su sangre se estabilizó, sus dientes se remineralizaron y el dolor se detuvo.

Hace algunos años mi hija, aparentemente, tuvo una infección dental y estuvo nerviosa durante varias noches. Un día se levantó con la cara ligeramente inflamada. Me dije a mi mismo: "esto no es bueno". En medio de mi malestar e incomodidad al ver su cara, Michelle añadió con sabiduría: "no te preocupes" a lo que yo reaccioné: "¿cómo que no me preocupe?" expresando con miedo que era la peor cosa que nos había pasado. Volviendo la vista atrás, nos dimos cuenta de que nuestra actitud precipitada, nuestra pereza y nuestra hambre habían tenido como consecuencia la preparación inapropiada de los alimentos. Esta cadena de eventos que condujo a la infección, fue claramente la causa. Le habíamos permitido a nuestra hija comer demasiados productos de granos de calidad mediocre. El día que vimos la infección inmediatamente la pusimos a dieta siguiendo un protocolo de alimentación parecido al que se muestra en este libro. La dieta incluía pescado (cocido y crudo), ostras, huevos, algo de tocino, jugo de vegetales, aceite de hígado de bacalao y aceite de mantequilla. Limitamos el consumo de dulces, y tuvimos mucho cuidado con los productos de granos, y nos aseguramos de establecer límites para que tuviera comidas equilibradas. Durante los siguientes días, gradualmente la inflamación desapareció y el abceso se curó. No todos los padres deben realizar este esfuerzo para prevenir la caries de sus hijos. Depende de lo frágiles que sean el cuerpo y el sistema del niño.

Sigo sacándo lecciones de estas experiencias. Estoy aprendiendo que necesitamos ser vigilantes en lo que se refiere a la dieta de nuestra familia. Continúo desafiándome a sentir miedo, a experimentar el "y si". Pero también comienzo a disfrutar de periodos de gran felicidad y satisfacción. A veces puedo ir más allá del miedo emocional y ver la caries de mi hija de una manera honesta y madura. Confió y entiendo esta parte de la vida porque me he enfrentado a ella emocionalmente, a través de mis sentimientos, y mentalmente, por medio del conocimiento y la investigación; y lo he hecho voluntariamente, tomando pasos positivos para tratar la condición de mi hija. Así es como he encontrado seguridad y paz para afrontar la enfermedad. El resultado es una hija feliz y sin caries, libre del dolor dental.

Tratando la caries de tus hijos naturalmente

Hemos tratado la caries severa de edad temprana durante cinco años, sin fluoruro, dentistas o cirugía dental. Estimo que hemos conseguido una reducción de la caries de un 90-98%. Muchos padres han conseguido el 100%, lo que significa un cese total de caries e incluso, ocasionalmente, hasta la desaparición de una caries visible previamente. El éxito que obtengas dependerá de lo comprometido que estés con tu salud, de la calidad de alimentos que estén disponibles, de tu habilidad para mantener una dieta saludable para tu hijo y de cómo era la deficiencia severa de tu hijo cuando comenzaste el programa de mejoramiento.

Uno de los dientes de leche de mi hija está negro y degastado hasta la línea de la encía. Incluso con esto, sus encías están saludables, sin síntomas de infección o dolor. Sus dientes de adulta no tienen ninguna caries.

¿Cirugía para la caries infantil?

En los Estados Unidos, el 27,9% de niños entre edades de 2 y 5 años han sufrido alguna caries dental, con un promedio total de 5 de cada 100 dientes de niños pequeños mostrando algún signo de caries.[292] Los niños no pueden quedarse quietos en espera de un procedimiento dental normal. Hasta que no cumplen los 6-8 años, el niño no es realmente capaz de entender lo que es un procedimiento dental.

El regazo de una madre puede ser el lugar apropiado para ciertos procedimientos dentales que son realizados con rapidez, pero no para tratamientos dentales considerables. Muchas madres se encontrarán con que su niño, que apenas camina, protestará a la hora de sentarle en la silla del dentista. Algunos puede que hasta ni abran la boca. Los niños pequeños tienen miedo de que el dentista coloque sus manos o instrumentos de metal duros y fríos dentro de sus bocas. No cuentan con la capacidad cognitiva de comprender completamente lo que está pasando. Su interpretación de la experiencia es que un extraño les enfoca con luces brillantes y les obliga a hacer cosas que son incomodas e invasivas. Esto supone un desafío a la hora de tratar los dientes de niños pequeños, sin la violación de su voluntad y sin causarles dolor o miedo. Forzar a un niño a pasar por procedimientos dentales antes de que esté preparado puede causarle un trauma emocional.

La anestesia local puede no funcionar en un niño joven. Puede o no ser efectiva en la prevención del dolor y es difícil decir si el diente de un niño está adormecido apropiadamente antes de la cirugía dental. Esto es debido a que es casi imposible obtener información por parte del niño si está bajo estrés, especialmente si es menor de seis años.

Tratar a los niños como si fueran mini adultos es una forma equivocada de ejercer la odontología, pero esto es lo normal en la odontología pediátrica. Esto significa que los dentistas utilizarán coronas, tratamientos de conductos y empastes en un intento vano para tratar de eliminar la infección de la bacteria en los dientes del niño. Si las caries del niño son grandes, los dentistas recomiendan la cirugía en los dientes de leche. Los dos métodos más comunes para tratar la caries en niños son salvajes. Uno es anestesiar al niño excesivamente con un sedante oral. El niño está aún despierto, pero inmóvil y atontado. Es una práctica común en muchas clínicas atar al niño drogado a la silla dental para que no se mueva durante el tratamiento, incluyendo el taladro. El otro método es la administración de anestesia general, en el cual el niño es separado de sus padres para ponerlos a dormir mientras se les extraen los dientes y se coloca metal en sus bocas. Algunos niños son capaces de enfrentarse a estas experiencias angustiosas, pero para muchos otros estas pueden dejar una imborrable marca emocional.

Le conté a una amiga de otro país que así es como tratan a los niños con caries en los consultorios dentales de los Estado Unidos. Ella pensó que estaba tomándole el pelo, porque no podía creer que los padres someterían a sus niños a tales procedimientos, ni que los dentistas los ofrecieran. Entiendo la cirugía con anestesia general si un niño tiene una condición médica que constituye una amenaza para su vida, pero ¿para la caries? De ninguna manera.

Porque los cuerpos de los niños pequeños son inmaduros y delicados, la administración de anestesia general conlleva un riesgo de muerte. Este riesgo parece ser muy bajo en niños pequeños, pero ocurre. No he podido encontrar una estadística seria y conclusiva del porcentaje. Con los adultos el riesgo de muerte durante una cirugía dental con anestesia es extremadamente bajo.[293] Existe un riesgo de aproximadamente el 35% de que algo malo ocurra (no la muerte) con anestesia local en niños pequeños, el doble que en adultos.[294] Es más, recientes experimentos con ratas de laboratorio han demostrado que la anestesia, cuando se usa mientras el cerebro se está desarrollando, causa neurodegeneración;[295] lo que es una degradación de los nervios que puede producir sutiles pero prolongados cambios en el comportamiento, incluyendo problemas de memoria y aprendizaje. Leí sobre un caso de estudio de un niño que murió después de una cirugía dental con anestesia general, probablemente debido a que su cuerpo

Cirugía Vs. Curación nutricional

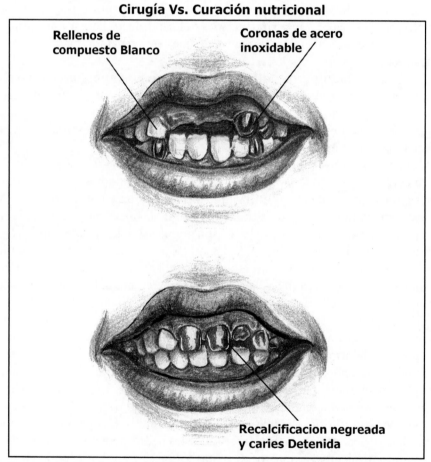

Arriba: *Típica boca de un niño después de una cirugía por caries severa. Los cuatro dientes frontales han sido extraídos, se han colocado empastes compuestos donde la caries es menos severa y coronas de acero donde la caries es más severa.*

Abajo: *Cuando la caries es detenida la segunda dentina se endurece y puede volverse negra. Esta opción es más humana que la cirugía.*

tuvo una reacción alérgica a las numerosas coronas metálicas que se colocaron en su boca.

El horror de la neurodegeneración está por encima y más allá del shock emocional y el dolor de las sensaciones disociadas causadas por la anestesia. Es más, al ser tan joven y vulnerable, con los efectos de intoxicación de las drogas los niños no entenderán lo que está pasando. Al estar bajo anestesia pueden experimentar una separación traumática de sus padres.

Otros traumas emocionales pueden ocurrir durante este momento cuando están indefensos y drogados.

Como con el resto de la odontología convencional, el motivo de la ganancia es un factor importante en el diagnóstico y la ejecución de la cirugía y la anestesia general en los niños. Con unos honorarios de $2.000-$6.000 dólares por procedimiento quirúrgico, la cirugía pediátrica es un negocio lucrativo. Como resultado, recomiendo buscar un dentista para tus hijos que no realice cirugía con anestesia general.

La cirugía con anestesia general no es un tratamiento efectivo

Después de una cirugía dental con anestesia general:

El 23% de todos los niños requieren más extracciones y restauraciones.

El 52% de los niños tienen una recaída en 4-6 meses.

El 57% tiene nuevas caries en 6-24 meses (diferente estudio).[296]

Las estadísticas nos muestran que la cirugía bajo anestesia general es ampliamente inefectiva en la curación de la caries. Esto es debido a que no se trata la causa real: el desequilibrio de la alimentación en la dieta del niño.

Odontología tóxica en la boca de los niños

Los sostenes de acero que se colocan en las bocas de los niños contienen níquel. El níquel crea una corriente eléctrica negativa en la boca.[297] y es altamente tóxico para el sistema nervioso. El níquel puede estar relacionado con la artritis y algunos tipos de cáncer, como de pulmón y mama.[298] En realidad, el níquel es usado para inducir el cáncer en animales de laboratorio.[299]

Todas las cosas que aprendiste en el capítulo de la odontología se aplican por partida doble para los niños. Los sistemas inmunológico y de desintoxicación están en desarrollo en los niños y tienen menos defensas contra los ataques tóxicos. La mayoría de los procedimientos son tóxicos para los niños debidos a los materiales que se utilizan. Por el contrario, no existe evidencia de que estos materiales sean seguros para utilizarlos en los niños. Sólo porque un dentista utiliza ciertos materiales con regularidad no significa que estos sean seguros.

Hay también otros tratamientos dentales para niños que no deberías permitir. Cualquier tipo de restauración metal, como coronas de acero inoxidable o amalgamas cargadas con mercurio, tienen la probabilidad de causar problemas importantes a la salud de tu hijo. Un ejemplo de estos casos es el de una niña cuyos doctores creían que estaba enferma de leucemia, pero que en realidad estaba sufriendo de envenenamiento metal agudo por el níquel de sus coronas de acero inoxidable.[230] No permitas que coloquen una amalgama o acero inoxidable en la boca de tu hijo.

Los dentistas ingleses dicen, "Sin beneficios, sin pruebas, sin evidencias" para no apoyar NINGÚN tratamiento dental para dientes de leche sin dolor

El objetivo final de cualquier tipo de tratamiento, quirúrgico o nutricional para la caries de tus hijos es mantener a tu hijo saludable y libre de dolor. Pero no existe evidencia científica de que alguna perforación, relleno, corona o tratamiento de conducto realizado en un diente indoloro de leche ha impactado de alguna manera en la longevidad del diente, o si el niño experimentará dolor en el futuro. Sí, me has entendido bien; como medida preventiva, no existe evidencia documentada que muestre algún beneficio para cualquier tratamiento dental en los dientes de leche.[301] Este hallazgo es lógico, ya que te he mostrado como la caries no es curada por la odontología, y que muchas veces la odontología deja nuestros dientes en peor forma por la pérdida de la salud del tejido del diente debido al agresivo torno dental.

Una reunión de 50 dentistas en la Universidad de Manchester, en Inglaterra, en el 2009, concluyó que el tratamiento de los dientes de leche con caries, que no causaban dolor, no lograba nada más que exponer al niño al taladro, y a su incomodidad.[302] Además, no había diferencia entre la cantidad de dolor o extracciones de dientes con o sin tratamientos dentales.[303] Esto sin duda prueba que la ejecución de tratamientos dentales en niños para prevenir el dolor o la infección, es un ejercicio inútil. Este enfoque no concuerda con la intención de mantener la salud de los dientes del niño o librarle del dolor. Esto es porque la causa real de las caries nunca es abordada y el tratamiento dental simple esconde el problema sin proporcionar protección contra la caries.

En un estudio de 481 niños con edades de entre 1-12 años, se averiguó que, considerando ciertos factores, el 82% de los dientes de leche careados se caían sin dolor. El 18% de los niños experimentaban dolor en sus dientes no tratados. Los dientes que presentaban dolor eran, en su mayoría, molares con caries previas a los tres años de edad.[304]

Los niños más mayores y que desarrollaron caries en sus dientes de leche, eran menos propensos a experimentar dolor en sus dientes careados.

En un estudio del año 2003 sobre caries en los niños, publicado en el *Diario Dental Inglés,* los autores escriben:

> *Más preocupante quizás, fue el descubrimiento de que el incremento en los niveles de cuidado del restablecimiento en los niños no fueron asociados con los pocos episodios de dolor o la necesidad de extracción.(305).*

Los autores de este artículo sacan a colación la pregunta esencial:

> *¿Realmente conocemos la mejor forma de cuidar a los niños con caries en la primera dentición?*

El propósito de este artículo era señalar que, en lo que se refiere a la caries, no utilizamos los mejores métodos para cuidar de nuestros niños. Como consecuencia de nuestra ignorancia cultural, pereza y crueldad, nuestros niños han sufrido innecesariamente.

Los autores continúan, con respecto al restablecimiento de los niños:

> *No tenemos datos comparativos rigurosamente científicos del predominio del dolor y la incomodidad y medidas para resultados a largo plazo con dientes restaurados con coronas de acero inoxidable y amalgama.*[307]

Para ponerlo más claro, no se han realizado estudios científicos que prueben que los procedimientos dentales reduzcan o prevengan el dolor de los dientes de leche de los niños. Un diente tratado con un empaste puede continuar causándole a un niño una incomodidad leve o incluso más incomodidad que una caries no tratada.

Curando la caries de la primera infancia naturalmente

La razón por la que la cirugía dental no suele curar los problemas dentales, es porque los tratamientos dentales modernos se ocupan de los síntomas del problema (dientes picados) y no de la raíz del problema (dieta). Muchos dentistas ofrecen el tratamiento preventivo del fluoruro, pero el fluoruro es un veneno mortal y cuando se coloca en nuestra agua, nuestros dentífricos y nuestros dientes, añade una carga tóxica a nuestro cuerpo. Debido a su sistema inmune poco desarrollado, los niños son más susceptibles a la exposición química que los adultos. Es peligroso e imprudente exponer a tu hijo al fluoruro a una edad tan temprana.

Los tratamientos dentales para bebés, niños y jóvenes.

Utilizando la investigación científica dental de Inglaterra, la cual probó que los tratamientos dentales ofrecidos, no ayudan a prevenir el dolor dental o las infecciones, podemos desarrollar un buen esquema para tratar la caries en los dientes de los niños pequeños. Estas sugerencias no pretenden reemplazar tus propios deseos para los dientes de tu hijo; sólo tienen como propósito ayudarte a encontrar la manera adecuada para cuidar de los dientes de tu hijo. Para un niño que es demasiado pequeño para quedarse quieto en la silla del dentista mientras recibe un tratamiento. Vigila de cerca los dientes de leche con caries junto a tu dentista. Si hay una infección o un dolor que no desaparece, entonces considera extraer el diente como último recurso. Si el diente está causando dolor y puede ser reparado con un empaste en lugar de una extracción, elige un empaste biocompatible, siempre que el niño coopere manteniéndose quieto durante el tratamiento. Si no, considera dejar el diente como está y utilizar la nutrición para prevenir el dolor dental, la caries y las infecciones. Si dejas las caries como están, deberás controlarlas de muy cerca.

Tratamiento Dental para niños más mayores

Con los niños mayores que pueden sentarse quietos en la silla del dentista, tienes más opciones a considerar. Una vez que han cumplido los cinco o seis años, las probabilidades de experimentar dolor debido a la caries se reducen. En este grupo de edad, existen algunos dientes, especialmente aquellos que están causando dolor, que se pueden beneficiar de un empaste biocompatible para detener el dolor dental. De nuevo, la elección de un tratamiento es decisión tuya; debes sopesar tus necesidades específicas y circunstancias y utilizar tu mejor juicio para proceder.

¿Por qué los niños tienen caries?

Varios meses antes de la concepción de tu hijo la base de su salud estaba ya establecida. La dieta y la salud en general tanto del padre como de la madre están presentes desde antes de la concepción, y son factores determinantes para el desarrollo físico del niño. Con nuestra deficiente dieta moderna, el cuerpo de la madre y la semilla del padre con frecuencia carecen de fuentes de vitaminas y de nutrientes para concebir un niño fuerte y robusto. Después del nacimiento, durante sus primeros años de vida, él o ella pasan a través de de varias etapas rápidas de crecimiento. Este crecimiento sucede en rachas, y es durante estas rachas en las que se necesitan vitaminas y minerales adicionales. El cuerpo almacena nutrientes para estas rachas y luego crece rápidamente, utilizando las reservas de nutrientes. Durante estas rachas de crecimiento, si los nutrientes no están presentes en el cuerpo, los minerales necesarios y los componentes más importantes se extraen del diente. Otra causa de la caries es cuando los niños se alimentan con demasiados alimentos dulces y su química corporal se descontrola, teniendo como resultado la destrucción del diente.

Dientes débiles desde el nacimiento

Los experimentos del Dr. Mellanby con dientes caninos revelaron el efecto de la dieta durante el embarazo en los dientes de los niños… Los dientes débiles o hipoplásicos son un problema común que está relacionado con la dieta de la madre durante el embarazo. Las perras que fueron alimentadas con una buena dieta durante su embarazo, tuvieron cachorros que incluso cuando se les administró una dieta deficiente, eran altamente inmunes a la caries, porque habían nacido con unos dientes bien construidos. Cuando las perras fueron alimentadas con una dieta deficiente durante el embarazo y a sus cachorros se les proporcionó una dieta también deficiente, los cachorros normalmente desarrollaban caries porque tenían dientes débiles de nacimiento.[308] Esto demuestra que las condiciones de antes y durante el embarazo pueden afectar sustancialmente la susceptibilidad del niño ante la caries. La buena noticia es que incluso los dientes débiles pueden fortalecerse, pero la dieta de un niño con dientes débiles necesitara ser controlada más de cerca que la de un niño que nace con dientes fuertes.

Claves dietéticas para remineralizar caries en niños pequeños

La curación de la caries en los niños es básicamente la misma que en los adultos.

- Incorpora vitaminas solubles en grasas en la dieta, particularmente las vitaminas A, D y el activador X.

- Incrementa los minerales en la dieta, particularmente el calcio y el fósforo.

- Equilibra el azúcar en la sangre con comidas bajas en azúcar y niveles adecuados de proteínas a lo largo del día.

- Evita los alimentos tóxicos y desnaturalizados, y los alimentos de granos enteros con salvado.

Uno de los requisitos nutritivos necesarios para la salud del bebé es el hierro. Muchas veces las madres que son vegetarianas, veganas o que comen poca carne, son madres de niños que sufren caries severas durante su infancia. Al ponderar la causa de la caries de mi hija, la asocié con la dieta principalmente vegetariana que Michelle y yo seguíamos antes y durante su embarazo. Afortunadamente, comíamos de vez en cuando pescado. La leche materna no posee una aceptable cantidad de hierro y después de los seis meses de edad el bebé ya ha agotado las reservas de hierro de su cuerpo. No es coincidencia que esta es la edad cuando los bebés comienzan a tomar alimentos sólidos. Seguramente, alimentar a bebés y a niños pequeños con frutas y verduras batidas no proporciona una adecuada absorción del hierro. Como consecuencia, la sangre del niño es débil y estos pierden la capacidad de crecer con dientes saludables.

Si alimentas a tu niño con hígado, cordero o ternera de pasto premasticado o triturado, o almejas frescas de aguas limpias, le ayudarás a obtener cantidades adecuadas de hierro. La manera de preparar la comida de tu hijo es cosa tuya. La mayoría de la gente desea ofrecerle a sus hijos vegetales y proteínas cocidas. Esto está bien, especialmente en forma de sopas y guisos con caldo de hueso. Al igual que con los adultos tendrás que evitar alimentar a tu hijo con demasiadas verduras crudas y ricas en celulosa. Lo que puedes hacer es cocerlas o exprimirlas (siempre que entiendas qué vegetales tienen bajo contenido de anti nutrientes cuando están crudos, como el apio, la cúrcuma, el perejil y el cilantro.). Algunos padres gustan de la opción de crudo o medio crudo para productos lácteos y proteínas animales; esto también está bien. Usa tu sentido común y los principios de alimentación con los que te sientas más cómodo. Siempre y cuando tu hijo pueda digerir los alimentos apropiadamente, estará beneficiando su salud.

Guía de alimentos para detener la caries en la infancia

Lo niños pequeños pueden ser melindrosos con la comida. Practico el principio de nunca obligar a los niños a comer nada. Sin embargo, algunas veces necesitan ser guiados con seriedad para que coman ciertos alimentos que sabemos que son beneficiosos para ellos, ya que ayudan a cambiar su metabolismo y dirigen su química corporal hacia una nueva dirección. El alentar a los niños a que tomen leche para que sus huesos sean fuertes y tengan buena salud, era un hábito muy extendido en los Estados Unidos, cuando la leche era fresca de granja y normalmente cruda. Ese hábito se perdió cuando la calidad de la leche se deterioró.

Vitaminas solubles en grasas todos los días

Te querrás asegurar de que tu hijo recibe las importantes vitaminas solubles en grasas para los dientes todos los días, como vimos en el capitulo tres relacionado con las vitaminas. Te recomiendo entonces el Blue Ice™ Royal Blend porque es una manera fácil de proporcionarles estas vitaminas que necesitan. La cantidad de Blue Ice™ Royal Blend de Green Pasture (puede adquirirse en **www.aceitebacalao.com**) que le des a tu hijo dependerá de su salud, la deficiencia de nutrientes y el peso. Necesitarás utilizar tu mejor criterio, basándote en la dosis de un adolescente. Para varias caries, la dosis de un adolescente o adulto es de ½ de una cucharita de una mezcla de aceite de hígado de bacalao y aceite de mantequilla 2/3 veces al día, con un total de 1 a 1½ cucharaditas al día. Necesitarás ajustar estas dosis diarias basadas en tu intuición o con la orientación de un profesional de la salud. Basándote en el peso de tu hijo. Dosis estimadas diarias de la mezcla de mantequilla y aceite de hígado de bacalao fermentado:

12 kilos: ¼ cucharaditas al día

15 kilos: $^1/_3$ cucharaditas al día

20 kilos: ½ cucharaditas al día

25 kilos: $^2/_3$ cucharaditas al día

Si quieres o necesitas utilizar otras fuentes de vitaminas solubles en grasas, deberás darle a tu hijo tanto como quiera de alimentos ricos en vitamina A como el hígado, los alimentos ricos en vitamina D, como las yemas de huevo y cantidades de grasa de pescado y alimentos ricos en activador X como la mantequilla amarilla. Los tuétanos de hueso y los huevos de pescado son fuentes excelentes de vitaminas solubles en grasa para la curación de la caries infantil. Mi familia usa aceite de hígado de raya, que ofrece algunas vitaminas que son únicas y al parecer fortalecen la salud general de muchos niños.

Alimentos excelentes

Alimenta con estas comidas a tus hijos en proporción a su apetito. Puedes también seguir las recomendaciones de alimentos para la curación de la caries del capítulo cinco. Abajo hay un resumen de algunos alimentos que pueden ser especialmente beneficiosos como parte de tu dieta.

El caldo de huesos, o sopa casera y salsas hechas con ellos son excelentes para los niños.

Leche entera cruda de pasto, mantequilla, nata y queso. El queso es particularmente denso en calcio y fósforo.

Huevos de pasto cocidos o yemas, o huevos crudos en un batido.

Pescado crudo o cocido es especialmente potente en la reducción de la caries. Incluye ostras y almejas.

La carne de ternera o cordero de pasto, delicadamente cocida.

Sebo, grasa de pato o manteca de animales de pasto.

Huevos de pescado silvestre.

Equilibrando los alimentos

Alimenta a tu hijo con alimentos fermentados, como boniatos fermentados, chucrut, yogurt y kéfir para ayudar a equilibrar la digestión.

Vegetales cocidos, como calabacín, judías verdes, repollo rizado y acelgas. Añade abundante mantequilla o nata.

Algas marinas de todo tipo, tienen alto contenido en macro y minerales traza.

Jugo de vegetales, si sabes qué vegetales no contienen antinutrientes, o la sopa o batido verde ayurvédica.

Alimentos a evitar

Evita todos los alimentos empaquetados y procesados para bebés y niños. Haz toda la comida de tu bebé en casa.

No sirvas ninguno de los alimentos procesados de la lista "a evitar" del capítulo 6.

Evita la fórmula infantil. Utiliza en su lugar leche cruda o fórmula de caldo de hueso.

Granos completos, avena, cereales de desayuno y granola.

Edulcorantes refinados que contienen fructosa.

Las vacunas y los productos farmacéuticos.

Alimentos a limitar y tomar conciencia

La firmeza de la dieta de tu hijo está relacionada con la gravedad de sus caries. Para los niños con caries activas y severas, hay que limitar los alimentos dulces a uno sólo al día, o eliminarlos completamente. Asegúrate de que los dulces sean naturales…. como la fruta. Cuando estén sanos, pueden consumir más cantidad de fruta, pero presta atención a cómo afecta la fruta a su salud. No le des a tu hijo alimentos endulzados o frutas a lo largo de todo el día, ya que esto causará un exceso de fluctuaciones del azúcar en la sangre. Notarás que muchos alimentos para bebés de los supermercados están hechos con frutas que son muy dulces.

Dulces naturales que pueden provocar caries. Cualquier edulcorante natural como la caña de azúcar, la stevia, el sirope de arce, la miel no calentada, los plátanos, las manzanas dulces, las naranjas, las uvas, los melocotones, las piñas, las cerezas, el dátil, las pasas, la fruta deshidratada y otras frutas muy dulces que no se incluyen aquí.

Patatas. Las patatas sin fermentar pueden contribuir a la caries.

Judías. No está claro si las judías en la dieta de los niños pequeños ayudan a su salud.

Frutas dulces más adecuadas. La fruta cocida parece ser mejor que la fruta cruda en términos de contenido de azúcar. Nosotros utilizamos frutas como bayas, peras, kiwis y manzanas moderadamente. Si has estado alimentando a tu hijo con alimentos dulces con frecuencia, como el sirope de arce en el desayuno, miel en el almuerzo y fruta y helado en la cena, podría tener una respuesta de desintoxicación al retirarle el azúcar.

Al igual que cuando se deja una droga poderosa, experimentará algún malestar y puede que proteste mientras su cuerpo se ajusta a una dieta más sana.

Verduras. Aunque las verduras son un alimento equilibrado, no obligues a tu hijo a comerlas. Las verduras cocidas y crudas pueden tener nutrientes que son difíciles de utilizar para algunos niños.

Los granos completos y la caries infantil

Revisando el caso de caries severas de mi hija mayor, encontré varias fotos de ella comiendo productos de granos completos hechos en casa. Los alimentos de granos eran generalmente granos orgánicos recién molidos que habían pasado toda una noche en remojo antes de su cocción. Los granos completos fueron incluso consumidos en el contexto de una dieta rica en nutrientes con alto contenido de vitaminas solubles en grasas.

Las toxinas de los granos, ya sea ácido fítico, lectina u otros compuestos, pueden causar caries severas con mucha rapidez. Un caso severo de caries en una niña de cinco años y medio, que me fue relatado por un corresponsal canadiense servirá de ejemplo. La madre llevó a la niña al dentista con regularidad, cada 6 meses, a lo largo de su vida. Sometió a la niña a cirugía dental bajo anestesia general y gastó miles de dólares en tratamientos dentales. A pesar de esto, la niña aún necesitaba cuatro tratamientos de conducto más, tres coronas y cinco nuevos empastes. Un caso severo como éste no es el resultado de una dieta con alto contenido de azúcar, sino de la potente toxina de los granos. Cuando le pregunté sobre la dieta de la niña, la madre me dijo que le daba, además de mantequilla de frutos secos, semillas y frutas dulces, y un suplemento diario de salvado de trigo y germen de trigo en sus batidos mañaneros.

He estudiado las dietas de varios casos de niños y adultos con caries no controladas. Estas caries severas se comportaban como un torrente interminable de caries, las cuales parecían imposibles de contener, mientras se formaban otras nuevas. Un diente puede tener múltiples caries y rápidamente todos los dientes estarán infectados con ella. Bajo circunstancias normales es muy difícil producir esta clase de caries severas rampantes durante un breve periodo de tiempo. Por ejemplo, en los adultos, tomando múltiples latas de refrescos causantes de caires todos los días durante un periodo de varios años producirán caries severas. Una dieta que consista en un gran porcentaje de fruta durante un periodo de muchos años, en algunos casos produce diez caries. Sin embargo, en un periodo relativamente corto de tiempo, los granos completos pueden causar caries severas en los niños con hipoplasia (debilidad) dental de nacimiento.

Los niños pequeños no pueden digerir los granos modernos muy bien. Una buena recomendación es esperar hasta que ellos tengan uno o dos años de edad para alimentarlos con cualquier grano. Evita siempre la harina blanca, las galletas saladas y los cereales de desayuno de la tienda. Evita cualquier cereal que contenga salvado. La excepción pueden ser los pseudo cereales como el alforfón y la quínoa. Si tu hijo tiene muchas caries no recomendaría alimentarlo con ningún tipo de grano hasta que la caries se haya controlado. Si tu niño tiene pocas caries, entonces puedes alimentarlo con los granos que son seguros, y que ya vimos en el capítulo cuatro, como el pan de masa fermentada de harina sin blanquear o arroz correctamente preparado. Los panes de granos germinados no son saludables para ningún niño con caries debido a su contenido de salvado.

La caries severa y los niños

Los niños que tienen una constitución débil o aquellos que desarrollan caries con facilidad es porque muchas veces han sido expuestos a las toxinas del salvado y el germen de los granos, o a una dieta extremadamente limitada como por ejemplo, una dieta vegetariana complementada con muchos alimentos dulces. Como estos niños se enfrentan a una larga deficiencia nutricional, es necesario ser extremadamente vigilantes para curar estos tipos de caries. Si el consumo de granos completos (no importa como los prepares) es la causa de la caries, entonces tu hijo será hipersensible a la mayoría de los granos. Recomiendo evitar todos los granos, al menos durante 3 semanas, para un niño con dolor de dientes o con caries grandes. Deberás concentrarte en incrementar el consumo de calcio en la dieta, como con queso, y de vitamina D, como con el aceite de hígado de bacalao y la vitamina C de una fuente vegetal o de las bayas. Estos niños estarán mejor con una dieta baja en granos y en carbohidratos. Su dieta por lo tanto se compondrá principalmente de vegetales, con proteínas y grasas animales. Puedes utilizar boniatos, otras raíces vegetales y productos lácteos para proporcionarles carbohidratos.

Infección y dolor de dientes

Un niño pequeño con caries grandes puede desarrollar infecciones en la encía a consecuencia de lo comprometidos que están sus dientes. Las infecciones vienen y van y son generalmente consecuencia de la elección de los padres de alimentos de poco nivel alimenticio. La presencia de pus es una señal de que el resto del cuerpo está protegido. Con una dieta mejorada, las infecciones dentales normalmente se curan. **La equinacea con la tintura sello de oro (goldenseal) diluida en agua puede ayudar a sanar las infecciones de la encía y el diente.** Esta preparación es para ser tomada internamente, tanto para el niño como para la madre que amamanta. He comprobado que la equinacea realiza curaciones maravillosas de infecciones. El sello de oro en polvo o el llantén en polvo pueden ser colocados sobre la encía infectada. De nuevo sugiero utilizar las hierbas con cuidado. Prueba con dosis muy pequeñas al principio, para asegurarte de que tu hijo no reaccionará adversamente a ella, y asegúrate de no utilizar estas hierbas junto con medicamentos prescritos o con otras hierbas fuertes a menos que te lo aconseje un profesional.

Puedes aprender más sobre las infecciones dentales en la sección de la odontología. Este mismo principio general aplica para los niños. Asegúrate de supervisar muy de cerca los dientes que pueden llegar a infectarse. Los dientes infectados que no se sanan adecuadamente pueden resultar en la pérdida de la pieza dental, o que el niño se enferme por una infección focalizada. Los dientes infectados que no se curan o mejoran en un periodo corto de tiempo, generalmente necesitarán ser extraídos. Si el dolor y la infección no desaparecen y se mantienen, es una señal de que el cuerpo no es capaz de curar el diente dañado. Recuerda que pueden ser años de deficiencia lo que ha causado que el diente se dañe. Aunque no recomendaría la extracción del diente como una medida preventiva, ya que no existe una evidencia que lo soporte, la extracción de los dientes adoloridos o en los que la infección no se cura rápidamente, puede ser una buena idea. Esto es decisión tuya, junto con tu dentista. Sabes lo que es correcto, así que confía en tus propios instintos sobre el asunto.

Caries moderadas en los niños

No todos los niños requieren medidas heroicas para restaurar su salud dental. Todo depende de lo fuertes que están y de cuántas caries tengan. Los niños con unas pocas caries pequeñas responderán muy bien a una cantidad moderada de modificaciones dietéticas. En particular, añadiendo vitaminas solubles en grasas y leche fresca de buena calidad o queso a la dieta, es normalmente suficiente para remineralizar las caries pequeñas en los dientes de los niños. Esto con la reducción en la ingesta de dulces es una buena manera de empezar, si te ves incapaz o eres reacio a realizar una completa limpieza en la dieta de tu hijo.

Comida basura en las escuelas, fiestas y reuniones

Existen dos tipos de alimentos dulces. Hay dulces que en moderación no perjudican la salud de los niños que no tienen caries, y por otro lado existen dulces completamente perjudiciales. De vez en cuando, tomar una pieza de fruta dulce o azúcar natural en un postre no es perjudicial para la salud del niño. Pero muchos niños son expuestos a altas cantidades de edulcorantes con alta fructosa de sirope de maíz (azúcar de maíz). Cuando los niños toman estos alimentos en las fiestas, tales como helados o tartas, la química de su cuerpo se altera demasiado. Los niños con caries pueden verse afectados nocivamente por estos dulces durante semanas y meses. Cuando los adultos con buenas intenciones ofrecen a niños en fiestas y reuniones productos con alto contenido de edulcorantes, los están envenenando con comida artificial altamente tóxica. Este comportamiento no es aceptable viniendo de organizaciones que se supone apoyan y resguardan la salud de los niños. Ten cuidado de mantener estos dulces fuera del alcance de tu hijo, sobre todo si tiene caries.

Los granos que pueden comer tus hijos

Si la caries de tu hijo se ha remineralizado y crees que no fue causada por un exceso en el consumo de granos enteros, seguramente podrás alimentarle con granos tal y como vimos en capítulos anteriores. Asimismo, si tu hijo tiene una constitución fuerte y robusta y la caries no es tan mala, puedes seguir las orientaciones de los granos para los adultos. Si tu hijo tiene caries profundas u otros daños causados por los granos, tendrás que ser muy cuidadoso con cualquier grano que le des durante su crecimiento, y en este caso los granos deberían ser usados mínimamente.

Los niños vegetarianos

Los niños vegetarianos deberían seguir una dieta similar a la de sección vegetariana. Yo animaría a un padre cuyo hijo es vegetariano y tiene caries severas a considerar algún alimento de mar o aceite de hígado de bacalao. El aceite de mantequilla de Green Pasture™ es esencial para niños vegetarianos, porque sin él no tendrán vitamina D.

Dieta sin lácteos para niños

Ya que los niños con caries pueden tener una deficiencia de calcio, incluir alimentos lácteos en la dieta es extremadamente útil en la curación de las caries. Si tu hijo es sensible a los alimentos lácteos, prueba con el kéfir, la leche de cabra o algún tipo de queso de pasto. Si tu hijo absolutamente no puede tolerar los productos lácteos, tendrá que obtener el calcio de alimentos marinos y vegetales. En este caso necesitarás preparar sopas de vegetales y estofados, preferiblemente con un caldo base de carne o pescado, para poder proporcionarle el calcio adecuado. Las orientaciones sobre el calcio del capítulo cuatro te ayudarán con sus sugerencias sobre alimentos ricos en calcio.

Alimentando a niños que no les gusta la comida sana

Los niños reflejan y copian los hábitos alimenticios de sus padres. Presta atención a los alimentos que comes y podrás darte cuenta de que incluso aunque comas carne o huevos, podrías ser un comedor quisquilloso y consumir demasiados alimentos que no están de acuerdo con tus necesidades. Si bien estos hábitos pueden no afectarte demasiado, pueden afectar a tu hijo en un grado más elevado. Algunas veces los niños no comerán carne si tienen una sensación crónica de dolor o un trastorno emocional. Si un padre sonríe y disfruta de una comida en particular, el niño normalmente lo imitará. A veces tendrás que ser positivamente asertivo para persuadir a tu hijo a comer ciertos alimentos. Ayudar a tu hijo a abandonar alimentos adictivos y no saludables, puede suponer una pequeña lucha, y puedes tardar varios días a conseguirlo. Los niños que no digieren alimentos con alto contenido en ácido fítico, como granos, judías, frutos secos y semillas, con frecuencia sienten aversión a comer proteínas y grasas. Tendrás que eliminar los alimentos que no son digeridos bien para que puedan comer carne. Las hierbas o la homeopatía también se pueden usar para equilibrar la constitución del niño.

Las vacunas promueven las caries

Existe evidencia en estudios realizados con perros que implican a las vacunas en la formación de la caries. Conozco un caso de caries severa en una chica joven, que fue provocada por la vacuna de DPT. Las vacunas contienen muchos venenos neurológicos. Los ingredientes incluyen glicol etileno (anticongelante), formaldehido, aluminio, tirémosela (mercurio), neomicina (antibiótico), estreptomicina (antibacterial), escualeno (pescado o aceite de planta), gelatina, GMS, fenol (un caustico, compuesto acídico tóxico presente en el carbón de alquitrán o madera de alquitrán).

Cuando el cuerpo se enfrenta a una acometida de cancerígenos inyectados, los órganos vitales pueden perder algunas de sus capacidades funcionales. Las proteínas modificadas y la cadena de ADN pueden atrapar o bloquear la bilis en el intestino, restringiendo la absorción de alimentos. Las vacunas hacen que los niños se debiliten y los hace más propensos a la caries, porque las vacunas se componen en su mayoría de venenos y materiales tóxicos. Aunque esto no es una discusión completa sobre la vacunación, no existen estudios refutables que demuestren que funcionan o que son seguras. En otras palabras, no existen pruebas de su éxito. Las vacunas pueden promover la caries mediante el desequilibrio de la química corporal, ya que el cuerpo trata de luchar contra esta carga tóxica. Busca alternativas y sustitutos naturales.

Para aprender más sobre vacunas ir a

www.healingourchildren.org/vaccinetruth2/

Otras drogas también pueden causar o promover la caries, incluyendo los antibióticos.

Como prevenir las caries en los bebes

Lo que los dentistas convencionales no saben es que la clave para la prevención de la caries en los niños no se encuentra en su genética, sino en la dieta de sus padres previa a la concepción. Antes de la concepción, la madre y el padre deben evitar los alimentos industrializados que nos enferman y agotan Al mismo tiempo, necesitan consumir regularmente cantidades de vitaminas solubles en grasas y evitar el salvado y el germen de la mayoría de los granos. Durante el embarazo la madre necesita tener la misma alimentación y limitar su exposición a los antinutrientes del grano y los dulces.

Durante la lactancia y en los primeros años de vida del niño, deberá seguir una dieta de alimentos ricos en nutrientes que contengan vitaminas solubles en grasa.

He creado un sitio web gratis que presenta con más detalle algunos factores a considerar para la salud de la preconcepción. www.preconcepcionhealth.org

Qué puedes esperar de los tratamientos nutritivos

El tratamiento de la caries a través de la nutrición significa que los niños no sufrirán de dolor o infección dental. Sus dientes llegarán a ser duros y relucientes, como debe ser. En algunos casos de caries severas, éstas pueden frenarse, pero no detenerse totalmente en un corto periodo de tiempo. Incluso cuando la caries no se ha detenido completamente y parece progresar ligeramente, se está formando nueva dentina en el diente, que protege los dientes de tu hijo de roturas e infecciones.

Los dientes raramente, o nunca, se rellenan; pueden sólo remineralizarse en la superficie del área careada. Puede que el diente tenga un agujero, pero su raíz y su pulpa estarán protegidas por la dentina dura, la capa media del diente. Mi hija tiene dos dientes de leche degastados hasta la encía. Son dos puntitos negros. El color negro y la textura dura indican que la caries ha sido detenida. Sus dientes son duros al tacto, incluso los negros.

Supervisando la caries de tu hijo

La mejor manera de controlar la caries en un niño es con la ayuda de un buen dentista. Si miras en unos rayos X o un diagrama de un diente, verás que al menos el 50% de la estructura del diente se encuentra por debajo de la línea de la encía.

Eso significa que incluso los dientes con la caries más grave aún pueden tener una estructura importante, e incluso saludable, debajo de la línea de la encía. La salud de las encías alrededor de la caries es una indicación de si el diente está o no saludable por debajo de la línea de la encía. Las encías rosas y firmes están sanas; si sangran o están inflamadas indican menos salud.

Para supervisar la salud de la caries en casa utiliza un explorador, una herramienta con un señalador al final que no es afilado, pero lo suficiente fuerte para poder comprobar si el área con caries es blanda o dura y cristalina.

También puedes saber si la dieta funciona o no si tu hijo parece más feliz y está lleno de energía. Protestas, quejas constantes y apatía son señales de que tu hijo aún tiene deficiencia de nutrientes. Toma fotos digitales de los dientes de tu hijo para que tengas un cuadro visual como referencia.

Los dentistas de los niños

Muchos padres tienen dificultad para encontrar un dentista para sus hijos. Es mejor que los padres trabajen junto a un buen dentista. Sin embargo, entiendo que muchas veces no vas a encontrar uno que le vaya bien a tu hijo o a tus necesidades. Presta atención a las caries de tu hijo. Si ya conoces a un dentista, en caso de una emergencia o una urgencia, podrás al menos ahorrarte el estrés adicional de tener que buscar uno. Algunos dentistas están muy seguros de sí mismos y como consecuencia no presionan a los padres para realizar cirugías innecesarias. No te apremian a tomar decisiones o te manipulan para que te sometas a procedimientos dentales drásticos. Los dentistas pueden ayudarte en el control de la caries para asegurarte de que no progresa. Esto ayudará a algunos padres a sentirse mejor. Te animo a ser precavido, ya que muchos dentistas ofrecen consejos y tratamientos dañinos.

Primero, quiero admitir que para muchos padres es una situación estresante y terrible el enfrentarse con sus dentistas. Muchas madres me han contactado, mortificadas por las actitudes violentas y agresivas de los dentistas cuando aplican los tratamientos a niños. No todos los dentistas son así, pero parece ser muy común.

En la mayoría de los casos los dentistas cuya atención no esté enfocada completamente en la cirugía dental para niños, proporcionarán un mejor tratamiento que aquellos cuyos ingresos se basan en la ejecución de cirugía bajo anestesia general. Normalmente, estos son dentistas que no están especializados en odontología para niños.

Cuidado tópico para dientes de bebés y niños

Los cepillos dentales, los dentífricos, los selladores y otros instrumentos hacen muy poco para prevenir y curar la caries en los niños. Es mejor que utilices un limpiador dental natural como vimos en el capítulo ocho sobre la odontología. Como los movimientos del cepillado de los niños pueden ser imprecisos, están probablemente cepillándose las encías y moviendo la placa atascada hacía la línea de la encía. Un cepillo de cerdas suaves o un trapo, y enseñar a tu hijo cómo limpiar suavemente las encías y los tejidos suaves de la boca con un cepillo, parece ser una de las mejores ideas para la limpieza de las bocas de los niños.

Un poco más sobre la caries en la infancia temprana

Lesiones de manchas blancas son las zonas blancas que no son siempre caries, pero si la primera señal detectable de ella. Son parches lisos o marcas que generalmente se forman a lo largo de la línea de las encías.

Los niños que experimentan tratamientos exitosos a través de la nutrición no presentan dolor dental y no tienen infección de dientes o encías. Este niño tampoco tiene sensibilidad a los alimentos calientes o fríos, ni miedo a morder las cosas. Las manchas blancas pueden desvanecerse y el material careado del diente pasar de pegajoso y suave, con un color marrón claro, a oscuro y duro. Los bordes de las caries detendrán su propagación o ésta será mínima. El tejido de la encía del niño será firme y rosado. La dentina remineralizada (la capa del medio del diente abajo del esmalte) de cualquier diente con caries tendrá un matiz amarillo o blanco y una apariencia vidriosa.

> **Diente del bebé fuera de combate.** No ejecutar un tratamiento de conducto en el diente. Reimplantarlo tan pronto como sea posible y utilizar remedios homeopáticos como la árnica y el hipérico (genero de más de 400 especies de la familia de la clusiaceae).[309]

> **Dientes astillados.** Una pequeña grieta probablemente no necesitará ser reparada. Una más severa puede arreglarse con materiales de unión. Si el nervio está expuesto, no le realices a tu hijo un tratamiento de conducto. Usa caléndula homeopática y haz que un buen dentista selle el diente con una base dental y materiales compuestos.[310]

Las sales homeopáticas

Las sales homeopáticas celulares o de tejidos mejoran la absorción y la utilización de los minerales a un nivel celular. Pueden ayudar a equilibrar la digestión y eliminar las toxinas del cuerpo. Trabajar con un profesional que pueda ayudarte a utilizar las sales celulares homeopáticas, puede ser una forma beneficiosa de ayudar a curar la caries de tu hijo, mediante la mejora de la absorción de nutrientes. De la misma manera, mediante la ayuda de suplementos dietéticos con base alimenticia, como los de Standard Process™, puede también ayudar en la curación de la caries de los niños, corrigiendo las deficiencia de nutrientes.

El embarazo y la caries

Durante el embarazo y la lactancia la carga nutritiva del cuerpo de la madre es mucho más alta de lo normal, porque está comiendo por dos personas. Mientras que la dieta de una madre antes del embarazo puede haber sido adecuada, con la alta demanda nutritiva del embarazo y la lactancia, la dieta antigua no provee suficientes nutrientes, y como resultado aparecerá la caries. Durante el embarazo también se liberan hormonas extras (como el estrógeno). En este momento de incremento de las demandas físicas, los minerales pueden ser fácilmente extraídos de los huesos, y previos desequilibrios se pueden agravar.

Esto puede también contribuir a las caries. Una dieta en la cual se incluyan las vitaminas solubles en grasas ayudará a equilibrar esta condición. La curación de la caries con nutrición durante el embarazo o la lactancia proporciona un agregado benéfico a la salud: tu hijo será más robusto y saludable por los nutrientes extra que le provees. La recuperación del parto también se verá mejorada porque tu cuerpo tendrá un almacenamiento más grande de nutrientes para utilizar

**Madre india americana Tuscarora de Nueva York
que seguía una dieta moderna.**

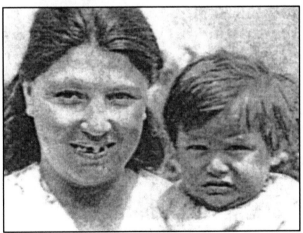

© *Fundación de nutrición Price Pottenger, www.ppnf.org*

Una madre típica fue estudiada en su casa. Tuvo cuatro niños. Sus dientes fueron devastados por la caries. Ella era estrictamente moderna, ya que tenía incrustaciones de oro en algunos de sus dientes. Las raíces de los dientes perdidos no fueron extraídas. Veinte de sus dientes tenían caries activas. Su hija, de cuatro años de edad, ya tenía doce caries muy graves.[311]

Madre sin caries con una dieta nativa marina

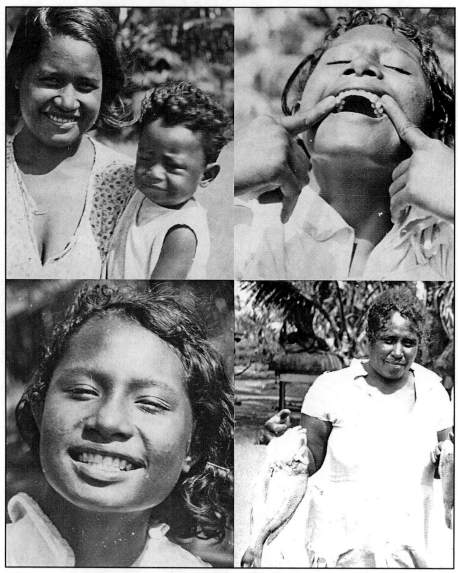

© *Fundación de nutrición Price Pottenger, www.ppnf.org*

Estas imágenes cuentan una historia interesante. La abuela, en la parte inferior derecha, conocía la importancia de los alimentos del mar para sus hijos y nietos, y los pescaba ella misma. Nota los hermosos dientes y los rostros bien formados de sus hijas. [312] La joven madre de arriba está libre de caries.

durante y después del parto. Tu vida como madre nueva se desarrollará –espero– sin complicaciones porque tendrás más energía para cuidar a tu nuevo bebé. Las sopas son especialmente nutritivas durante el embarazo y para después del parto.

La caries con frecuencia ocurre durante el embarazo porque el cuerpo de la madre está vinculado en un proceso de préstamo. El proceso de préstamo es ilustrado en la próxima foto, donde puedes comparar a dos madres, una con una caries extendida y la otra con ninguna. La diferencia es que la madre con la caries extendida consumía una dieta moderna, y la madre sin caries una dieta nativa compuesta, en este caso, por alimento marino.

Cuando tu cuerpo no recibe suficientes nutrientes durante el embarazo, tomará prestados los minerales de tus dientes. Es importante enfatizar que este problema es generalmente dietético y que no hay nada malo con la mujer en sí misma. Su cuerpo está simplemente respondiendo a un conjunto de circunstancias.

La lactancia materna y la caries

La leche materna proporciona protección contra la caries, por eso alimentar al bebé por la noche no causa o promueve la caries. La teoría de que amamantar por la noche causa caries es simplemente una propaganda anti leche materna y no tiene base científica.

La Academia Americana de Pediatría Odontológica (AAPD) presenta posturas contradictorias sobre la leche materna. Apoyan tanto la lactancia materna diurna como la nocturna, en su política oficial, afirmando que "la lactancia materna asegura la mejor salud posible así como el mejor desarrollo y presenta los mejores resultados sicosociales para el bebé." [313] Su recomendación anterior era de evitar darle al bebé leche materna durante la noche, tras la aparición de los primeros dientes, pero esto ya no es su política oficial. La política de la AAPD *sugiere* que las madre no amamanten a un niño en el momento justo cuando le salen los dientes para reducir la caries, darle lactancia en la mañana y en la noche para todos los niños. [314] Estoy en desacuerdo con esta idea. Este concepto no es apoyado siquiera por estudios proporcionados en su propio sitio web. De hecho, la AAPD publicó un comunicado de prensa sobre un estudio donde dice "la leche materna prohíbe el crecimiento del ácido y la bacteria en la boca." [315] Esto implicaría que quieras amamantar a tu hijo para prevenir la caries. Una nota interesante de este informe es que se demostró que la leche materna por sí misma no contribuye a la caries, pero si se alterna con alimentos dulces sí que las provoca. Esto suena un poco a lo que W.D Miller dijo en 1883 cuando afirmó que un diente saludable resiste el ácido y otras sustancias, pero que un diente débil sucumbe rápidamente a la caries. En el caso de un niño con unos dientes muy débiles por exceso de azúcar o de salvado o germen de trigo, podría parecer que la leche materna promueve las caries, ya que cualquier cosa con algo de dulce promovía la caries.

El amamantamiento nocturno ayuda a proteger contra la caries. Los niños menores de tres años, que crecen durante la noche, necesitan leche materna para proveer a sus cuerpos con los nutrientes necesarios para estar sanos. Los niños mayores de tres años pueden necesitar menos lactancia en la noche, pero aún así les ayudará a dormir bien. Muchos niños que son amamantados por la noche no han desarrollado caries. No hay estudios que demuestren la relación entre dar el pecho a largo plazo y el aumento de caries.[316] Es importante entender esto. Las fórmulas comerciales suelen tener azúcar añadida. El uso de estas fórmulas o de jugos de frutas para la alimentación nocturna incrementará la probabilidad de caries. La leche materna es el mejor alimento que existe para tu bebé. Si tu hijo experimenta caries, debes investigar qué otro alimento de su dieta puede estar causándolas, y no condenar a la leche materna o evitar la lactancia.

Muchos niños lactantes tienen caries aunque la leche materna protege contra la bacteria de la boca.[317] ¿Cómo, entonces, podemos decir que la caries es causada por la bacteria, cuando los niños tienen leche que es un antibacteriano natural en sus bocas constantemente para retardar las caries?

Recientemente he aprendido de un factor importante y que muchas veces se pasa por alto con respecto a la lactancia y a la caries. Algunos niños que tienen caries están siendo amamantados regularmente durante un periodo prolongado de tiempo. Sabemos que la caries ocurre cuando la química del cuerpo está fuera de balance. ¿Cómo puede ser que la leche materna pareciera desequilibrar la química en el cuerpo del niño, si está considerado el alimento ideal? Al alimentarse el bebé, durante un periodo largo de tiempo, del mismo pecho, la leche se hace más gruesa y el contenido de grasa aumenta. Si la madre errónea y consistentemente alimenta a su hijo con los primeros chorros de leche, la cual es dulce y baja en grasas, esto podría crear, hipotéticamente, un desequilibrio en la química del cuerpo del bebé con el tiempo. Otros factores, como la madre no tomando suficientes líquidos, o ingiriendo otras sustancias pocas armónicas, pueden también causar desequilibrios en la leche materna. Un niño nutrido bebe gran cantidad de la leche espesa, más alta en grasas. El bebe digerirá esta leche más lentamente, debido a su alto contenido en grasa. Si hay estrés asociado con la lactancia o la madre no permite sesiones completas de lactancia, entonces de nuevo el niño puede estar recibiendo cantidades excesivas de los primeros chorros de leche, los cuales pueden contribuir a la formación de caries. Hay que usar técnicas atentas de lactancia para darle a tu hijo el mejor potencial para que esté libre de caries.

Sé que la lactancia materna es una materia delicada. Estoy de acuerdo en llevarla a cabo por periodos de tiempo prolongados, incluso de 4-7 años. Trato de ello con más detalle en mi libro sobre infancia temprana y salud *Curando a Nuestros Niños,* **www.healingourchildren.org** Si un progenitor no tiene cuidado la leche materna puede volverse un alimento incompleto para su hijo. A medida que un niño crece necesita más y más nutrientes en la comida. La cantidad de nutrientes provenientes de los alimentos y los de la leche materna, debe ser equilibrados basándose en la edad y en el desarrollo físico del niño. El destete no es la respuesta, sino más bien encontrar el equilibrio entre la lactancia y otros alimentos sólidos complementarios.

Para terminar, teniendo la más alta cantidad de vitaminas y minerales posible en la leche materna, se ayudará al niño a crecer fuerte y prospero. La madre que amamanta a un niño con significantes caries debería suplementar su dieta con muchos de los alimentos especiales descritos en este libro, incluyendo la mantequilla con alta vitamina y el hígado o aceite de hígado de bacalao, junto con alimentos con vitamina C y calcio.

Cierra la boca de tu bebé por la noche

Cuando leí por primera vez este principio me sonó peculiar. Claro, nuestros cuerpos están diseñados para respirar por la nariz, principalmente. Si no, ¿por qué tenemos narices? Aún así algunos niños y adultos respiran primordialmente por la boca. El síndrome de la respiración por la boca durante el sueño está asociado con una mandíbula pequeña, orinarse en la cama, las infecciones de oído, enfermedades cardiacas, hipertensión y los ronquidos.[318] La manera en que la mandíbula de tu hijo crece y se desarrolla puede incluso estar relacionado en cómo respira mientras duerme. El libro de George Catlin, *Cierre la boca y salvará su vida* describe las prácticas de los nativos americanos con los que el Señor Catlin vivió durante mediados de los 1800. Las madres siempre se aseguraban de que, desde el parto, sus hijos durmieran con las bocas cerradas. Una boca abierta por la noche puede, entre otras cosas, afectar el nivel de la sustancia P en el cuerpo y afectar al nervio trigémino, lo cual podría posiblemente tener repercusiones adversas en el crecimiento y desarrollo físico del niño. Después de alimentar a tu bebé por las noches, asegúrate de que su boca está cerrada, quítasela del pezón y ciérrala para que pueda respirar por medio de su nariz.

Los padres y la caries

He hablado con muchas madres que tienen problemas con la caries de sus hijos. Estos parecen estar vinculados a la relación de la madre con el padre o del padre con el niño. Las madres solteras pueden sentirse particularmente estresadas debido a la falta del apoyo necesario para cuidar de sus hijos. Muchas madres también tienen que tratar con padres que no parece importarles tanto la alimentación de sus hijos a base de comidas saludables. Parece ser que hay una conexión entre la carencia de alimentos en un niño, y la ausencia –tanto física como emocional- del padre, ya que la parte primordial del papel de un padre es proporcionar el alimento a su familia. Para pajeras que están juntas, los padres de los niños con caries deben tomar parte en el apoyo a la madre. Para madres solteras, nota cómo la ausencia del padre te afecta.

Pensamientos finales sobre la remineralización de la caries de tu hijo

Los tratamientos dentales solo se ocupan de los síntomas de las caries. Estos no fueron diseñados para los niños, ni se ha demostrado que funcionen para ellos. Porque la caries no es causada por la bacteria, los tratamientos dentales no pueden prevenir las caries. Los niños crecen rápidamente en sus primeros años, y con tan altas demandas de nutrientes, sus cuerpos pueden fácilmente agotarse. Debemos alimentarlos bien para que sean fuertes y se sientan felices.

No tenemos por qué ser víctimas de la caries. Las orientaciones dietéticas que he ofrecido, si se siguen de cerca, son una herramienta poderosa para la prevención y detención de la caries. A raíz de estos tratamientos disfuncionales para la caries, existe un método sencillo y profundo para mejorar drásticamente la salud de sus niños: una buena alimentación.

Dado que aproximadamente el 82% de los dientes de leche cariados se caen sin que los niños experimenten ningún síntoma y sin ningún tipo de tratamiento nutritivo, imagínate los resultados que se darían con una nutrición especial reforzada para prevenir contra la infección y remineralizar el diente. Incluso con tratamientos nutricionales exitosos, los dientes aún pueden cariarse un poco y algunos podrían verse un poco feos. Incluso si uno o dos dientes de bebé no llegan a desarrollarse completamente, cambiar la dieta del niño tendrá un impacto duradero en su salud durante el resto de su vida y ayudará en la formación de sus dientes sanos de adulto.

La salud dental de tu hijo está en sus manos. ¡Reivindica la responsabilidad de la salud dental de tus hijos!

Sobre el autor

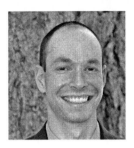

Ramiel Nagel es un padre que reside en Ashland, Oregon. Ramiel comenzó a interesarse por la salud natural cuando descubrió que su hija estaba sufriendo de caries. Su formación incluye estudios sobre salud emocional, yoga Hatha y Bhakti, yoga de la devoción.

Ramiel tiene una licenciatura (B.A) en Ciencias Jurídicas por la Universidad de California, en Santa Cruz. Se siente obligado a compartir el conocimiento contenido en este libro con todo el mundo, para que otra gente pueda estar más sana y ser más feliz. La labor se llevó a cabo con el espíritu de servir a todos.

Entre sus sitios web se incluyen:

www.yourreturn.org
www.curetoothdecay.com
www.healingourchildren.org
www.preconceptionhealth.org

Como solicitar copias adicionales del libro

Visita mi sitio web para adquirirlo sin complicaciones:
www.lacariesdental.com
Para compras al por mayor, por favor envía un email a Golden Child
Publishing
orders@goldenchildpublishing.com

Referencias

1 American Academy of Biologic Dentistry, May 1987 Iatrogenic Damage Due To High Speed Drilling by Ralph Turk, DDS, Germany

2 Brown, E.H. & Hansen, R.T. The Key to Ultimate Health. Fullerton: Advanced Health Research Publishing; 1998:32-33.

3 Hussain, Sharmila. "Chapter 15." Textbook of Dental Materials. New Delhi: Jaypee Brothers Medical, 2004. 258. Print.

4 Ring ME (2005). "Founders of a profession: the original subscribers to the first dental journal in the world". The Journal of the American College of Dentists 72 (2): 20–5.

5 Huggins, H. A. DDS It's All In Your Head. Garden City Park, New York: Avery; 1993:61.

6 Breiner, M. DDS Whole-Body Dentistry. Fairfield: Quantum Health Press; 1999:59-60.

7 Huggins, H. A. DR It's All In Your Head. Garden City Park, New York: Avery; 1993:43-52.

8 Breiner, M. DDS Whole-Body Dentistry. Fairfield: Quantum Health Press; 1999:137-138.

9 Ibid., 79.

10 Ibid., 78.

11 Jeans, P.C. A Survey of Literature of Dental Caries: Washington, D.C.: National Academy of Sciences; 1952:251.

12 Ibid., 251.

13 Tooth Decay, FAQ, American Dental Association. Available at: http://www.ada.org/public/topics/decay_faq. asp.

14 Why is Sugar in Food, Sugar Association. Available At:: http://www.sugar.org/consumers/ sweet_by_nature. asp?id=279.

15 Osmotic pressure and bacteria – Science Encyclopedia http://science.jrank.org/pages/714/Bacteria.html

16 CDS Review. "NIDCR Studies Oral Biofilms". No author listed. January/February 2005, page 60.

17 Howe, P. DDS. Further Studies of the Effect of Diet Upon the Teeth and Bones Journal of the American Dental Association, 1923: 201

18 Larmas, M., J Dent Res 82:253 (2003)

19 Schatz, A. The New York State Dental Journal: Vol. 38, No. 3: 285-295: May, 1972

20 Roggenkamp, Clyde L., and John Leonora. "Foreward." Dentinal Fluid Transport : Publications of Drs. Ralph Steinman and John Leonora. Loma Linda, CA: Loma Linda University School of Dentistry, 2004. XIV. Print.

21 Ibid., VI.

22 Surveillance for Dental Caries, Dental Sealants, Tooth Retention, Edentulism, and Enamel Fluorosis—United States, 1988–1994 and 1999–2002. Centers for Disease Control and Prevention (CDC), Available at: http://www.cdc. gov/MMWR/preview/mmwrhtml/ ss5403a1.htm

23 National Health and Nutrition Examination Survey, 1999-2002. NationalCenter for Health Statistics, CDC. Available at: www.cdc.gov/ nccdphp/publications/aag/ pdf/oh.pdf.

24 Trends in Oral Health Status: United States, 1988-1994 and 1999-2004. Series 11, Number 248. 104 pp. (PHS) 2007-1698.

25 Price, W. A. Journal of the American Dental Association, 1936: 888.

26 Ibid., 26.

27 Ibid.

28 Ibid.

29 Ibid., 35.

30 Ibid., 39.

31 Ibid., 27.

32 Price, "Why Dental Caries with Modern Civilizations? V. An Interpretation of Field Studies Previously Reported," 278.

33 Figures have been rounded up for simplicity

34 op. cit., p. 27.

35 Price, "Why Dental Caries with Modern Civilizations? V. An Interpretation of Field Studies Previously Reported," 278.

36 Ibid., 35.

37 op. cit., p. 38.

38 Ibid., 45.

39 Ibid., 44.

40 Ibid.

41 Ibid., 49.

42 Ibid.

43 Ibid.

44 Ibid. 50.

45 Ibid 49.

46 Ibid., 55-57.

47 Price, W.A. Dental Digest, Figure Ten.

48 Price, W. A. Nutrition and Physical Degeneration 6th Edition. La Mesa: Price-Pottenger Nutrition Foundation; 2004: op. cit., p. 441.

49 op. cit., p. 171.

50 op. cit., p. 173.

51 op. cit., p. 174.

52 Ibid., 186.

53 Fallon, S. and Enig, M. Australian Aborigines— Living Off the Fat of the Land, Available At: http://www. westonaprice.org/traditional_diets/australian_aborigines.html

54 Price, W. A. Nutrition and Physical Degeneration 6th Edition. La Mesa: Price-Pottenger Nutrition Foundation; 2004: op. cit., p. 174.

55 op. cit., p. 275-276.

56 Price, W. A. Nutrition and Physical Degeneration 6th Edition. La Mesa: Price-Pottenger Nutrition Foundation; 2004:415.

57 Price, Weston A. "Field Studies among Some African Tribes on the Relation of Their Nutrition to the Incidence of Dental Caries and Dental Arch Deformities" Journal. A.D.A. 23:888, May 1936.

58 SUPPLEMENTARY DATA TABLES, USDA's 1994-96 Continuing Survey of Food Intakes by Individuals, Table Set 12, US Department of Agriculture, Agricultural Research Service, Available at: http://www.ars.usda.gov/ SP2UserFiles/Place/12355000/pdf/Supp.PDF.

59 Price, W. A. Nutrition and Physical Degeneration 6th Edition. La Mesa: Price-Pottenger Nutrition Foundation; 2004:295.

60 Ibid., 432.

61 Price, W. A. Nutrition and Physical Degeneration 8th Edition. La Mesa: Price-Pottenger Nutrition Foundation; 2008:391-392.

62 Price, W. A. *Nutrition and Physical Degeneration 6th Edition.* La Mesa: Price-Pottenger Nutrition Foundation; 2004:290.

63 Ibid., 295.

64 Ibid., 273.

65 Ibid., 274.

66 Ibid., 488.

67 Page, M. Abrams, L. Your Body is Your Best Doctor. New Canaan: Keats Publishing Inc.; 1972:188.

68 Page, M. Abrams, L. Your Body is Your Best Doctor. New Canaan: Keats Publishing Inc.; 1972:196.

69 Forbes, R. The Hormone Mess And How To Fix It. 2004: 7.

70 Page, M. Abrams, L. Your Body is Your Best Doctor. New Canaan: Keats Publishing Inc.;1972:196.

71 Ibid., 23.

72 Cook, Douglas DDS "Rescued by My Dentist.": 27.

73 Berggren G. ,Brannstrom M., "The Rate of Flow in Dentinal Tubules Due to Capillary Attraction." J Dent Res.1965; 44: 307-456.

74 Ten Cate AR. Oral Histology: Development, Structure and Function. Mosby, St. Louis, Boston, Toronto 1998; Chapters 5, 9, 10, 11 and 18.

75 Roggenkamp, Clyde L., and John Leonora. "Foreward." Dentinal Fluid Transport : Publications of Drs. Ralph Steinman and John Leonora. Loma Linda, CA: Loma Linda University School of Dentistry, 2004. IX. Print.

76 Huggins, Hal A., DDS. Why Raise Ugly Kids. Arlington House Publishers, Westport, CT, Copyright 1981, ISB-NO-87000-507-3, pages 143-149.

77 Forbes, R. The Hormone Mess and How to Fix It. 2004: 12.

78 Ravnskov MD, Uffe. "The Cholesterol Myths." Cholesterol Myths. 7 Sept. 2006. Web. 16 Aug. 2010. <http://www.ravnskov.nu/cholesterol.htm>.

79 Ibid.

80 http://www.westonaprice.org/abcs-of-nutrition/173.html

81 Mellanby, E. Relation of Diet to Health and Disease. The British Medical Journal 677, April 12, 1930.

82 Masterjohn, Chris. "On the Trail of the Elusive X-Factor: A Sixty-Two-Year-Old Mystery Finally Solved." The Weston A. Price Foundation. 13 Feb. 2008. Web. 16 Aug. 2010. <http://www.westonaprice.org/abcs-of-nutrition/175-x-factor-is-vitamin-k2.html>.

83 Masterjohn, Chris. "From Seafood to Sunshine: A New Understanding of Vitamin D Safety." The Weston A. Price Foundation. Dec. 2006. Web. 15 Aug. 2010. <http://www.westonaprice.org/abcs-of-nutrition/173.html>.

84 Sullivan, Krispin. "The Miracle of Vitamin D." The Weston A. Price Foundation. Dec. 2000. Web. 16 Aug. 2010. <http://www.westonaprice.org/ abcs-of-nutrition/168.html>.

85 Wetzel, Dave. "Part 2, Deeper Discussion; Why FCLO and High Vitamin Butter Oil." Green Pasture Products. July 2010. Web. 16 Aug. 2010. <http://www.greenpasture.org/community/?q=node/271>.

86 Ibid.

87 Mellanby, May. "THE AETIOLOGY OF DENTAL CARIES." British Medical Journal (1932): 749-51. Print.

88 Masterjohn, Chris. "Vitamin A On Trial: Does Vitamin A Cause Osteoporosis?" The Weston A. Price Foundation. 1 Aug. 2006. Web. 22 Aug. 2010. <http://www.westonaprice.org/abcs-of-nutrition/172-vitamin-a-on-trial.html>.

89 Ibid.

90 Ibid.

91 Vitamin A figures from http://www.nutritiondata.com which is extracted from USDA government data on vitamin contents of food.

92 Wetzel, Dave. "Part 2, Deeper Discussion; Why FCLO and High Vitamin Butter Oil Products." Green Pasture Products. July 2010. Web. 16 Aug. 2010. <http://www.greenpasture.org/community/?q=node/271>.

93 Ibid.

94 Fallon, Sally, and Mary Enig. "Cod Liver Oil Basics and Recommendations." The Weston A. Price Foundation. 8 Feb. 2009. Web. 23 Aug. 2010. <http://www.westonaprice.org/cod-liver-oil/238.html>.

95 Masterjohn, Chris. "Vitamin A On Trial: Does Vitamin A Cause Osteoporosis?" The Weston A. Price Foundation. 1 Aug. 2006. Web. 22 Aug. 2010. <http://www.westonaprice.org/abcs-of-nutrition/172-vitamin-a-on-trial.html>.

96 Price, W. A. Nutrition and Physical Degeneration 8th Edition. La Mesa: Price-Pottenger Nutrition Foundation; 2008:269.

97 Wetzel, David. "Cod Liver Oil Manufacturing." The Weston A. Price Foundation. 28 Feb. 2006. Web. 22 Aug. 2010. <http://www.westonaprice. org/cod-liver-oil/183-clo-manufacturing.html>.

98 Fallon, Sally, and Mary Enig. "Cod Liver Oil Basics and Recommendations." The Weston A. Price Foundation. 8 Feb. 2008. Web. 23 Aug. 2010. <http://www.westonaprice.org/cod-liver-oil/238.html#brands>.

99 Price, W. A. Nutrition and Physical Degeneration 6th Edition. La Mesa: Price-Pottenger Nutrition Foundation; 2004:26.

100 Price, W. A. *Nutrition and Physical Degeneration* 8th Edition. La Mesa: Price-Pottenger Nutrition Foundation; 2008:385.

101 Ibid., 386.

102 Wetzel, Dave. "Plant Stem Cells." Green Pasture Products. 9 Mar. 2010. Web. 22 Aug. 2010. <http://www.greenpasture.org/community/?q=node/231>.

103 Price, W. A. *Nutrition and Physical Degeneration* 8th Edition. La Mesa: Price-Pottenger Nutrition Foundation; 2008:391.

104 Price, "Why Dental Caries with Modern Civilizations?" XI. New Light on Loss of Immunity to Some Degenerative Processes Including Dental Caries," 243.

105 Price, "Why Dental Caries with Modern Civilizations? XI. New Light on Loss of Immunity to Some Degenerative Processes Including Dental Caries," 243.

106 Wetzel, Dave. "Update on Cod Liver Oil Manufacture." The Weston A. Price Foundation. 30 Apr. 2009. Web. 23 Aug. 2010. <http://www.westonaprice.org/cod-liver-oil/1602-update-on-cod-liver-oil-manufacture.html>.

107 Heard, George W. "Chapter 17." *Man versus Toothache.* Milwaukee: Lee Foundation for Nutritional Research, 1952. Print.

108 Ibid., Chapter 9.

109 Ibid., Chapter 28.

110 McAfee, Mark. "The Fifteen Things That Pasteurization Kills." *Wise Traditions* Summer (2010): 82. Print.

111 Ibid.

112 Huggins, Hal A.. *It's All in Your Head: The Link Between Mercury Amalgams and Illness.* 1 ed. New York: Avery Publishing, 1993. Print:155.

113 USDA food nutrient database accessed at www.nutritiondata.com

114 Page, Melvin E., and H. Leon Abrams. *Your Body Is Your Best Doctor!* New Canaan, CT: Keats Pub., 1972. 129. Print.

115 Price, W. A. *Nutrition and Physical Degeneration* 8th Edition. La Mesa: Price-Pottenger Nutrition Foundation; 2008:29.

116 Ibid., 113-114.

117 Page, Melvin E., and H. Leon. Abrams. *Health vs Disease, a Revolution in Medical Thinking.* St. Petersburg, FL: Page Foundation, 1960. 57. Print.

118 Tooth Decay, Pregnancy FAQ, American Dental Association. Available at: http://www.ada.org/ public/topics/pregnancy_faq.asp

119 Huggins, Hal A.. *It's All in Your Head: The Link Between Mercury Amalgams and Illness.* 1 ed. New York: Avery Publishing, 1993. Print:156.

120 Burt, Brian A. "The use of sorbitol- and xylitol-sweetened chewing gum in caries control." *Journal of the American Dental Association* Vol 137, No 2, 190–196. Jan. 2008 <http://jada.ada.org/ cgi/content/abstract/137/2/190>.

121 "Artificial Sweeteners Symptoms, Causes, Treatment— Are There Any Safety Concerns with Sugar Alcohols on MedicineNet." Web. 01 Sept. 2010. <http://www.medicinenet.com/ artificial_sweeteners/page4.htm>.

122 Eyre, Charlotte. "Sugar-free Gum Poisonous for Pets." Confectionery News—News on Confectionery. 24 July 2007. Web. 31 Aug. 2010. <http://www.confectionerynews.com/Markets/Sugar-free-gum-poisonous-for-pets>.

123 1.Dehmel KH and others. Absorption of xylitol. Int. Symp on metabolism, physiololgy and clinical use of pentoses and pentitols. Hakone, Japan, 1967, 177-181, Ed. Horecker. www.inchem.org/ documents/jecfa/jecmono/v12je22.htm

124 Heaney, Anthony. "UCLA's Jonsson Comprehensive Cancer Center : In the News : Pancreatic Cancers Use Fructose, Common in a Western Diet, to Fuel Growth." UCLA's Jonsson Comprehensive Cancer Center : Cancer Treatment and Research. 3 Aug. 2010. Web. 01 Sept. 2010. <http://www.cancer.ucla.edu/ Index.aspx? page=6 44&recordid=385&returnURL=/index.aspx>.

125 Page, Melvin E., and H. Leon Abrams. *Your Body Is Your Best Doctor!* New Canaan, CT: Keats Pub., 1972. 184. Print.

126 Davidson, Lena. "Iron Bioavailablity from Weaning Foods: The Effect of Phytic Acid" Macronutrient Interactions: Impact on Child Health and Nutrition by US Agency for International Development Food and Agricultural Organization of the United Nations. 1996:23.

127 Johnson DDS, Clarke. "Epidemiology of Dental Disease." *University of Illinois at Chicago—UIC.* N.p., n.d. Web. 13 Sept. 2010

128 Mellanby, E. Relation of Diet to Health and Disease. *The British Medical Journal* 677, April 12, 1930.

129 Barnett Cohen and Lafayette B. Mendel. Experimental Scurvy of the Guinea Pig in Relation to The Diet, *J. Biol. Chem.* 1918 35: 425-453.

130 Ibid., 449.

131 Iron absorption in man: ascrobic acid and dose-depended inhibition. *American Journal of Clinical Nutrition.* Jan 1989. 49(1):140-144.

132 Mellanby, Edward J. The Rickets-Producing and Anti-Calcifying Action of Phytate Physiol. (1949) 109, 488-533 547.593:6I2.751.1

133 McCollum, Elmer Verner. *The New Knowledge of Nutrition.* New York: Macmillan, 1918. 312. Print. (Professor of Chemical Hygiene, John Hopkins University)

134 Ibid., 316.

135 Ibid., 324.

136 Mellanby, Edward J. The Rickets-Producing and Anti-Calcifying Action of Phytate *Physiol.* (1949) 109, 488-533 547.593:6I2.751.1

137 On Cases Described as "Acute Rickets," which are probably a combination of Scurvy and Rickets, the Scurvy being an essential, and the rickets a variable, element *Med Chir* Trans. 1883; 66: 159–220.1.

138 Sherlock, Paul, Rothschild, E. Scurvy Produced by a Zen Macrobiotic Diet *JAMA,* March 13, 1967. Vol 199, No 11

139 Mellanby, May, and Lee Pattison. "THE INFLUENCE OF A CEREAL-FREE DIET RICH IN VITAMIN D AND CALCIUM ON DENTAL CARIES IN CHILDREN." *British Medical Journal* (1932): 507-12. Print.

140 Ibid.

141 Mellanby, Edward. "The Relation of Diet to Health and Disease." *British Medical Journal* (1930): 677-81. Print.

142 *J. Physiol.* (1942) 101, 44-8 612.015.31 Mineral Metabolism of Healthy Adults on White and Brown Bread Dietaries.

143 Mellanby, Edward, and D. C. Harrison. "Phytic Acid and the Rickets-producing Action of Cereals." *Biochemical Journal* (1939): 1660-674. Print.

144 Mellanby, Edward. "The Rickets-Producing an dAnti-Calcifying Action of Phytate." *J. Physiol.* (I949) I09, 488-533

145 Davidson, Lena. "Iron Bioavailablity from Weaning Foods: The Effect of Phytic Acid" Macronutrient Interactions: Impact on Child Health and Nutrition by US Agency for International Development Food and Agricultural Organization of the United Nations. 1996:22.

146 Johansen K and others. Degradation of phytate in soaked diets for pigs. Department of Animal Health, Welfare and Nutrition, Danish Institute of Agricultural Sciences, Research Centre Foulum, Tjele, Denmark.

147 Tannenbaum and others. *Vitamins and Minerals in Food Chemistry,* 2nd edition. OR Fennema, ed. Marcel Dekker, Inc., New York, 1985, p 445.

148 Ibid.

149 Singh M and Krikorian D. Inhibition of trypsin activity in vitro by phytate. *Journal of Agricultural and Food Chemistry* 1982 30(4):799-800.

150 Ibid.

151 "Fermented cereals a global perspective. Table of contents.." *FAO: FAO Home.* N.p., n.d. Web. 13 Sept. 2010. <http://www.fao.org/docrep/ x2184E/x2184E00.htm >

152 Ibid.
153 Ibid.
154 Daniel, Kaayla. "Plants Bite Back." *Wise Traditions* 11.1: 18-26. Print.
155 Denny, Paul. et al. Novel Caries Risk Test» DOI: 10.1196/annals.1384.009
156 Antinutritional content of developed weaning foods as affected by domestic processing. *Food Chemistry.* 1993 47(4):333-336.
157 I. EGLI, L. DAVIDSSON, M.A. JUILLERAT, D. BARCLAY, R.F. HURRELL. "The Influence of Soaking and Germination on the Phytase Activity and Phytic Acid Content of Grains and Seeds Potentially Useful for Complementary Feeding." *Sensory and nutritive qualities of food* 67.9 (2002): 3484-3488. Print.
158 Ibid.
159 Silvia Valencia, Ulf Svanberg, Ann-Sofie Sandberg, Jenny Ruales Processing of quinoa (Chenopodium quinoa, Willd): effects on in vitro iron availability and phytate hydrolysis *International Journal of Food Sciences and Nutrition.* 1999, Vol. 50, No. 3 , Pages 203-211
160 Fazli Manan, Tajammal Hussain, Inteaz Alli and Parvez Iqbal. "Effect of cooking on phytic acid content and nutritive value of Pakistani peas and lentils." *Food Chemistry* Volume 23, Issue 2, 1987, Pages 81-87.
161 *Food Chemistry* 1993. 47(4)333-336.
162 SAMUEL KON, DAVID W. SANSHUCK PHYTATE CONTENT AND ITS EFFECT ON COOKING QUALITY OF BEANS. *Journal of Food Processing and Preservation.* Volume 5, Issue 2, pages 169–178, September 1981.
163 "Fermented cereals a global perspective. Table of contents.." *FAO: FAO Home.* N.p., n.d. Web. 13 Sept. 2010. <http://www.fao.org/docrep/ x2184E/x2184E00.htm >
164 Rubel, William. "Rye Bread from France : Pain Bouilli." William Rubel, Author and Cook Specializing in Traditional Cuisines. Web. 04 Sept. 2010. <http://www.williamrubel.com/artisanbread/examples/ryebread/rye-bread-from-france-pain-bouilli>. Further reading Marcel Maget's Le pain anniversaire a Vilard d'Arene en Oisans
165 Ibid.
166 Czapp, Katherine. "The Good Scots Diet." The Weston A. Price Foundation. 1 May 2009. Web. 04 Sept. 2010. <http://www.westonaprice.org/traditional-diets/1605.html>.
167 Conversation on "Basmati Rice." IndiaDivine. Web. 07 Sept. 2010. <http://www.indiadivine.org/ audarya/ayurveda-health-wellbeing/902739-basmati-rice.html>.
168 Trinidad P. Trinidada; Aida C. Mallillina; Rosario S. Saguma; Dave P. Brionesa; Rosario R. Encaboa; Bienvenido O. Julianob . "Iron absorption from brown rice/brown rice-based meal and milled rice/milled rice meal." *International Journal of Food Sciences and Nutrition*, Volume 60, Issue 8 December 2009 , pages 688-693.
169 Rice and iron absorption in man. European Journal of Clinical Nutrition. July 1990. 44(7):489-497.
170 "Fermented cereals a global perspective. Table of contents.." *FAO: FAO Home.* N.p., n.d. Web. 13 Sept. 2010. <http://www.fao.org/docrep/ x2184E/x2184E00.htm >
171 McKenzie-Parnell JM and Davies NT. Destruction of Phytic Acid During Home Breadmaking. *Food Chemistry* 1986 22:181–192.
172 CCVIII. PHYTIC ACID AND THE RICKETSPRODUCING ACTION OF CEREALS BY DOUGLAS CREESE HARRISON AD EDWARD MELLANBY From the Field Laboratory, University of Sheffield, and the Department of Biochemistry, Queen's University, Belfast (Received 11 August 1939)
173 Mellanby, Edward J. The Rickets-Producing and Anti-Calcifying Action of Phytate *J.Physiol.* (1949) 109, 488-533 547.593:6l2.751.1
174 Ologhobo AD and Fetuga BL. Distribution of Phosphorus and Phytate in Some Nigerian Varieties of Legumes and some Effects of Processing. *Journal of Food Science* 1984 Volume 49.
175 Fallon, Sally, and Mary G. Enig. *Nourishing Traditions: the Cookbook That Challenges Politically Correct Nutrition and the Diet Dictocrats.* Washington, DC: New Trends Pub., 2001. 468-69. Print.
176 Macfarlane, Bezwoda, Bothwell, Baynes, Bothwell, MacPhail, Lamparelli, Mayet. "inhibitory effect of nuts on iron absorption." *The American Journal of Clinical Nutrition* 47 (1988): 270-274. Print.
177 Ibid.
178 Ibid.
179 N. R. Reddy, Shridhar K. Sathe. *Food Phytates.* 1 ed. Boca Raton, FL: CRC Press, 2001. Print.
180 McGlone, John, and Wilson G. Pond. *Pig Production: Biological Principles and Applications.* 1 ed. Albany: Delmar Cengage Learning, 2002. Print.
181 Lonnerdal and Dewey. *Micronutrient Interactions US Agency of International Development* / Food and Agriculture Organization of the United Nations: 1995.
182 Masterjohn, Chris. "Vitamin A On Trial: Does Vitamin A Cause Osteoporosis?" The Weston A. Price Foundation. 1 Aug. 2006. Web. 22 Aug. 2010. <http://www.westonaprice.org/abcs-of-nutrition/172-vitamin-a-on-trial.html>.
183 Huggins, Hal A.. *It's All in Your Head: The Link Between Mercury Amalgams and Illness.* 1 ed. New York: Avery Publishing, 1993. Print:147.
184 Bieler, H. *Food is Your Best Medicine.* New York: Vintage Books, 1965: 202.
185 "Soy Alert!" The Weston A. Price Foundation. Web. 02 Sept. 2010. <http://www.westonaprice. org/soy-alert.html>.
186 Smith, Garret. "Nightshades:oblems from These Popular Foods Exposed to the Light of Day." *Wise Traditions* 11.1 (2010): 48-54. Print.
187 Brown, Ellen Hodgson., and Richard T. Hansen. *The Key to Ultimate Health: Researchers Worldwide Are Concluding That a Vital Key to Wellness Have Been Overlooked—and It's Right under Your Nose!* Fullerton, CA: Advanced Health Research Pub., 1998:174. Print.
188 Brian Q. Phillippya, Mengshi Linb, Barbara Rascob. Analysis of phytate in raw and cooked potatoes. *Journal of Food Composition and Analysis* 17 (2004) 217–226.
189 BRIAN Q. PHILLIPPY,JOHN M. BLAND, AND TERENCE J. EVENS, Ion Chromatography of Phytate in Roots and Tubers. *J. Agric. Food Chem.* 2003, 51, 350-353.
190 Ibid.
191 Richard A. Fenske, John C. Kissel, Chensheng Lu, David A. Kalman, Nancy J. Simcox, Emily H. Allen, Matthew C. Keifer *Environmental Health Perspectives*, Vol. 108, No. 6 (Jun., 2000), pp. 515–520

192 Fallon, S. *Nourishing Traditions*. Washington, DC: New Trends; 1999:13-14.

193 Federal Register, 1985.

194 Fallon, Sally, and Mary Enig. "The Great Con-ola." The Weston A. Price Foundation. 28 July 2002. Web. 01 Sept. 2010. <http://www.westonaprice.org/know-your-fats/559-the-great-con-ola.html>.

195 Enig, Mary, and Sally Fallon. "The Skinny on Fats." The Weston A. Price Foundation. 01 Sept. 2001. Web. 02 Sept. 2010. <http://www.westonaprice. org/know-your-fats/526-skinny-on-fats.html>.

196 Mapes, Diane. "Gooey Nutrition Bars Fuel Energy —and Cavities—Health—Oral Health—Msnbc.com." Msnbc. com. Web. 02 Sept. 2010. <http://www.msnbc. msn. com/id/32765018/ns/health-diet_and_ nutrition/>.

197 Brown, E.H & Hansen, R.T The Key to Ultimate Health. Fullerton: Advanced Health Research Publishing; 1998:174.

198 Fallon, S. *Nourishing Traditions*. Washington, DC: New Trends; 1999:51.

199 Huggins, Hal A.. *It's All in Your Head: The Link Between Mercury Amalgams and Illness*. 1 ed. New York: Avery Publishing, 1993. Print:154.

200 Hallberg L, Hulthen L. Prediction of dietary iron absorption: an algorithm for calculating absorption and bioavailability of dietary iron. *Am J Clin Nutr* 2000;71:1147– 60.

201 Bieler, H. *Food is Your Best Medicine*. New York: Vintage Books, 1965: Preface.

202 "Disease, Gum (Diseases, Periodontal)." *ADA: American Dental Association* . N.p., n.d. Web. 16 Sept. 2010. <http://www.ada.org/3063.aspx

203 Price, W. A. *Nutrition and Physical Degeneration* 8th Edition. La Mesa: Price-Pottenger Nutrition Foundation; 2008:506.

204 Ibid. 6th Edition 293.

205 Price, W. A. Nutrition and Physical Degeneration 6th Edition. La Mesa: Price-Pottenger Nutrition Foundation; 2004:290.

206 Vonderplantiz, A. *We Want To Live*: Los Angeles: Carnelian Bay Castle Press;2005: 292. More than five consecutive days of raw eggs may cause thinning of uterine mucus, so a two day break is advised.

207 Radiation Ovens, The Proven Dangers Of Microwaves, Available At: http://www.ecclesia.org/ forum/uploads/bondservant/microwaveP.pdf

208 I. EGLI, L. DAVIDSSON, M.A. JUILLERAT, D. BARCLAY, R.F. HURRELL. "The Influence of Soaking and Germination on the Phytase Activity and Phytic Acid Content of Grains and Seeds Potentially Useful for Complementary Feeding." *Sensory and nutritive qualities of food* 67.9 (2002): 3484-3488. Print.

209 *Am-J. Clin-Nutr*. Baltimore, MD. : American Society for Clinical Nutrition. Jan 1991. V. 53 (1) p. 112-119. Calcium: effect of different amounts on nonheme- and heme-iron absorption in humans.

210 Guyenet, Stephan. "A New Way to Soak Brown Rice." Whole Health Source. N.p., 4 Apr. 2009. Web. 11 Sept. 2010. <http://wholehealthsource.blogspot.com /2009/04/new-way-to-soak-brown-rice.html>.

211 *Stroke*. 2004;35:496.

212 "Oral Health for Older Americans—Fact Sheets and FAQs—Publications—Oral Health." *Centers for Disease Control and Prevention*. N.p., n.d. Web. 16 Sept. 2010. <http://www.cdc.gov/ oralhealth/publications/ factsheets/adult_older.htm>

213 Price, W. A. *Nutrition and Physical Degeneration 6th Edition*. La Mesa: Price-Pottenger Nutrition Foundation; 2004:Chapter 19.

214 Page, M. Abrams, L. *Your Body is Your Best Doctor*. New Canaan: Keats Publishing Inc.;1972:197.

215 Ibid., 197.

216 Price, W. A. *Nutrition and Physical Degeneration 6th Edition*. La Mesa: Price-Pottenger Nutrition Foundation; 2004:337-38.

217 Ibid., 197.

218 Mellanby, Ma. "Periodontal Disease in Dogs (Experimental Gingivitis and "Pyorrhoea")" *Proceedings of the Royal Society of Medicine* April 28, 1930 42-48

219 MELLANBY, EDWARD. *NUTRITION AND DISEASE— THE INTERACTION OF CLINICAL AND EXPERIMENTAL WORK*. London: Oliver and Boyd, 1934. Print.

220 "Client feedback." *Resources for Life*. N.p., n.d. Web. 28 Sept. 2010. <http://www.resourcesforlife.net/ article. asp?article=93>.

221 Phillips , Dr. J.E. . "Dr Phillips Blotting Technique Blotting Brushes" *Seventh Wave Supplements—Additive* Web. 28 Sept. 2010. <http://www.seventhwavesupplements. com/pc/viewPrd.asp?idcategory=107&idproduct=73>

222 Breiner, Mark A.. *Whole-Body Dentistry: Discover The Missing Piece To Better Health*. 1 ed. Fairfield: Quantum Health Press, 1999. Print.

223 Huggins, Hal A.. *It's All in Your Head: The Link Between Mercury Amalgams and Illness*. 1 ed. New York: Avery Publishing, 1993:64. Print.

224 "ATSDR—2007 CERCLA Priority List of Hazardous Substances." *ATSDR Home*. N.p., n.d. Web. 28 Sept. 2010. < http://www.atsdr.cdc.gov/ cercla/07list.html>

225 G Null, M Feldman. "Mercury Dental Amalgams: The Controversy Continues." *Journal of Orthomolecular Medicine*, Vol. 17, No. 2, 2nd Quarter 2002

226 Food and Drug Administration, "Questions and Answers on Amalgam Fillings." www.fda.gov/ cdrh/consumer/amalgams.html. Statement and website was then changed, http://www.fda.gov/ MedicalDevices/Product sandMedicalProcedures/DentalProducts/DentalAmalgam/ucm171120.htm

227 Principles of Ethics and Code Of Professional Conduct, 2010 American Dental Association <http://www.ada. org/ sections/about/pdfs/ada_code.pdf>

228 Breiner, Mark A.. *Whole-Body Dentistry: Discover The Missing Piece To Better Health*. 1 ed. Fairfield: Quantum Health Press, 1999:70. Print.

229 Ibid.

230 Brown, E.H & Hansen, R.T The Key to Ultimate Health. Fullerton: Advanced Health Research Publishing; 1998:62-63.

231 Huggins, Hal A.. *It's All in Your Head: The Link Between Mercury Amalgams and Illness*. 1 ed. New York: Avery Publishing, 1993:76. Print.

232 Cook, Douglas DDS *Rescued by My Dentist*: 141.

233 Brown, E.H & Hansen, R.T The Key to Ultimate Health. Fullerton: Advanced Health Research Publishing; 1998:89.

234 Huggins, Hal A.. *It's All in Your Head: The Link Between Mercury Amalgams and Illness*. 1 ed. New York: Avery Publishing, 1993:80. Print.

235 Brown, E.H & Hansen, R.T The Key to Ultimate Health. Fullerton: Advanced Health Research Publishing; 1998:78-79.

236 Ibid.

237 Huggins, Hal A.. *It's All in Your Head: The Link Between Mercury Amalgams and Illness*. 1 ed. New York: Avery Publishing, 1993:81. Print.

238 Brown, E.H & Hansen, R.T The Key to Ultimate Health. Fullerton: Advanced Health Research Publishing; 1998:78.

239 Cook, Douglas DDS *Rescued by My Dentist*: 108.

240 Sources were: prlabs.com and nutrimost.net

241 Jones, M. An Interview with George Meinig. Reprinted in *PPNF Journal*, Volume 31, Number 1.

242 Cook, Douglas DDS "Rescued by My Dentist.": 62.

243 Breiner, M. DDS *Whole-Body Dentistry*. Fairfield: Quantum Health Press; 1999:96.

244 Brown, E.H & Hansen, R.T The Key to Ultimate Health. Fullerton: Advanced Health Research Publishing; 1998:105.

245 Gammal, Robert. "Focal Infection in dentistry." *Robert Gammal's Home Page*. N.p., n.d. Web. 23 Sept. 2010. <http:// www.robertgammal.com/ RCTDocs2/FocalInfection.html>.

246 Brown, E.H & Hansen, R.T The Key to Ultimate Health. Fullerton: Advanced Health Research Publishing; 1998:74.

247 Ibid., 76.

248 Cook, Douglas DDS "Rescued by My Dentist.": 125.

249 M.N. Rasool, S. Govender. THE JOURNAL OF BONE AND JOINT SURGERY, VOL. 71-B, No. 5, NOVEMBER 1989

250 Ibid., 293.

251 H. Wada, H. Tarumi, S. Imazato, M. Narimatsu, and S. Ebisu, "In vitro Estrogenicity of Resin Composites" *J Dent Res* 83(3):222-226, 2004. Available at: http://jdr. iadrjournals.org/ cgi/reprint/83/3/222.pdf

252 Addy, Martin, W Michael Edgar, Graham Embery, and Robin Orchardson. *Tooth Wear and Sensitivity: Clinical Advances in Restorative Dentistry*. 1 ed. Stockholm: Informa Healthcare, 2000:323. Print.

253 Ibid. Ch. 14.

254 "Titanium Dioxide Classified as Possibly Carcinogenic to Humans." CCOHS: Canada's National Centre for Occupational Health and Safety information. N.p., n.d. Web. 29 Sept. 2010. <http://www.ccohs.ca/headlines/ text186. html>.

255 Kumazawa, R. "Effects of Titanium ions and particles on neutrophil function and morphology." *Biomaterials* Volume 23, Issue 17, September 2002, Pages 3757-3764

256 Dr J. Yiamouyiannus Water Fluoridation & Tooth Decay Study, Fluoride 23:pp55-67, 1990.

257 Kennedy, D. "How To Save Your Teeth," Health Action Press. 1993: 141-142.

258 Kumar & Iida. "The Association Between Enamel Fluorosis and Dental Caries in U.S. Schoolchildren," *Journal of the American Dental Association*, July 2009 (Table 1).

259 Connett, Michael. "The Phosphate Fertilizer Industry: An Environmental Overview." *Fluoride Action Network*. N.p., n.d. Web. 29 Sept. 2010 < http://www.fluoridealert. org/phosphate/overview.htm#4>.

260 "NTEU 280 Fluoride." *NTEU 280 Home Page—EPA Headquarters*. N.p., n.d. Web. 29 Sept. 2010. <http://www. nteu280.org/Issues/Fluoride/NTEU280-Fluoride.htm>.

261 McLellan, Helen. "Consumer Health Articles: FLUORIDATION ." *CONSUMER HEALTH*. N.p., n.d. Web. 29 Sept. 2010. <http://www.consumerhealth.org/ articles/ display.cfm?ID=19990817225011>.

262 Sibbison, J.b., "More About Fluoride," Lancet, Volume 336, No. 8717, p. 737 (1990).

263 Price, W. A. Nutrition and Physical Degeneration 6th Edition. La Mesa: Price-Pottenger Nutrition Foundation; 2004: op. cit., Chapter 2.

264 op. cit., p. 174.

265 substance P." *Northern California Cranio-facial Diagnostic Center*. N.p., n.d. Web. 30 Sept. 2010. < http:// www. dentalphysician.com/www07/substance_P.html>

266 Jennnings, Dwight. "medparadigm." *Northern California Cranio-facial Diagnostic Center*. N.p., n.d. Web. 30 Sept. 2010. < http://www.dentalphysician.com/ www07/ assmedparadigm.html>.

267 Mechanisms of pain arising from the tooth pulp." *School of Clinical Dentistry*. N.p., n.d. Web. 30 Sept. 2010. < http://www.sheffield. ac.uk/dentalschool/research/ groups/neuroscience/pain.html>

268 substance P." *Northern California Cranio-facial Diagnostic Center*. N.p., n.d. Web. 30 Sept. 2010. < http:// www. dentalphysician.com/www07/substance_P.html>

269 Jennnings, Dwight. "medparadigm." *Northern California Cranio-facial Diagnostic Center*. N.p., n.d. Web. 30 Sept. 2010. < http://www.dentalphysician.com/ www07/ hyperactivity.html >.

270 Roettger, Mark. *Performance Enhancement and Oral Appliances. A supplement to Compendium, Continuing Education in Dentistry*.Aegis Publications, Newtown 2009:4.

271 Dr. Dwight Jennings, <www.dentalphysician.com>

272 Orthodontics—Dr. Brendand C. Stack, *Dr. Stack—TMJ Pain, TMD Pain*. N.p., n.d. Web. 5 Oct. 2010. <http:// www.tmjstack.com/ortho.htm>.

273 Jennings, Dwight. "selfassessment." *Northern California Cranio-facial Diagnostic Center*. N.p., n.d. Web. 5 Oct. 2010. < http://www.dentalphysician.com/www07/ass-selfassessment.html>

274 Mew, John. "Facial Changes in Identical Twins Treated by Different Orthodontic Techniques." *World Journal of Orthodontics* 8.2 (2007): 175-88. Print.

275 Ernst S, Elliot T, Patel A, Sigalas D, Llandro H, Sandy J R and Ireland J. Consent to orthodontic treatment—is it working? BDJ 2007. 202:616-617.

276 Kurol,J., Owman-Moll,P and Lundgren,D. 1996. "Time related root resorption after application of a controlled continuous orthodontic force". *American Journal of Orthodontics and Dentofacial Orthopedics*. 110: 303-310.

277 Mohandesan H, Ravanmehr H and Valaei N. 2007. A radiographic analysis of external apical root resorption of maxillary incisors during active orthodontic treatment. *European Journal of Orthodontics* 29: 134-139.

278 Mavragani M, Bfbe O E, Wisth P J and Selvig K A. 2002. Changes in root length during orthodontic treatment: advantages for immature teeth. *European Journal of Orthodontics*. 24: 90-97. 80.

279 Guyenet., Stephan. "Whole Health Source: Malocclusion: Disease of Civilization, Part IX." Whole Health Source. N.p., n.d. Web. 5 Oct. 2010. <http://wholehealthsource. blogspot.com/ 2009/12/malocclusion-disease-of-civilization. html>.

280 Alarashi, M, Franchi, L;Marinelli Andrea, and Defraia B. 2003. Morphometric Analysis of the Transverse Dentoskeletal Features of Class 11 Malocclusion in the Mixed Dentition. *Angle Orthod* 73:21-25.

281 Mew, John. "Facial Changes in Identical Twins Treated by Different Orthodontic Techniques." *World Journal of Orthodontics* 8.2 (2007): 175-88. Print.

282 YouTube ." *Dr John Mew on Dispatches* . N.p., n.d. Web. 3 Oct. 2010. < http://www.youtube.com/watch#!v=pe7OI-PdTno&videos=MDItX4uj6WU&feature=BF>.

283 The craniopath I see, is Dr. Tom Bloink, drbloink.cacranialinstitute.com

284 I have a twin block with a crozat from Dr. Dwight Jennings, www.dentalphysician.com

285 Price, W. A. Nutrition and Physical Degeneration 6th Edition. La Mesa: Price-Pottenger Nutrition Foundation; 2004:288.

286 Ibid., 430.

287 Ibid., 289.

288 Ibid., 64.

289 Ibid. 415.

290 Ibid. 294.

291 op. cit., p. 170.

292 Beltrán-Aguilar, Eugenio D. and Other Authors: Surveillance for Dental Caries, Dental Sealants, Tooth Retention, Edentulism, and Enamel Fluorosis —- United States, 1988—1994 and 1999—2002. Centers for Disease Control and Prevention. Atlanta, 2005. 1-44. 14 Aug. 2007 <http://www.cdc.gov/MMWR/preview/mmwrhtml/ss5403a1.htm>.

293 Anesthesia Morbidity and Mortality, 1988-1999 *Anesth Prog* 48:89-92 2001.

294 Cohen MM, Cameron CB, Duncan PG. "Pediatric Anesthesia Morbidity and Mortality in the Perioperative Period." *Anesthesia & Analgesia* 70 (1990): 160-167. 14 Aug. 2007 <http://www.ncbi.nlm.nih.gov/ sites/entrez?cmd=Retrieve&db=PubMed&list_uids=2301747&dopt=AbstractPlus>. (Original Article Removed from Anesthesia & Analgesia website.)

295 Mellon RD, Simone AF, Rappaport BA."Use of Anesthetic Agents in Neonates and Young Children." Anethsia 104 (2007): 509-520.

296 Berkowitz, Robert J. "Causes, Treatment and Prevention of Early." *Journal of the Canadian Dental Association* 69 (2003): 304-307b. 14 Aug. 2007 <http://www.cda-adc.ca/jcda/vol-69/issue-5/304.pdf>.

297 Huggins, Hal A.. *It's All in Your Head: The Link Between Mercury Amalgams and Illness.* 1 ed. New York: Avery Publishing, 1993:80. Print.

298 Brown, E.H & Hansen, R.T The Key to Ultimate Health. Fullerton: Advanced Health Research Publishing; 1998:78-79.

299 Ibid.

300 Breiner, M. *Whole Body Dentistry*, Quantum Health Press: 1999:137-138.

301 Roberts, Michelle. " 'No proof' for filling baby teeth." BBC News. N.p., n.d. Web. 4 Oct. 2010. <http://news.bbc.co.uk/2/hi/health/8112603.stm>.

302 Ibid.

303 Ibid.

304 Levine, R.S., Pitts, N.B., Nugent, Z.J. "The Fate of 1,587 Unrestored Carious Deciduous Teeth: a Retrospective General Dental Practice Based Study From Northern England." *British Dental Journal* 193 (2002): 99-303. 14 Aug. 2007 <http://www.nature.com/bdj/journal/ v193/n2/full/4801495a.html>.

305 Milsom, K. M., M. Tickle, and D. King. "Does the Dental Profession Know How to Care for the Primary Dentition?" *British Dental Journal* 195 (2003): 301-303. 14 Aug. 2007 <http://www.nature.com/bdj/journal/v195/n6/full/4810525a.html>. Reprinted by permission from Macmillian Publishers LT [*BRITISH DENTAL JOURNAL*] 195 (2003): 301-303.

306 Ibid.

307 Roberts, J.F., Attari, N., Milsom, K. M., M. Tickle, and D. King. "Primary Dentition" *British Dental Journal* 196 (2004): 64-65. 14 Aug. 2007 <http://www.nature.com/bdj/journal/v196/n2/full/4810920a.html>.

308 MELLANBY, EDWARD. *NUTRITION AND DISEASE—THE INTERACTION OF CLINICAL AND EXPERIMENTAL WORK.* London: Oliver And Boyd, 1934. Chapter 11. Print.

309 Breiner, M. *Whole Body Dentistry* Quantum Health Press: 1999:212-213.

310 Ibid., 213

311 Ibid., 86.

312 Ibid., 192.

313 AAP. Breast-feeding and the use of human milk. Pediatrics. 1997;100:1035-1039. <http://www. aapd.org/ members/referencemanual/pdfs/02-03/Breast Feeding.pdf>.

314 Policy on Early Childhood Caries (ECC): Classifications, Consequences, and Preventive Strategies REFERENCE MANUAL V 31 / NO 6 09 / 10 <http://www. aapd.org/media/Policies_ Guidelines/P_ECCClassifications.pdf>

315 "American Academy of Pediatric Dentistry—Media Information." *PRESS RELEASE: Breastfeeding and Infant Tooth Decay.* Apr. 1999. Web. 06 Oct. 2010. <http://www.aapd.org/media/ pressreleases/breastfeeding-99. asp>.

316 *The Womanly Art of Breastfeeding.* La Leche League International; 2003: 246.

317 Palmer, Brian. «Breastfeeding and Infant Caries.» Brian Palmer, DDS. 14 Aug. 2007 <http://www.brianpalmerdds.com/caries.htm>.

318 "Mouth Breathing—The Root Cause?." *Nose Breathe Mouthpiece: Health Benefits of Nasal Breathing.* N.p., n.d. Web. 6 Oct. 2010. <http://www.nosebreathe. com/mouthbreathing.html>.